THOMAS R. BAECHLE • ROGER W. EARLE

KRAFT TRAINING

Bibliografische Information der Deutschen Nationalbibliothek
Die Deutsche Nationalbibliothek verzeichnet diese Publikation in der Deutschen Nationalbibliografie.
Detaillierte bibliografische Daten sind im Internet über http://d-nb.de abrufbar.

Für Fragen und Anregungen
info@rivaverlag.de

Wichtiger Hinweis
Dieses Buch ist für Lernzwecke gedacht. Es stellt keinen Ersatz für eine individuelle medizinische Beratung dar und sollte auch nicht als solcher benutzt werden. Wenn Sie medizinischen Rat einholen wollen, konsultieren Sie bitte einen qualifizierten Arzt. Der Verlag und die Autoren haften für keine nachteiligen Auswirkungen, die in einem direkten oder indirekten Zusammenhang mit den Informationen stehen, die in diesem Buch enthalten sind.

1. Auflage 2021

Türkenstraße 89
D-80799 München
Tel.: 089 651285-0
Fax: 089 652096

Übersetzung: Dr. Kimiko Leibnitz
Redaktion: Ulrich Korn
Umschlaggestaltung: Marc-Torben Fischer
Umschlagabbildung: Shutterstock.com
Fotos: S. 40 links: Shutterstock/Mariyana M, alle anderen Fotos: © Human Kinetics
Layout: Katja Muggli
Satz: Satzwerk Huber, Germering
Druck: Florjancic Tisk d.o.o., Slowenien
Printed in the EU

ISBN Print 978-3-7423-1369-0
ISBN E-Book (PDF) 978-3-7453-1064-1
ISBN E-Book (EPUB, Mobi) 978-3-7453-1065-8

Weitere Informationen zum Verlag finden Sie unter

www.rivaverlag.de

Beachten Sie auch unsere weiteren Verlage unter www.m-vg.de

THOMAS R. BAECHLE • ROGER W. EARLE

KRAFT TRAINING

DAS HANDBUCH FÜR EINSTEIGER

MUSKELN AUFBAUEN
KRAFT STEIGERN
VERLETZUNGSFREI TRAINIEREN

riva

Inhalt

Dein Weg zum erfolgreichen Krafttraining

Bereite dich darauf vor, eine Treppe zu steigen – die dich zu mehr Kraft, Fitness und Wissen über Krafttraining führen wird. Du kannst nicht sofort oben ankommen, aber du wirst dein Ziel erreichen, wenn du eine Stufe nach der anderen nimmst.

Studien von Sportartikelherstellern belegen, dass das Krafttraining über 50 Millionen Anhänger hat und somit die beliebteste Fitnessaktivität in den USA ist (in Deutschland waren es 2019 über 11,09 Millionen Mitglieder). Die Gründe für diese Beliebtheit sind ziemlich einfach: Es lassen sich schnell Ergebnisse erzielen, und diese Ergebnisse tragen maßgeblich dazu bei, dass man so wichtige Aspekte wie Kraft, Muskeltonus, Körperkomposition, Aussehen und Gesundheit verbessert; außerdem kann Krafttraining die Leistungsfähigkeit im Breiten- und Leistungssport positiv beeinflussen. Leider gibt es nicht viele Bücher über dieses Thema, die leicht verständlich und so geschrieben sind, dass die Informationen von unerfahrenen Lesern gut aufgenommen und angewendet werden können. Die Termini sind oft verwirrend, Erklärungen unklar, und es wird von Lesern zu viel Vorwissen erwartet. Wir vertreten in diesem Buch die Auffassung, dass eine Erklärung oder ein Bild nicht ausreichen, um Lesern das Wissen und Können zu vermitteln, Bewegungsabläufe und Trainingskonzepte zu verstehen. Vielmehr geht jede Stufe mit sorgfältig ausgearbeiteten, aufeinander aufbauenden Verfahren und Kontrollübungen einher, die dem Leser genügend Möglichkeiten geben, das Gelernte in Theorie und Praxis einzuüben.

Dieses Buch richtet seinen Fokus auf zwei Dinge: Zum einen will es dir den sachgemäßen Umgang mit der Trainingsausrüstung und die korrekte Ausführung gängiger Kraftübungen nahebringen; zum anderen vermittelt es dir das nötige Wissen, das es dir ermöglicht, eigene Krafttrainingsprogramme zu entwerfen. Wir beschreiben, wie dein Körper auf Krafttraining reagiert und wie wichtig eine gesunde Ernährung ist. Im Anschluss daran erklären wir dir, wie du in das Training einsteigst und verschiedene Ausrüstungsgegenstände sicher bedienst. Aufbauend auf diesem Basiswissen stellen wir einige Grundtechniken des Hebens und Spottens (das heißt des Absicherns durch einen Trainingspartner) vor, auf die eine Beschreibung der Techniken folgt, die bei der Ausführung der in diesem Buch vorgestellten Übungen angewendet werden müssen.

Wir haben großen Wert auf die schrittweise Einführung neuer Informationen und höherer Trainingsintensitäten gelegt. Du fängst zum Beispiel beim Erlernen der korrekten Übungsausführung zunächst mit leichteren Trainingslasten (Gewichten) an. Wenn du die Übungen beherrschst, trainierst du mit schwereren Gewichten weiter. Indem du die Übungen und Trainingslasten auf diese Weise strukturierst und in eine Sequenz bringst, schaffst du die besten Lernvoraussetzungen, um die Übungen ohne Angst vor Verletzungen auszuführen und deutliche Verbesserungen deiner Muskelausdauer, Maximalkraft, Körperkomposition und allgemeinen Fitness zu erzielen. Übungen, die darauf ausgelegt sind, einen spezifischen Muskelbereich zu entwickeln, werden in den Stufen 4 bis 9 beschrieben; hierzu zählen auch Zusatzübungen, die absolviert werden können, wenn dir der Sinn nach anspruchsvolleren Workouts steht.

Diese Zusatzübungen sind gekennzeichnet mit

Du wirst feststellen, dass die hier enthaltenen Praxisschritte und Kontrollübungen ein einzigartiger und effektiver Ansatz sind, um den Inhalt und die Fähigkeiten des Krafttrainings zu erklären und zu verstehen. Die Schritt-für-Schritt-Anleitungen und Selbsteinschätzungen machen dieses Buch zu einem einfachen, praktischen Ratgeber, mit dem man die Zeit, die man in sein Krafttraining investiert, optimal nutzt.

Außerdem umfasst dieses Buch weiterführende Trainingsoptionen (sportspezifisches Kraft- und hochintensives Intervalltraining), aktuelle Literaturhinweise, abwechslungsreiche Variationen bekannter Übungen und Lernaktivitäten, die leicht umsetzbar und damit motivierend sind. Darüber hinaus enthält es eine Reihe anspruchsvoller Übungen, die dein vorhandenes Können auf die Probe stellen werden, wodurch dieser Ratgeber auch für Personen geeignet ist, die bereits Erfahrungen im Kraftraum gesammelt haben und trainingserprobter sind als Einsteiger.

Jede Stufe, die du erklimmst, wird dir wie ein leichter Übergang von der vorangegangenen vorkommen. Die ersten drei Stufen der Treppe schaffen eine solide Grundlage und vermitteln dir alles, was du über Ausrüstung, grundlegende Fähigkeiten und

Konzepte des Krafttrainings wissen musst. Mit der Zeit wirst du lernen, dein Basisprogramm sicher und zügig zu absolvieren. Du wirst auch lernen, wann und wie du die Programmintensität veränderst (das heißt Lasten, Satz- oder Wiederholungszahlen modifizierst). Wenn du dich dem oberen Treppenabsatz näherst, wirst du feststellen, dass du dein Krafttraining mittlerweile souverän beherrschst und in der Lage bist, Programme zu entwerfen, die deinen individuellen Bedürfnissen entsprechen. Das vielleicht größte Erfolgserlebnis ist die Erkenntnis, wie sehr sich nicht nur deine Fitness und Energie, sondern auch dein äußeres Erscheinungsbild verbessert hat.

In den Stufen 1 bis 3 lernst du, wie du dein Training aufbaust, indem du dich zunächst mit den Konzepten und Informationen vertraut machst, die in den einleitenden Kapiteln vorgestellt werden und zu Stufe 1 führen. Sie geben dir Informationen, die dir helfen werden, ein Bewusstsein dafür zu entwickeln, wie dein Körper auf Krafttraining reagiert und sich anpasst; außerdem lernst du, wie wichtig eine gesunde Ernährung ist, und du erhältst Tipps, wie sich jede Minute, die du in dein Training investierst, bezahlt machen wird. Die *Stufen-zum-Erfolg*-Methode ist ein systematischer Ansatz, mit dem du die korrekte Ausführung von Kraftübungen erlernst und Trainingsprogramme gestaltest. Gehe in jeder Stufe wie folgt vor:

1. Lies zunächst durch, was in der jeweiligen Stufe behandelt wird, warum sie wichtig ist und wie du die Aufgaben bewältigst oder ausführst, die in dieser Stufe beschrieben werden; es kann sich dabei um eine grundlegende Fähigkeit, ein Konzept und/oder einen Ansatz handeln.
2. Folge den bebilderten Techniken, die dir genau zeigen und erklären, wie du deinen Körper in die richtige Position bringst, um jede Übung korrekt auszuführen. Die Fotos stellen alle Phasen des Bewegungsablaufs dar. Bei jeder Übung des Basisprogramms wirst du normalerweise dazu aufgefordert, eine aus vier Übungen auszuwählen, für die du entweder freie Gewichte oder eine spezielle Maschine benötigst. Für manche Übungen brauchst du nichts weiter als dein eigenes Körpergewicht.
3. Sieh dir den Fehlerabschnitt an, der jede Übungsbeschreibung ergänzt, und nutze diese Informationen, um bei Bedarf Korrekturen vorzunehmen, bevor du am Ende jeder Stufe eine Reihe von Praxisschritten und Kontrollübungen durchläufst.
4. Die Praxisschritte und Kontrollübungen helfen dir, deine Fähigkeiten durch Wiederholung und bewusstes Einüben zu verbessern. Am Ende jeder Stufe gibt es eine Zusammenfassung, in der du alle wichtigen Konzepte und Techniken des Kapitels

nachlesen kannst, gefolgt von einem Kasten mit der Überschrift »Bevor du die nächste Stufe erklimmst«, der dir hilft zu prüfen, ob du für den nächsten Schritt bereit bist.

Nachdem du für jeden Körperbereich eine Übung ausgewählt und in den Stufen 4–9 die notwendigen Fähigkeiten erworben hast, bist du in Stufe 10 schließlich bereit, mit dem eigentlichen Training zu beginnen. Du musst nicht festlegen, welche Übungen du in dein Training einbeziehen oder wie viele Sätze und Wiederholungen du machen musst – diese Entscheidungen wurden dir bereits abgenommen. Alles, was du jetzt tun musst, ist, das Programm so umzusetzen, wie es beschrieben ist!

Die Stufen 11 und 12 erklären dir die Logik – das Warum und das Wie – hinter dem Basisprogramm, das in Stufe 13 beschrieben wird. Diese Stufen enthalten Formeln und Regeln, die dir bei der schwierigen Aufgabe helfen, deine Aufwärm- und Trainingslasten zu bestimmen und bei Bedarf Anpassungen vorzunehmen. Die hilfreichen Anweisungen sowie Beispiele bereiten dich auf die Herausforderung vor, dein eigenes Programm zu entwerfen. Wende das Wissen, das du in den Stufen 11, 12 und 13 über die Programmgestaltung erworben hast, in Stufe 14 an, wenn du mit Krafttraining deine Leistung im Breiten- oder Leistungssport verbessern möchtest; Stufe 15 ist für dich von besonderem Interesse, wenn du ein hochintensives Intervalltraining entwickeln willst.

Viel Glück auf deinem Weg zu einem starken, gesunden und attraktiven Körper; die Reise, die du antreten wirst, wird nicht nur dein Selbstbewusstsein stärken, sondern auch Spaß machen und viele Erfolgserlebnisse mit sich bringen!

Die Grundlagen des Krafttrainings

Wenn man regelmäßig trainiert und sich vernünftig ernährt, verändern sich die Körpersysteme zum Positiven. Mit jedem Workout werden die Muskeln stärker, definierter und ausdauernder; das neuromuskuläre (Nerven-Muskel-)System lernt, effizienter zu arbeiten. Das heißt, dass das Gehirn lernt, gezielt einzelne Muskeln und ihre verschiedenen Muskelfasertypen zu rekrutieren, um die Lasten zu bewältigen, die in den Kraftübungen verwendet werden. Das neuromuskuläre System verbessert außerdem seine Fähigkeit, die Bewegungsgeschwindigkeit zu kontrollieren und den korrekten Bewegungsmustern zu folgen, die in jeder Übung gefordert sind.

Dieser Abschnitt beschreibt, wie dein Körper physiologisch auf Krafttraining reagiert. Du wirst darüber hinaus mehr über deine Ernährungsbedürfnisse, deine Probleme hinsichtlich einer angestrebten Gewichtszunahme oder -abnahme, die Bedeutung der Erholung, der Trainingsausrüstung und ihre sichere Handhabung erfahren.

Muskeln verstehen

Die Abbildung auf Seite 11 oben zeigt die drei Arten von Muskelgewebe, die es im Körper gibt: glatte Muskeln (die im Verdauungstrakt vorkommen), Skelettmuskeln (zum Beispiel der Bizeps) und der Herzmuskel. Bei einer Aktivität wie dem Krafttraining ist die Entwicklung der Skelettmuskeln von größter Bedeutung. Die Abbildung auf der folgenden Seite zeigt, wie einer der Skelettmuskeln (die manchmal auch als *quergestreifte* Muskeln bezeichnet werden) über Sehnen am Knochen befestigt ist. Skelettmuskeln reagieren auf die willentliche Ansteuerung durch das Gehirn.

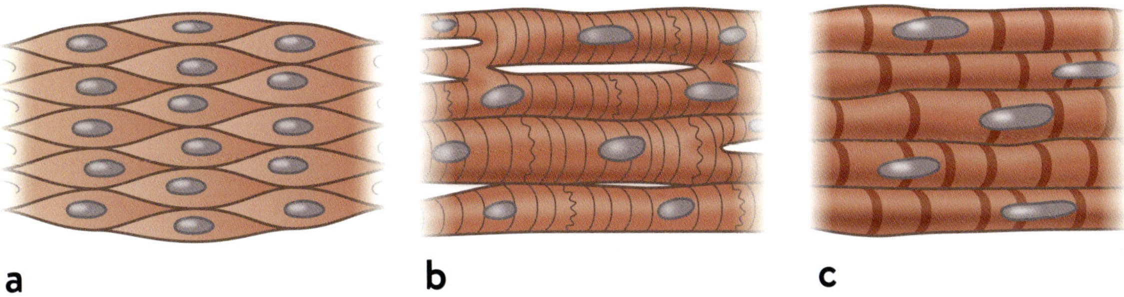

Drei Arten von Muskelgewebe: (a) glatter Muskel; (b) Skelettmuskel; (c) Herzmuskel
Obwohl viele der über 400 Skelettmuskeln gruppiert sind, arbeiten sie entweder einzeln oder im Verbund. Welche und wie viele Skelettmuskeln an der Ausführung einer Übung beteiligt sind, hängt von der Übung und den verwendeten Techniken ab. Die Griffweite, Fußposition und Bewegungsbahn der Hantel bestimmen, welche Muskeln rekrutiert und in welchem Ausmaß sie belastet (das heißt beansprucht) werden. Die folgenden Kapitel enthalten Bilder und Erklärungen der Muskelgruppen, die während eines Workouts trainiert werden.

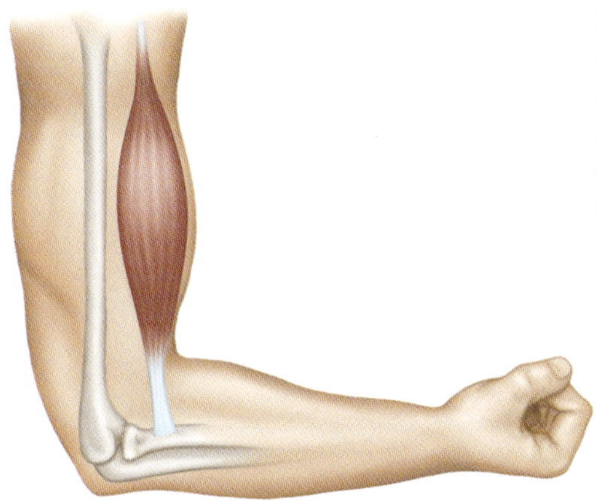

Befestigung des Muskels. Der Bizeps mündet in eine Sehne und setzt am Radius (Speiche) des Unterarms an.

Es gibt drei Arten von Muskelaktionen, die im Krafttraining vorkommen können: isometrische, konzentrische und exzentrische Kontraktionen. Der Begriff *isometrisch* oder statisch bezieht sich auf Situationen, in denen sich in einem Muskel Spannung aufbaut, aber keine sichtbare Verkürzung oder Verlängerung des Muskels eintritt. Manchmal wird bei einer Wiederholung ein Scheitelpunkt erreicht, womit die schwierigste Stelle bezeichnet wird, an der die Bewegung für einen Moment stoppt. An diesem Punkt würde die Muskelaktion als statisch oder isometrisch beschrieben werden.

Eine *konzentrische* Muskelaktion tritt ein, wenn sich in einem Muskel Spannung aufbaut und er sich verkürzt. Beim Bizeps-Curl zum Beispiel, der in der Abbildung auf Seite 12 dargestellt ist, beugt sich der Arm, und die Hantel bewegt sich zur Schulter; diese Art von Muskelaktion wird als konzentrisch beschrieben. Die Aktion eines Muskels bei einer konzentrischen Aktivität wird als *positive Arbeit* bezeichnet.

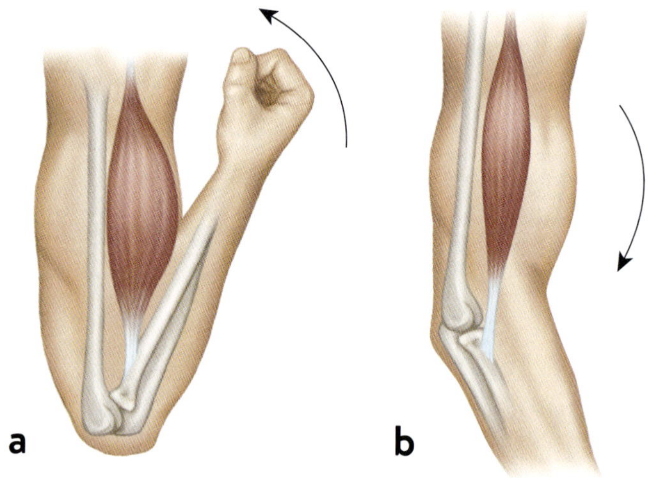

Muskelaktionen: (a) In der konzentrischen (Aufwärts-)Phase des Bizepscurls verkürzt sich der Muskel; (b) in der exzentrischen (Abwärts-)Phase verlängert er sich.

Der Begriff *exzentrisch* wird für eine Muskelaktion verwendet, bei der zwar Spannung vorliegt, der Muskel aber nicht kürzer, sondern länger wird. Wenn wir wieder das Beispiel des Bizeps-Curls verwenden, sehen wir: Sobald die Kurzhantel sinkt, kontrolliert die exzentrische Aktion des Bizepses das Sinken der Hantel. Der Bizeps steht immer noch unter Spannung; der Unterschied (zur konzentrischen Aktion) besteht darin, dass sich die Muskelfasern langsam verlängern, um die Geschwindigkeit zu kontrollieren, mit der die Kurzhantel gesenkt wird. Dies wird als *negative Arbeit* bezeichnet, weil sie in die der konzentrischen (positiven) Aktion entgegengesetzte Richtung ausgeführt wird. Die exzentrische (verlängernde) Aktion, nicht die konzentrische (verkürzende) Bewegung, ist hauptsächlich für den Muskelkater verantwortlich, der im Krafttraining oft auftritt.

Verbesserung der Maximalkraft

Die Kraft, die du im Krafttraining entwickelst, wird durch neuromuskuläre Veränderungen beeinflusst: sowohl neuronale Veränderungen, die durch das Erlernen der Übungen eintreten, als auch muskuläre Veränderungen, die darauf zurückzuführen sind, dass die Muskelmasse zunimmt. Diese Veränderungen werden durch dein genetisches Potenzial beeinflusst, und dazu gehört auch die genetisch vorgegebene Zusammensetzung der Muskelfasertypen.

Der Begriff *Maximalkraft* bezieht sich auf die Fähigkeit zu einer maximalen Kraftanstrengung. Sie kann in einer oder mehreren Übungen durch die Ermittlung des *Einer-Maximums* – kurz 1 RM für *repetition maximum* – gemessen werden. Wenn du mit einer 50 Kilogramm schweren Langhantel in der Lage wärst, bei maximaler Anstrengung eine einzige Wiederholung zu bewältigen, wäre dein 1 RM für die betreffende Übung 50 Kilogramm. Die Maximalkraft ist für einen Muskel oder Muskelbereich *spezifisch*. Auf das Spezifitätskonzept werden wir noch in Stufe 11 eingehen.

Die Kraftsteigerungen, die infolge des Gewichtstrainings auftreten, sind hauptsächlich auf zwei Dinge zurückzuführen: Sie werden einerseits durch neuronale Veränderungen und andererseits durch eine Zunahme der Muskelmasse bedingt. Der Begriff *neuronal* bezieht sich auf das Zusammenspiel von Nerven- und Muskelsystem, um die Maximalkraft zu erhöhen. So lernen die Nerven, die mit spezifischen Muskelfasern verbunden sind, diese Fasern zu stimulieren. Wenn also eine Verbesserung der Bewegungsausführung eintritt, lernen dein Gehirn und deine Muskeln, schwerere Lasten effizienter zu heben – das heißt mit weniger Anstrengung.

Durch konsequentes Training ist dein Körper in der Lage, mehr Muskelfasern zu rekrutieren und jene auszuwählen, die für die Ausführung einer Übung mit schwereren Lasten am effektivsten sind. So trägt neuronales Lernen zu Veränderungen der Maximalkraft bei, die teilweise sehr erheblich sein können. Dieser Faktor erklärt die beachtliche Steigerung der Maximalkraft in den ersten Trainingswochen bei zuvor inaktiven Personen.

Obwohl das neuronale Lernen weiterhin eine Rolle spielt, ist nach den ersten Wochen der Kraftzuwachs hauptsächlich auf eine Zunahme der Muskelmasse zurückzuführen. Wenn der Muskelquerschnitt größer wird, weil die einzelnen Fasern dicker und stärker werden, verbessert sich auch die Fähigkeit des Muskels zur Kraftausübung. Deshalb ist die anfängliche Verbesserung der Maximalkraft hauptsächlich dem neuronalen Lernen zuzuschreiben, während ein Anstieg der Muskelmasse für später eintretende Veränderungen verantwortlich ist.

In der Regel tritt ein Kraftzuwachs von 8 bis 50 Prozent ein, abhängig von den (1) Trainingsgewohnheiten und dem anfänglichen Kraftniveau zum Zeitpunkt der Baseline-Bestimmung; (2) der evaluierten Muskelgruppe; (3) der Intensität des Trainingsprogramms (Lasten, Wiederholungen, Sätze, Erholung); (4) der Länge des Trainingsprogramms (Wochen, Monate, Jahre); und (5) dem genetischen Potenzial der Person. Die größten Verbesserungen treten bei Einsteigern ein, die noch nie zuvor Krafttraining betrieben haben und ein Programm absolvieren, das Übungen für die großen Muskeln, schwerere Lasten, Mehrfachsätze und regelmäßige Workouts vorsieht. Einzigartige Merkmale, wie die Länge der Muskeln und der Winkel, in dem sich die Sehnen im Verhältnis zum Knochen verlängern oder verkürzen, bieten mechanische Vorteile bzw. Nachteile und können das Kraftpotenzial einer Person steigern oder verringern.

Es sollte nicht überraschen, dass normalerweise Männer stärker als Frauen sind. Diese Ungleichheit hat aber nichts mit der Qualität des Muskelgewebes oder seiner Fähigkeit der Krafterzeugung zu tun, weil diese bei beiden Geschlechtern nahezu identisch sind. Der Großteil des Muskelgewebes beim durchschnittlichen Mann (40 Prozent seines Gesamtkörpergewichts) im Vergleich zur durchschnittlichen Frau (23 Prozent ihres Gesamtkörpergewichts) ist hauptsächlich für den Kraftvorteil des männlichen Geschlechts verantwortlich. Dieser Unterschied erklärt auch, warum Frauen im Durchschnitt 43 bis 64 Prozent weniger Kraft im Oberkörper und 25 bis 30 Prozent weniger Kraft im Unterkörper haben als Männer.

Es wäre falsch, die Schlussfolgerung zu ziehen, Frauen hätten nicht das gleiche Potenzial für den Aufbau von Maximalkraft wie Männer, aber Frauen werden nicht die gleiche absolute Kraft erzielen, zu der Männer in der Regel fähig sind. Die Forschung hat allerdings gezeigt, dass Gewichtheberinnen und Leichtathletinnen, die regelmäßig intensiven Kraftsport betreiben, einen Muskelzuwachs erzielen, der dem von Männern durchaus ähnelt. Gleichzeitig konnte in wissenschaftlichen Arbeiten wiederholt bewiesen werden, dass Frauen, die weniger intensiven Trainingsprogrammen folgen, deutliche Verbesserungen der Maximalkraft und Muskeldefinition erzielen, ohne einen übermäßigen Aufbau von Muskelmasse befürchten zu müssen. Solche Veränderungen gehen auch mit einer Verringerung des Körperfettanteils einher, die zu einer gesünderen und attraktiveren Physis beiträgt.

Verbesserung der Muskelgröße

Es ist noch nicht ausreichend erforscht, wie genau eine Zunahme der Muskelgröße zustande kommt; Faktoren, die in diesem Zusammenhang aber schon oft besprochen worden sind, sind Hypertrophie, Hyperplasie und genetisches Potenzial.

Eine Zunahme der Muskelgröße wird oft einer Vergrößerung der bestehenden Fasern zugeschrieben, das heißt den Fasern, die seit der Geburt im Körper vorhanden sind. Sehr feine Proteinstränge (Aktin und Myosin), aus denen jede Muskelfaser besteht, wachsen und erzeugen eine größere Faser. Wenn viele Fasern größer werden, lässt sich eine Vergrößerung des gesamten Muskels beobachten. Diese Vergrößerung bestehender Fasern wird *Hypertrophie* genannt.

Obwohl die Hypertrophie die bekannteste und gemeinhin anerkannte Erklärung dafür ist, warum ein Muskel größer wird, legen einige Studien nahe, dass sich Fasern der Länge nach teilen und neue separate Fasern bilden; diese Theorie wird als *Hyperplasie* bezeichnet. Man nimmt an, dass diese Teilung zu einer Vergrößerung der Muskeln beiträgt.

Wenn man akzeptiert, dass Hypertrophie den Prozess beschreibt, durch den bestehende Fasern größer werden, muss man auch akzeptieren, dass es genetische Einschränkungen gibt, die vorgeben, in welchem Ausmaß sich ein Muskel vergrößert. Das liegt daran, dass die Vergrößerung auf eine Verdickung bereits bestehender Fasern zurückgeführt werden kann. Wir wissen, dass manche Menschen mit Muskel-Sehnen-Verbindungen geboren werden, die eine Kraftentwicklung begünstigen, und dasselbe trifft auch auf die Anzahl der Muskelfasern zu. Manche Menschen haben von Geburt an mehr Muskelfasern als andere; deswegen haben sie ein größeres genetisches Potenzial für Hypertrophie. Ungeachtet deiner genetischen Anlagen stehst du vor der Herausforderung, ein effektives Kraftprogramm zu gestalten und konsequent zu trainieren, damit du dein volles Potenzial entwickeln kannst.

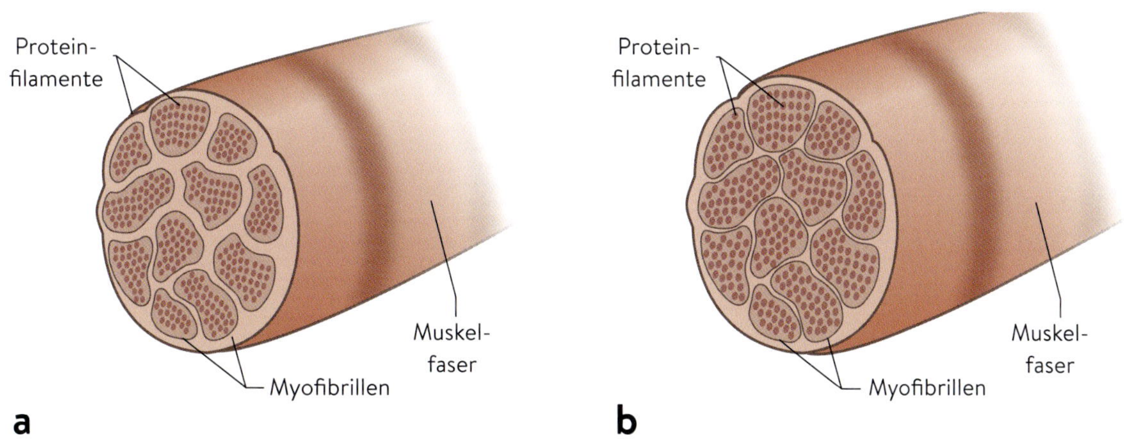

Training führt zu Muskelhypertrophie: (a) der Muskel vor dem Training; (b) der Muskel nach dem Training. Man beachte die Veränderung des Durchmessers der Proteinfilamente, aus denen sich die Myofibrillen zusammensetzen.

Die Skelettmuskeln, die bereits erwähnt wurden, bestehen aus zwei Arten von Fasern, die sich durch einzigartige Fähigkeiten und Merkmale auszeichnen. Eine *schnell zuckende Muskelfaser* kann viel Kraft produzieren, erschöpft sich aber schnell; in der Regel vergrößert sie sich schneller. Aufgrund ihrer Fähigkeit zu einer hohen Kraftproduktion werden schnell zuckende Fasern in Kraftübungen und athletischen Aktivitäten rekrutiert, die eine hohe Explosivkraft erfordern, wie in den Leichtathletikdisziplinen Kugelstoßen, Diskus- und Speerwurf, aber auch im American Football.

Eine *langsam zuckende Muskelfaser* kann hingegen nicht so viel Kraft ausüben oder entwickeln, ist aber ausdauernder – das heißt, die Faser kann über einen längeren Zeitraum hinweg kontrahieren, bevor die Erschöpfung einsetzt. Langsam zuckende Fasern werden bei aeroben Aktivitäten wie Langstreckenlauf, Schwimmen und Radfahren rekrutiert, bei denen weniger Maximalkraft und mehr Muskelausdauer gefordert ist.

Das Verhältnis von langsam und schnell zuckenden Muskelfasern ist individuell verschieden. Jemand, der mehr schnell zuckende Fasern hat, besitzt ein größeres genetisches Potenzial für Maximalkraft und wäre in kraftorientierten Sportarten oder Aktivitäten wie Hanteltraining erfolgreicher. Umgekehrt hat jemand mit anteilig mehr langsam zuckenden Fasern ein größeres genetisches Potenzial, um in Aktivitäten erfolgreich zu sein, bei denen nicht so sehr Maximalkraft, sondern vielmehr Muskelausdauer erforderlich ist, etwa im Freiwasserschwimmen oder beim Marathonlauf.

Verbesserung der Muskelausdauer

Die Muskelausdauer bezieht sich auf die Fähigkeit des Muskels, bei moderater Belastung kontinuierlich und wiederholt Arbeit zu verrichten. Verbesserungen der Muskelausdauer äußern sich darin, dass der Sportler in der Lage ist, die Aktivität länger auszuüben, bevor die Muskelerschöpfung einsetzt, was ihm die Möglichkeit gibt, mehr Wiederholungen einer Übung auszuführen. In dieser Hinsicht besteht ein Unterschied zur Maximalkraft, die mit einer einzigen, maximalen Muskelanstrengung gemessen wird. Wie die Maximalkraft ist die Muskelausdauer für den oder die betroffenen Muskeln spezifisch. Wenn man beispielsweise regelmäßig viele Bizeps-Curls macht, verbessert man nur die Ausdauer der Muskeln auf der Vorderseite des Oberarms, nicht aber die Ausdauer der Beinmuskulatur.

Krafttraining bewirkt eine Verbesserung der Muskelausdauer, indem die Anzahl der Muskelfasern abnimmt, die an den frühen Phasen einer Aktivität beteiligt sind, wodurch einige in Reserve bleiben, wenn die Aktivität fortgesetzt wird. Die Verringerung der Anzahl der beteiligten Fasern ist für Verbesserungen der Maximalkraft verantwortlich, durch die eine Aufgabe mit weniger Anstrengung ausgeführt werden kann. Hier ein Beispiel: Ein Test deiner Maximalkraft beim Bizeps-Curl ergibt ein 1 RM von 22 Kilogramm; bei einem Bizeps-Curl mit einer 11 Kilogramm schweren Hantel würdest du nur 50 Prozent deiner Maximalkraft aufwenden. Wenn durch regelmäßiges Training die Maximalkraft deines Bizepses auf 44 Kilogramm steigt, würdest du für die Aufgabe nur 25 Prozent deiner Maximalkraft benötigen – wodurch die Übung deutlich weniger anstrengend wäre.

Verbesserung der kardiovaskulären Fitness

Die Auswirkung des Krafttrainings auf die kardiovaskuläre Fitness, die sich normalerweise als eine Veränderung der Sauerstoffaufnahme ausdrückt (die Fähigkeit der Muskeln, Sauerstoff zu transportieren und zu verwerten), wurde von zahlreichen Forschern untersucht. Man kann mit Sicherheit sagen, dass Krafttrainingsprogramme mit schwereren Lasten, geringeren Wiederholungszahlen und längeren Pausen zwischen den Sätzen eine minimale Auswirkung auf die kardiovaskuläre Fitness haben. Die Verwendung leichter bis moderater Lasten (40 bis 60 Prozent des Einer-Maximums), höherer Wiederholungszahlen (15 oder mehr) und kürzerer Erholungsphasen zwischen den Sätzen (30 bis 60 Sekunden) kann – abgesehen vom Kraftzuwachs – auch zu einer leichten (fünfprozentigen) Verbesserung der Sauerstoffaufnahme führen. Das Ausmaß solcher Veränderungen wird durch die Intensität und Dauer des gesamten Trainingsplans (Wochen, Monate, Jahre) wie auch durch das zu Beginn des Programms vorliegende Fitness- und Kraftniveau beeinflusst. Selbst wenn Krafttraining nicht die effektivste Trainingsform zur Verbesserung der kardiovaskulären Fitness ist, können

Programme so gestaltet werden, dass sie die Maximalkraft steigern und gleichzeitig einen Beitrag zur Verbesserung der Sauerstoffaufnahme leisten.

Die effektivste Methode zur Entwicklung der kardiovaskulären Fitness besteht in der Ausübung aerober Aktivitäten wie Gehen, Laufen, Schwimmen, Radfahren oder Skilanglauf. Hierbei finden kontinuierlich rhythmische Bewegungen statt, die länger aufrechterhalten werden können als anaerobe Aktivitäten wie Krafttraining. Ein gut gestaltetes Fitnessprogramm setzt sich aus Krafttraining und aeroben Aktivitäten zusammen.

Verbesserung der Muskelkoordination und -beweglichkeit

Obwohl es Hinweise gibt, die für das Gegenteil sprechen, herrscht immer noch die weitverbreitete Auffassung vor, Krafttraining wirke sich negativ auf die Muskelkoordination aus und beeinträchtige die Beweglichkeit. Die Taubheit (Empfindungsstörungen) und die Schwere, die man nach einem Satz in den Armen und den Beinen spürt, sind aber nur von kurzer Dauer und beeinträchtigen die Koordination in keiner Weise. Krafttraining hat vermutlich die entgegengesetzte Wirkung: Das Heben der Langhantel von den Schultern über den Kopf (Push-Press), das Halten der Langhantel auf dem Rücken (Nackenkniebeuge) und das synchrone Heben zweier Kurzhanteln (Schrägbankdrücken mit Kurzhanteln) tragen alle zur Verbesserung der Muskelkoordination bei. Solche Verbesserungen der Muskelkoordination wurden, sofern sie mit einer Zunahme der Maximalkraft in den Beinen einhergehen, mit einer geringeren Anzahl von Sturzunfällen bei Senioren in Verbindung gebracht.

Technisch sauber und kontrolliert ausgeführte Kraftübungen können die Maximalkraft über den gesamten Bewegungsumfang erhöhen. Sie verbessern außerdem die Beweglichkeit, liefern einen besseren Stimulus für die Entwicklung der Maximalkraft und verringern das Verletzungsrisiko. Es gibt keine Hinweise darauf, dass korrekt ausgeführte Kraftübungen die Beweglichkeit oder die motorische Koordination beeinträchtigen.

Vorteile für Kinder und Jugendliche

Die Forschung zeigt, dass vorpubertäre Kinder, die unter fachkundiger Anleitung ein systematisches Krafttraining absolvieren, ihre Maximalkraft über ein Maß hinaus verbessern können, das den normalen, wachstumsbedingten Kraftzuwachs in dieser Lebensphase deutlich übersteigt. Die Maximalkraft kann um beachtliche 40 Prozent zunehmen, und es hat sich gezeigt, dass selbst sechsjährige Kinder von Krafttraining profitieren können. Es wird gemeinhin akzeptiert, dass dieser Maximalkraftzuwachs auf die weiter oben erwähnte gesteigerte Effizienz des neuromuskulären Zusammenspiels zurückgeführt werden kann. Andere Vorteile sind stärkere Knochen, eine bessere Körperkomposition und eine höhere Fähigkeit zur Erzeugung von Schnellkraft und Schnelligkeit.

Vorteile für Senioren

Aus Studien über ältere Bevölkerungsgruppen wird ersichtlich, dass regelmäßig trainierende Senioren ihre Fitness erhalten können, wohingegen inaktive Personen zwischen ihrem 30. und 50. Lebensjahr jährlich etwa 250 Gramm Muskelmasse verlieren und ab dem 50. Lebensjahr bis zu einem Pfund (450 Gramm) jährlich. Der renommierte Forscher Herbert DeVries behauptet sogar, ein Großteil des Kraftabbaus, der bei älteren Personen beobachtet wird, könne nicht ausschließlich auf einen natürlichen Alterungsprozesses zurückgeführt werden, sondern auch auf einen inaktiven Lebensstil.

Die Vorteile des Krafttrainings können für ältere Menschen beachtlich und positiv sein. Es kann ein stärkeres muskuloskelettales System schaffen, das besser vor Osteoporose geschützt ist, weil die Knochendichte höher ist. Außerdem verringert mehr Körperkraft das Risiko für degenerative Erkrankungen und Stürze, wodurch sich die Lebensqualität verbessert.

Verbesserung der allgemeinen Gesundheit

Abgesehen von den bereits erwähnten Vorteilen hat sich gezeigt, dass ein regelmäßiges Krafttraining das Risiko für Typ-2-Diabetes verringert, indem es die Glukoseaufnahme erhöht; außerdem reduziert es das Risiko für Herzinsuffizienz, weil der Blutdruck sinkt; es verringert das Risiko für Enddarmkrebs, da die Verdauung angeregt wird, und ebenso das Risiko für Osteoporose, weil die Knochendichte zunimmt. Solche Vorteile, wie auch die bereits genannten Verbesserungen der Maximalkraft, der Muskelausdauer, der Körperkomposition, der Koordination und der Beweglichkeit, können einen erheblichen Beitrag zur Verbesserung des allgemeinen Gesundheitszustands leisten.

Bei Mann und Frau sowie bei Jung und Alt treten die Kraftverbesserungen infolge von Gewichtstraining in der Regel ab der dritten oder vierten Trainingswoche ein. Die erste Woche zeichnet sich normalerweise durch eine nachlassende Maximalkraft aus, möglicherweise aufgrund von Mikrotraumen (Abbau) im Muskelgewebe; Erschöpfung könnte ein weiterer Faktor sein. Eine Abnahme der Kraftleistung zeigt sich meist im letzten Workout der ersten Trainingswoche; sei daher nicht enttäuscht, wenn du dich am Ende einer Woche schwächer fühlst als am Anfang. Danach wirst du von der Zunahme deiner Maximalkraft beeindruckt sein, die um bis zu sechs Prozent pro Woche steigen kann.

Muskelkater und Übertraining

Du solltest nicht überrascht sein oder dich entmutigt fühlen, wenn du in der ersten Woche oder in den ersten beiden Trainingswochen einen mehr oder minder stark ausgeprägten Muskelkater spürst. Obwohl es noch keine endgültige Erklärung dafür gibt, warum wir Muskelkater bekommen, wissen wir, dass er mit der exzentrischen Phase einer Übung zusammenhängt. Das Absenken (exzentrische Phase) des Gewichts zum Beispiel beim Bizeps-Curl und beim Bankdrücken kann zu Muskelkater führen, das Heben (konzentrische Phase) normalerweise nicht. Der mit dem Muskelkater einhergehende Schmerz verschwindet in der Regel nach zwei oder drei Tagen, und paradoxerweise kann genau das, was den Schmerz verursacht – nämlich Bewegung –, ihn auch lindern. Hierfür solltest du versuchen, die Übung, die den Muskelkater verursacht hat, mit einem leichten oder ohne Gewicht auszuführen, und du solltest dich vor und nach dem Workout dehnen.

Muskelkater ist nicht mit Übertraining gleichzusetzen. Übertraining ist ein Zustand, der sich dadurch auszeichnet, dass die Leistung mit der Zeit stagniert oder abfällt. Das passiert, wenn der Körper ein Workout bewältigen muss, obwohl er sich noch nicht vom vergangenen Training erholt hat. Oft kommt Übertraining deshalb zustande, weil man sein körperliches Bedürfnis ignoriert hat, sich zwischen zwei Workouts angemessen auszuruhen, oder man trainiert zu aggressiv (weil man nach einer Erkrankung das Training zu früh wiederaufnimmt oder zu viele Trainingseinheiten pro Woche absolviert), hat schlechte Ernährungsgewohnheiten oder hält sich nicht an die empfohlenen Programmempfehlungen. Die körperlichen Warnsignale bei Übertraining sind:

- extremer Muskelkater und Muskelsteifheit am Tag nach dem Workout;
- allmähliche Zunahme des Muskelkaters von einem Workout zum nächsten;
- Gewichtsabnahme, vor allem, wenn man gar nicht abnehmen will;
- die Unfähigkeit, ein Workout abzuschließen, das für den vorliegenden Fitnesszustand eigentlich angemessen ist; und
- Appetitverlust.

Entwickelst du zwei oder mehrere dieser Symptome, musst du die Intensität, die Frequenz und/oder die Dauer deines Trainings verringern, bis die Warnsignale verschwinden. Die Vermeidung eines Übertrainings ist wesentlich empfehlenswerter als der Versuch, sich davon zu erholen. Folgende Dinge helfen, ein Übertraining zu vermeiden:

- Steigere die Trainingsintensität schrittweise.
- Wechsle zwischen aggressiven und weniger aggressiven Trainingswochen ab, damit du zwischen den einzelnen Workouts genügend Zeit hast, dich zu erholen (siehe Stufe 12).
- Achte auf ausreichenden Schlaf.
- Ernähre dich gesund.
- Nimm bei Bedarf eine Anpassung der Trainingsintensität vor.

Ernährung und Körpergewicht

Die Ernährungslehre befasst sich damit, wie Kohlenhydrate, Proteine, Fette, Vitamine, Mineralstoffe und Wasser die nötige Energie, Substanzen und Nährstoffe liefern, um die Funktionsfähigkeit des Körpers in Ruhe und Aktivität aufrechtzuerhalten. Wird ein guter Ernährungsplan mit regelmäßigen Workouts kombiniert, ist der Erfolg eine logische Folge.

Die allgemeinen Richtlinien für eine gesunde Ernährung – 55 Prozent Kohlenhydrate, 30 Prozent Fett und 15 Protein – sind für Personen, die regelmäßig Krafttraining betreiben, völlig ausreichend. Ältere Erwachsene (über 50 Jahre) sollten ihre Proteinzufuhr über die empfohlenen 15 Prozent hinaus erhöhen. Wähle Lebensmittel aus, die reich an komplexen Kohlenhydraten (statt Einfachzuckern) sind und ungesättigte (nicht gesättigte) Fette enthalten. Eine Ernährung, die diesen Richtlinien folgt und durch eine ausreichende Hydrierung ergänzt wird (sechs bis acht Gläser Wasser pro Tag), liefert eine ausreichende Menge an Energie und Nährstoffen, um positive Veränderungen der Maximalkraft sowie der Muskelausdauer und -masse herbeizuführen.

Die folgenden Punkte verschaffen dir einen Überblick über die wichtigsten ernährungsbezogenen Grundsätze und Faktoren, die sich auf deinen Körper auswirken.

Nährstoffbedarf

Der Körper bezieht seine Energie hauptsächlich aus Kohlenhydraten. Ein Gramm Kohlenhydrate hat vier Kalorien, und es gibt einfache oder komplexe Kohlenhydrate. Für intensiv trainierende Kraftsportler ist eine erhöhte Zufuhr an komplexen Kohlenhydraten überaus wichtig. Am besten eignen sich hierfür Cerealien, Brot, Mais, Getreide, Obst, Pasta und Gemüse (komplexe Kohlenhydrate); andere Quellen sind Süßigkeiten, gesüßte Frühstücksflocken, zuckerhaltige Getränke, Kuchen und Honig (Einfachzucker).

Fett stellt eine konzentrierte Form von Energie dar – neun Kalorien pro Gramm, also verglichen mit Kohlenhydraten oder Proteinen mehr als das Doppelte. Fett sorgt für eine gesunde Haut, wirkt temperaturisolierend und schützt die lebenswichtigen Organe. Fett ist in tierischen und pflanzlichen Quellen enthalten, und man unterscheidet in der Regel zwischen gesättigten und ungesättigten Fetten. Ungesättigte Fette – wie Oliven-, Raps- und Maisöl – können einfach oder mehrfach ungesättigt sein und sind vorzuziehen, weil sie das Risiko für Herzkrankheiten verringern. Typische gesättigte Fette sind Fleisch (Rind, Lamm, Huhn und Schwein), Milchprodukte (Sahne, Milch, Käse und Butter) und Eier.

Protein ist der Baustein, aus dem sich alle Körperzellen zusammensetzen. Er ist für die Reparatur, Neubildung und den Ersatz von Zellen verantwortlich, für die Regulierung aller Körperprozesse und wird unter bestimmten Bedingungen auch als Energiequelle verwendet. Protein hat vier Kalorien pro Gramm und besteht aus Aminosäuren, die sich wiederum in essentielle und nichtessentielle Aminosäuren unterteilen lassen. Acht (oder neun, je nachdem, welche Quelle man verwendet) der 20 Aminosäuren sind essentiell und müssen über die Ernährung aufgenommen werden, die anderen zwölf (oder elf) nichtessentiellen Aminosäuren können vom Körper selbst hergestellt werden. Lebensmittel, die alle essentiellen Aminosäuren enthalten, werden als vollständige Proteine bezeichnet: Fleisch, Fisch, Geflügel, Eier, Milch und Käse sind Quellen für vollständige Proteine. Empfohlene fettarme Proteinquellen sind Milchprodukte, mageres Fleisch und Fisch; unvollständige Proteinquellen sind Brot, Cerealien, Nüsse, getrocknete Erbsen und Bohnen.

Vitamine sind unentbehrliche Nährstoffe, die für viele Körperprozesse notwendig sind. Man unterscheidet zwischen fett- und wasserlöslichen Vitaminen, beide Arten liefern keine Energie bzw. Kalorien, und eine Supplementierung durch Vitaminpräparate führt zu keiner Erhöhung der Kalorienzufuhr.

Mineralstoffe aktivieren, regulieren, übertragen und kontrollieren die Stoffwechselprozesse im Körper; wie Vitamine enthalten auch sie keine Kalorien.

Wasser stellt zwar keine Energie für körperliche Aktivitäten bereit, ist aber das Medium für den Stoffwechsel und eines seiner Endprodukte. Wasser macht etwa 72 Prozent des Gewichts der Muskelmasse und 40 bis 60 Prozent des Gesamtkörpergewichts aus. Durch die Regulierung des Durstgefühls mittels Trinken und die Harnausscheidung kann der Körper seinen Wasserhaushalt ausgleichen.

Die zuvor erwähnten Quellen für Ernährungsempfehlungen können dir helfen, die besten Lebensmittel für einen gesunden Speiseplan auszuwählen. Nimm ein möglichst breites Spektrum an Nahrungsmitteln zu dir; iss mehr Brot, Obst und Gemüse, dafür weniger Fett und Zucker. Die Quellen für Ernährungsempfehlungen zeigen dir, welche Lebensmittel in welcher Menge abhängig von deinem Alter, Geschlecht und Aktivitätsniveau du brauchst.

Diäten und Abnehmen

Die Körperkomposition bezieht sich auf das Verhältnis von Fettmasse zu fettfreier Masse (Muskeln, Knochen, Organe), aus denen dein Körper besteht. Anders als die Beurteilung des äußeren Erscheinungsbildes aufgrund einer Gewichtsmessung (mittels einer Waage) ist die Körperkomposition akkurater, um deinen Gesundheits- und Fitnesszustand zu beschreiben. Zwei Faktoren, die einen erheblichen Effekt auf die Körperkomposition haben, sind die Nahrungszufuhr und das Aktivitätsniveau.

66 Prozent der amerikanischen Bevölkerung sind ständig auf Diät; Millionen mehr fangen tagtäglich eine neue Diät an. Manche nehmen ab, aber die meisten nehmen die verlorenen Pfunde wieder zu. Alle hoffen, abzunehmen und das neue Gewicht zu halten. Fakt ist, dass man mit einer Diät relativ schnell abnehmen kann, aber normalerweise ist sie nicht sehr effektiv, wenn man gesund und schlank bleiben will. Viele Diäten sind sogar gesundheitsschädlich.

Es gibt gute Gründe dafür, warum Diäten oftmals scheitern, und bessere Gründe, warum man mit klugen Ernährungsentscheidungen und regelmäßiger Bewegung ans Ziel kommt. Vor allem Radikaldiäten sind ineffektiv, weil sich der Körper schnell an die verringerte Nahrungszufuhr anpasst, indem er seinen Grundumsatz verringert (die Rate, mit der Nahrung verbrannt wird, um daraus Energie zu gewinnen). Diese kompensatorische Maßnahme des Körpers wirkt der Fettverbrennung entgegen. Wenn eine verringerte Nahrungsaufnahme zu einem Gewichtsverlust von beispielsweise fünf Kilogramm führt, passt sich der Körper an. Wenn die Tageszufuhr später wieder steigt, betrachtet der Körper sie als Überschuss – auch wenn sie immer noch niedriger ist als vor der Diät – und speichert dieses Plus als Fett. Dieser Jo-Jo-Effekt des Abnehmens und raschen Zunehmens ist nicht nur ineffektiv, um ein positives körperliches Erscheinungsbild zu erzielen, er ist auch ungesund.

Der Gewichtsverlust, den man am Anfang einer strikten kalorienreduzierten Diät erfährt, ist normalerweise auf einen Verlust von Wasser, nicht Fett, zurückzuführen. Viele Diäten schränken die Kohlenhydratzufuhr ein, dadurch nimmt der Wassergehalt im Körper ab, weil sich ein Großteil des Körperwassers bei der Speicherung von Kohlenhydraten akkumuliert. Ein Gewichtsverlust aufgrund einer Verringerung der Wasserspeicher ist nur kurzfristig; sobald der Flüssigkeitshaushalt wiederhergestellt ist, wird die Waage den erhofften Fettverlust nicht widerspiegeln.

Bei einer diäthaltenden Person mit einer Tageszufuhr von 1200 Kalorien (Frau) beziehungsweise 1500 Kalorien (Mann) wird nicht nur Fett abgebaut, sondern auch Muskelgewebe. Wenn die Kalorienzufuhr weiter sinkt, geht noch mehr Muskelmasse im Verhältnis zur Fettmasse verloren. Jemand, der abnimmt, kann also trotz des geringeren Körpergewichts dicker werden, weil das Körperfett im Verhältnis zur mageren Körpermasse zunimmt.

Das Ziel einer brauchbaren Diät sollte es also sein, das Körpergewicht zu reduzieren, ohne Muskelgewebe abzubauen. Jemand, der ständig abnimmt, zunimmt und dann wieder abnimmt, schwächt seinen Körper mit jeder Diät.

Es scheint, dass viele Übergewichtige ihren erhöhten Nahrungskonsum mit dem Argument zu rechtfertigen versuchen, sie müssten mehr essen, um ihren schweren Körper ausreichend zu versorgen. Tatsächlich ist in vielen Fällen genau das Gegenteil der Fall: Ein Großteil ihres Körpergewichts besteht aus Fett, das metabolisch inaktiver ist als Muskelgewebe. Muskeln hingegen, die aktiv sind und regelmäßig trainiert werden, verbrennen Kalorien. Je mehr Muskelmasse man hat, desto mehr Energie verbraucht man, und umso schneller verliert man seine Fettspeicher. Nehmen wir als Beispiel zwei gleich große Personen, von denen die eine schwerer und in körperlich schlechterer Verfassung ist als die andere: Die leichtere Person hat aufgrund ihrer guten Fitness nicht nur mehr Muskelmasse und weniger Fett, sondern auch einen höheren Tagesbedarf als die inaktivere, dickere und weniger muskulöse Person.

Viele Menschen verlieren am effektivsten Körperfett, wenn sie ihre Kalorienzufuhr moderat verringern und gleichzeitig ein Programm absolvieren, das aus aerobem Ausdauer- und Krafttraining besteht. Ein solches Training sorgt dafür, dass Kalorien verbrannt werden und Muskelgewebe erhalten bleibt beziehungsweise aufgebaut wird; dies führt zu einer Verbesserung des Verhältnisses von Fett- zu Muskelgewebe. Bei aeroben Aktivitäten werden über einen längeren Zeitraum große Muskeln gleichförmig bewegt, wie beim Radfahren, Schwimmen, Gehen, Joggen, Skilanglauf und Seilspringen; diese Aktivitäten tragen zum größten Kalorienverbrauch bei. Im Vergleich dazu verbraucht jemand, der Golf spielt – eine Aktivität, die weder kontinuierlich noch rhythmisch ist –, nur halb so viele Kalorien wie ein Schwimmer.

In Kraft-Workouts verbrennt man normalerweise nicht so viele Kalorien wie bei aeroben Ausdaueraktivitäten, aber man erhält seine Muskelmasse oder baut sie auf. Das ist wichtig, weil durch den Muskelaufbau mehr Kalorien verbrannt werden.

Wenn du Körperfett loswerden willst, solltest du einen Gewichtsverlust von einem halben bis einem Kilogramm pro Woche anstreben, eine höhere Rate führt normalerweise zum Abbau von Muskelgewebe. Ein halbes Kilogramm Fett enthält circa 3500 Kalorien, deshalb führt man sich bei einer Verringerung der Tageszufuhr um 250 bis 500 Kalorien im Verlauf einer Woche insgesamt 1750 bis 3500 Kalorien weniger zu. In Kombination mit regelmäßiger körperlicher Aktivität bewirkt diese Reduktion den empfohlenen Fettverlust pro Woche, der langfristig aufrechterhalten werden kann.

Zunehmen

Die meisten Trainierenden wollen nicht zunehmen; manche Kraftsportler wollen aber gezielt Muskelmasse aufbauen. Hierfür ist es notwendig, die Kalorienzufuhr zu erhöhen und regelmäßig zu trainieren. Krafttraining regt das Muskelwachstum an und kann zu einem Anstieg des Körpergewichts führen. Eine Erhöhung der Kalorienzufuhr oder des Tagesbedarfs bildet die Grundlage für den Muskelaufbau. Um ein Pfund (450 Gramm) Muskelmasse zuzunehmen, benötigt man 2500 zusätzliche Kalorien. Wenn man die Zufuhr von Protein und Kohlenhydraten (mit der Betonung auf komplexen Kohlenhydraten) zu gleichen Teilen erhöht und die Fettzufuhr gleichbleibt, sollte dies zu einem Wachstum des Muskelgewebes und einer Zunahme der Muskelgröße führen.

An dieser Stelle sei erwähnt, dass Frauen im Allgemeinen nicht so viel Muskelmasse aufbauen wie Männer, deshalb ist ein signifikanter Anstieg des Körpergewichts aufgrund von Krafttraining bei Frauen eher unwahrscheinlich oder nur dann möglich, wenn bewusste Anstrengungen unternommen werden, die Nahrungszufuhr zu erhöhen und ein intensives Programm zur Entwicklung der Hypertrophie zu absolvieren.

Proteinbedarf, Supplemente und Steroide

Obwohl die Supplementierung mit Protein-, Mineralstoff- und Vitaminpräparaten oft befürwortet wird, belegen nur wenige Forschungsarbeiten, dass diese Präparate die Muskelausdauer, Hypertrophie oder Maximalkraft verbessern, wenn sich die betreffende Person ansonsten gesund ernährt. Immer wieder kommen Diätetiker, Physiologen und Sportmediziner zu der Schlussfolgerung, dass eine ausgewogene Ernährung den Proteinbedarf eines durchschnittlich aktiven Menschen deckt. Die Ausnahme bilden Sportler, die aufgrund eines aggressiven Trainingsprogramms ihre Kohlenhydrat- und Proteinzufuhr erhöhen müssen.

In Gesprächen über Nahrungsergänzungsmittel (Supplemente) kommt oft die Frage nach Steroiden auf. Es liegt in der Natur des Menschen – vor allem, wenn ein stärkerer, gesünderer und attraktiver Körper erwünscht wird –, nach einer Abkürzung zu suchen. Aber es gibt keine gesundheitlich unbedenkliche Abkürzung. Anabol-androgene Steroide können zu einer Zunahme der mageren Körpermasse beitragen, sofern die Person angemessen isst, trinkt und trainiert; die schädlichen Nebenwirkungen überwiegen jedoch jeden positiven Effekt um ein Vielfaches.

Steroide werden entweder oral (in Tablettenform) eingenommen oder injiziert (als Flüssigkeit auf Wasser- oder Ölbasis). Ihre Wirkung wird gemessen, indem die anabolen Wirkungen (Muskelaufbau und Kraftzuwachs) gegen die androgenen Wirkungen (stärkere Ausprägung sekundärer männlicher oder weiblicher Geschlechtsmerkmale wie stärkere Körperbehaarung, tiefere Stimme und Brustbildung) abgewogen werden. Dieses Verhältnis wird als *therapeutischer Index* bezeichnet. Studien wie das Positionspapier über Steroidmissbrauch der National Strength and Conditioning Association (Hoffman et al. 2009) erwähnen zwar einen Zuwachs der Muskelgröße und Maximalkraft, aber nicht alle Folgen sind positiv. Regelmäßig verabreichte Steroide in hohen Dosen können zu einer langfristigen Hemmung der normalen Testosteronausschüttung und damit zu einer Abnahme des Testosteronspiegels und potenziellen Beeinträchtigung der körperlichen Entwicklung führen. Sinkt der Testosteronspiegel, kann der Körper nicht wachsen oder das bereits erworbene Wachstum erhalten.

Zu den bekannten Nebenwirkungen des Steroidmissbrauchs zählen chronische Krankheiten wie Herz- und Leberschwäche, Anomalitäten des Harntraktes und sexuelle Dysfunktion. Unmittelbare kurzfristige Wirkungen sind Bluthochdruck, Akne, Hodenatrophie, Gynäkomastie (Brustbildung beim Mann), schmerzende Brustwarzen, verminderte Spermienqualität, Vergrößerung der Prostata und ein gesteigertes Aggressionspotenzial. Es wurden in der Fachliteratur auch andere Nebenwirkungen beschrieben, unter anderem Haarausfall, Fieber, Übelkeit, Durchfall, Nasenbluten, Schwellung der Lymphknoten, Heißhungeranfälle und Brennen beim Wasserlassen. Extreme psychologische Symptome sind ebenfalls bekannt, unter anderem Verfolgungswahn, Wahnvorstellungen und akustische Halluzinationen.

Werden die Steroide nach kurzzeitiger Anwendung wieder abgesetzt, verschwinden die meisten Nebenwirkungen. Bei Frauen können jedoch irreversible Schäden entstehen, beispielsweise eine dauerhaft tiefe Stimme, Gesichtsbehaarung, Glatzenbildung und ein kleinerer Brustumfang.

Eine der gefährlichsten Nebenwirkungen in Verbindung mit anabolen Steroiden ist die Entwicklung einer koronaren Herzerkrankung. Forscher haben berichtet, dass ein hoher Cholesterinspiegel, ein niedriger Spiegel des »guten« HDL-Cholesterins und Bluthochdruck Folgen von Steroidmissbrauch und signifikante Risikofaktoren für eine Herzerkrankung sind. Andere Forscher wiederum behaupten, dass schon vor Beginn der Steroideinnahme hohe Cholesterinwerte vorgelegen haben könnten.

Der Schlüssel zum erfolgreichen Training

Bevor wir zur korrekten Ausführung der Kraftübungen kommen, fassen wir einige grundlegende Trainingsprinzipien zusammen, die du kennen musst, um sicher, effizient und effektiv zu trainieren. Die Grundlagen eines produktiven Trainings, die hier skizziert werden, werden in den übrigen Stufen dieses Buches wiederholt und näher ausgeführt.

- **Prüfe deine Sporttauglichkeit**. Krafttraining könnte für dich ungeeignet sein, wenn du Gelenkprobleme wie Arthrose, Atembeschwerden (wie Asthma) oder kardiovaskuläre Probleme wie Bluthochdruck, Herzrhythmusstörungen oder Herzgeräusche hast oder hattest. Die Implikationen solcher Zustände müssen angesprochen werden, bevor du dein Trainingsprogramm entwirfst, spätestens aber bevor du mit dem Training anfängst. Beantworte die folgenden Fragen ehrlich.
- **Absolviere vor und nach dem Training stets ein Warm-up bzw. Cool-down.** Jedes Workout sollte immer mit einigen Aufwärmübungen beginnen, damit die Muskeln besser auf die Herausforderungen vorbereitet sind, die ihnen in den Übungen gestellt werden. Eine Cool-down-Phase gibt deinen Muskeln Zeit, sich zu erholen, und ist eine hervorragende Gelegenheit, um an deiner Beweglichkeit zu arbeiten. Tipps für angemessene Übungen, die du im Warm-up und Cool-down verwenden kannst, werden in Stufe 2 vorgestellt.

Bist du fit für Krafttraining?

Falls du eine oder mehrere der folgenden Fragen mit Ja beantwortest, solltest du deinen Arzt konsultieren, bevor du mit dem Krafttraining anfängst..

Ja/Nein

- ☐ ☐ Hattest du eine Operation oder Probleme mit deinen Knochen, Muskeln, Sehnen oder Bändern (vor allem Rücken, Schultern und Knie), die durch ein Trainingsprogramm schlimmer werden könnten?
- ☐ ☐ Bist du über 50 (Frauen) oder 45 (Männer) Jahre alt und verfügst du über keine Trainingserfahrung?
- ☐ ☐ Hattest du in der Vergangenheit eine Herzerkrankung?
- ☐ ☐ Hat dir dein Arzt jemals gesagt, dass dein Blutdruck zu hoch ist?
- ☐ ☐ Nimmst du regelmäßig Medikamente, zum Beispiel wegen Herzproblemen oder Bluthochdruck?
- ☐ ☐ Hattest du in der Vergangenheit Brustschmerzen, starke Schwindelgefühle oder einen Ohnmachtsanfall?
- ☐ ☐ Hattest du in der Vergangenheit Asthma oder andere Atemstörungen?
- ☐ ☐ Gibt es einen noch nicht genannten körperlichen oder anderen gesundheitlichen Grund, der gegen ein regelmäßiges Krafttraining spricht?

- **Trainiere regelmäßig.** Die alte Redewendung »Wer rastet, der rostet« stimmt leider, wenn es um den Erhalt der kardiovaskulären Effizienz, um Maximalkraft und Muskelausdauer, Beweglichkeit und Muskeln geht. Der Körper ist die raffinierteste Maschine, die es auf der Welt gibt. Im Gegensatz zu Maschinen verbessert sich seine Effizienz durch den Gebrauch und baut durch Nichtbenutzung ab. Sporadisches Training wird deinen Fortschritt verlangsamen und ist der Untergang vieler angehender Kraftsportler, die mit den besten Absichten anfangen. Der Anfang vom Ende wird oft durch ein ausgefallenes Workout eingeläutet, auf das viele weitere folgen, bis das Training schließlich vollständig eingestellt wird. Mit jedem ausgefallenen Workout entfernt man sich von dem Ziel, seine Fitness, Kraft und Physis zu verbessern. Regelmäßiges Training ist wichtig, weil der Trainingszustand nach 72 Stunden ohne Workouts abzunehmen beginnt.

- **Steigere langsam die Trainingsintensität.** Der Körper passt sich an die Belastungen des Krafttrainings an, wenn dieses regelmäßig stattfindet und die Intensität progressiv über einen angemessenen Zeitraum zunimmt. Umgekehrt gilt: Eine willkürlich gewählte Intensität kompromittiert die Fähigkeit des Körpers, sich anzupassen und mehr Kraft und Ausdauer zu entwickeln. Die beeindruckenden Verbesserungen, die durch Krafttraining zustande kommen, treten unter diesen Bedingungen nicht ein, und die Motivation zum Weitertrainieren schwindet.
- **Achte auf technisch einwandfreie Wiederholungen.** Es herrscht der weitverbreitete Irrglaube vor, dass man automatisch Verbesserungen erzielt, wenn man einfach nur mehr Wiederholungen bei einer Übung macht – ungeachtet der verwendeten Technik. Die Geschwindigkeit, mit der die einzelnen Wiederholungen ausgeführt werden, ist ebenfalls ein wichtiger Faktor, der Einfluss darauf nimmt, ob du saubere Wiederholungen absolvierst. In einem Programm für Fortgeschrittene zur Entwicklung der Schnellkraft sind explosive Bewegungen erforderlich (siehe Stufe 14). Für Einsteiger empfehlen sich jedoch langsame und kontrollierte Bewegungen. Die Übungen müssen so langsam ausgeführt werden, dass sich das bewegte Gelenk über seine ganze Schwingungsweite strecken und beugen kann. So sollte beim Bizeps-Curl der Ellenbogen vollständig gestreckt und gebeugt werden. Vermeide ruckartige oder schlingernde Bewegungen und nimm keinen Schwung. Weitere Empfehlungen zur korrekten Übungsausführung werden in den Stufen 4 bis 9 und in Stufe 14 gegeben.
- **Berücksichtige die Trainingsetikette.** So, wie sich Tennisspieler, Kegler, Golfer und andere Sportler in ihren Disziplinen an bestimmte Regeln und Gepflogenheiten halten, solltest du die Regeln kennen, die im Krafttraining gelten. Manche Regeln beziehen sich auf die Sicherheit, andere sind eher eine Frage der Höflichkeit. Wenn sich jeder an die Regeln hält, wird das Training für alle sicherer und angenehmer verlaufen.
  - Bringe die verwendete Ausrüstung nach der Benutzung zu ihrem vorgesehenen Ablageort zurück.
  - Desinfiziere die Ausrüstung nach der Benutzung (das gilt vor allem für die Sitz- und Rückenpolster von Maschinen).
  - Nimm keine Ausrüstung in Beschlag; biete anderen an, die Ausrüstung zu teilen, wenn du dich zwischen zwei Sätzen ausruhst und sie nicht brauchst.

  - Stelle Kurz- oder Langhanteln auf dem Boden ab, vermeide also ein achtloses Fallenlassen.

- **Überlege dir genau, was du essen willst.** Ernährung ist das A und O. Es bringt nichts, hart zu trainieren, wenn du dich ungesund ernährst.
- **Plane Erholungsphasen ein.** Die trainingsfreien Tage in deinem Programm sind für die Verbesserung der muskulären Fitness wichtig. Wenn du an zwei aufeinanderfolgenden Tagen trainierst, ohne deinem Körper die Erholung zu geben, die er für seine Regeneration benötigt, kann das zu nachlassender Leistung, stagnierenden Trainingsergebnissen oder Verletzungen führen. Korrekt getimte, regelmäßig eingehaltene Pausen und Erholungsphasen sind so wichtig wie das Training selbst.
- **Bleibe beharrlich.** Um deine Trainingszeit optimal zu nutzen, musst du lernen, dich in vielen Sätzen an den unangenehmen Punkt des Muskelversagens zu bringen. Du musst bereit sein, das Unbehagen zu erdulden, das sich einstellt, wenn du an diesen Punkt kommst.

Die Überzeugung, dass Krafttraining zu einer deutlichen Veränderung der Gesundheit und Physis führt – was auch der Fall ist –, ist entscheidend, um die Motivation aufzubringen, regelmäßig hart zu trainieren. In der Regel wirst du sofort einen Unterschied im Muskeltonus merken (die Muskeln werden sich straffer anfühlen). Nach der zweiten oder dritten Woche machen sich Veränderungen der Maximalkraft und der Muskelausdauer bemerkbar. Stelle dich aber darauf ein, dass deine Leistung in den frühen Trainingsstadien stark schwankt, und sei nicht entmutigt, wenn dein letztes Workout nicht so produktiv war wie das vorletzte.

Dein Gehirn durchläuft eine steile Lernkurve, während es versucht herauszufinden, welche Muskeln es für das Bewegungsmuster rekrutieren soll, das in einer Übung erforderlich ist. Dein neuromuskuläres System (Gehirn, Nerven, Muskeln) lernt, sich an den Trainingsreiz anzupassen. Übe dich in Geduld! Nach dieser Phase werden sich schon bald deutliche Verbesserungen des Muskeltonus und der Maximalkraft einstellen, ebenso wird auch der Muskelkater verschwinden. Dies ist eine spannende Phase in deinem Programm! An diesem Punkt bestimmt deine Einstellung, wie groß deine künftigen Zuwächse sein werden.

Stufe

1

Ausrüstung und korrekte Anwendung

Bis jetzt hast du gelernt, wie der Körper auf Krafttraining reagiert und wie wichtig eine gesunde Ernährung ist. Jetzt wirst du mehr über die verschiedenen Hilfsmittel und Ausrüstungsgegenstände erfahren, die im Krafttraining zum Einsatz kommen. In dieser Stufe lernst du die Merkmale der verschiedenen Geräte kennen und machst dich damit vertraut, wie du sie richtig und sicher anwendest.

Anwendung und Sicherheit

Wenn man zum ersten Mal einen gut ausgestatteten Kraftraum betritt, kann das verwirrend und manchmal sogar beängstigend sein. Du wirst Maschinen in allen Größen und Formen sehen, kurze und lange Hantelstangen, Hantelscheiben mit unterschiedlichem Gewicht und Lochdurchmesser sowie Kettlebells (Kugelhanteln) in unterschiedlichen Größen und manchmal auch Farben. Vielleicht gibt es dort auch große und kleine Bälle und Gummibänder in unterschiedlichen Farben, Stärken und Längen. Wenn du die Fachterminologie, den Zweck und die richtige Anwendung dieser Objekte verstehst, wirst du Routine entwickeln und dein Training sicherer gestalten.

Die verfügbare Ausrüstung gibt auch vor, welche Übungen du in deine Workouts aufnehmen kannst. Wenn du zum Beispiel in Stufe 5 bist und kein hoher Kabelzug verfügbar ist, wirst du keinen Latzug zur Stärkung deiner Rückenmuskeln machen können. Deshalb ist das Kennenlernen und das Wissen über die korrekte Anwendung der Ausrüstung der logisch erste Schritt, den man vor Beginn eines Krafttrainingsprogramms machen muss. Diese Stufe enthält auch Informationen über die verschiedenen Arten, Merkmale und die sichere Anwendung von Maschinen und freien Gewichten.

Maschinen

Die meisten Maschinen in Fitnessstudios oder Krafträumen sind darauf ausgelegt, sogenannte dynamische Übungen zu ermöglichen – Übungen, bei denen eine Bewegung stattfindet. Im Gegensatz dazu stehen isometrische Übungen wie das Ziehen oder Drücken einer fixierten Stange, die zu keiner beobachtbaren Bewegung führen. Dynamische Übungen, die an Maschinen ausgeführt werden, zwingen die Muskeln dazu, sich kontrolliert gegen einen Widerstand zu verkürzen und zu verlängern.

Die Abbildung unten zeigt ein einzelnes Kraftgerät und eine Kraftstation. Beide Maschinen zeichnen sich durch Steckgewichte aus, bei denen man den Trainingswiderstand einstellen kann (weshalb sie manchmal auch als selektorierte Maschinen bezeichnet werden), indem man einen Sicherungsstift aus einer Scheibe des Gewichtsblocks zieht beziehungsweise in diese einführt. Das mittels eines Kabelzugs bedienbare Kraftgerät (Abbildung a) ist so gestaltet, dass ein Muskelbereich isoliert beansprucht wird. Kraftstationen (Abbildung b) bestehen aus zwei oder mehr Maschinen, die über

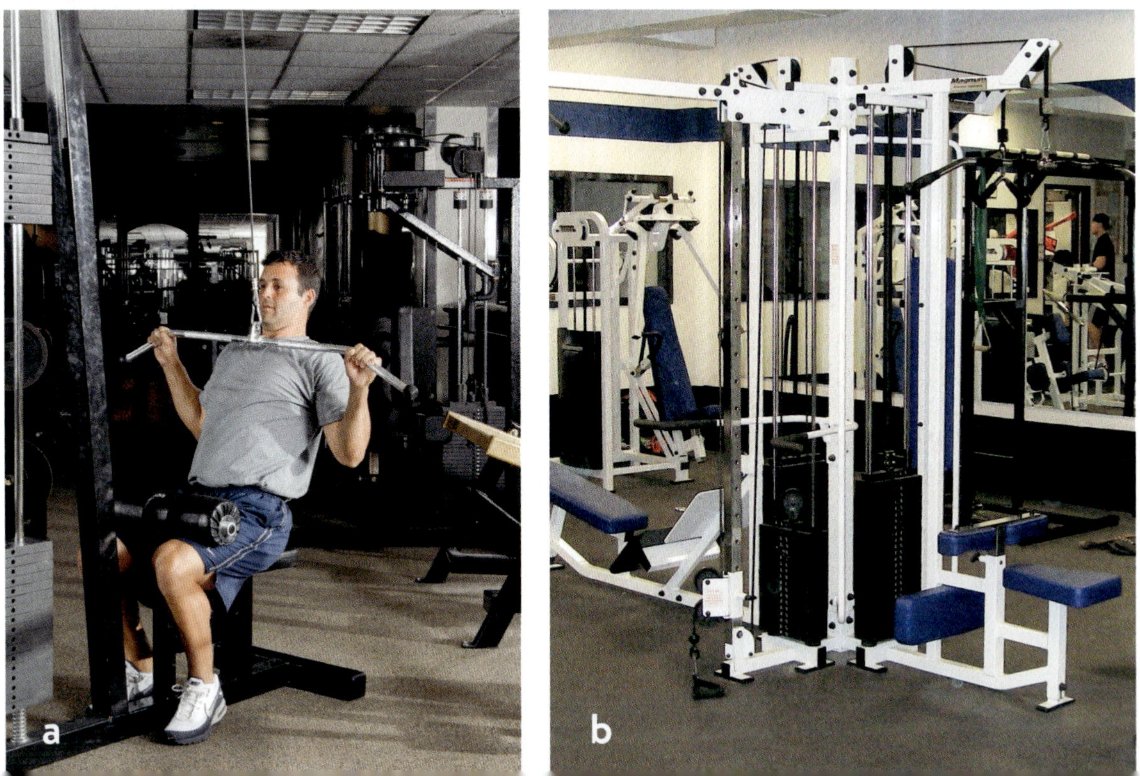

Kraftmaschinen: (a) Kraftgerät für eine Übung; (b) Kraftstation für mehrere Übungen

einen Rahmen miteinander verbunden sind; man kann damit viele Muskelbereiche trainieren, indem man eine Maschine nach der anderen benutzt.

Geräte mit festem Widerstand

Eine Maschine mit Kabelzugsystem wird oft als *Maschine mit festem Widerstand* bezeichnet; die folgende Abbildung zeigt den Aufbau eines solchen Geräts. In diesem Beispiel wird der Gewichtsblock nach oben gezogen, indem man am Griff zieht, der am Kabelzug befestigt ist. Manchmal ist anstelle eines Kabels auch eine Kette oder ein Riemen angebracht.

Du wirst feststellen, dass bei Geräten mit festem Widerstand manche Phasen des Bewegungsablaufs anstrengender sind als andere, als würde sich das Gewicht während der Übung verändern. Der Nachteil dieser Bauart ist, dass die Muskeln vom Anfang bis zum Ende der Bewegung nicht mit derselben Intensität beansprucht werden.

Geräte mit variablem Widerstand

Um eine gleichmäßigere Beanspruchung der Muskeln zu gewährleisten, können *Geräte mit variablem Widerstand* mit einer Kurvenscheibe oder *Cam* ausgestattet sein (Abbildung rechts). Die Wirkung einer Kurvenscheibe auf die relative Position des Gewichtsblocks ist in der Abbildung auf der folgenden Seite dargestellt. Wenn die Kette, das Kabel oder der Riemen den höchsten und tiefsten Punkt der Kurvenscheibe passiert,

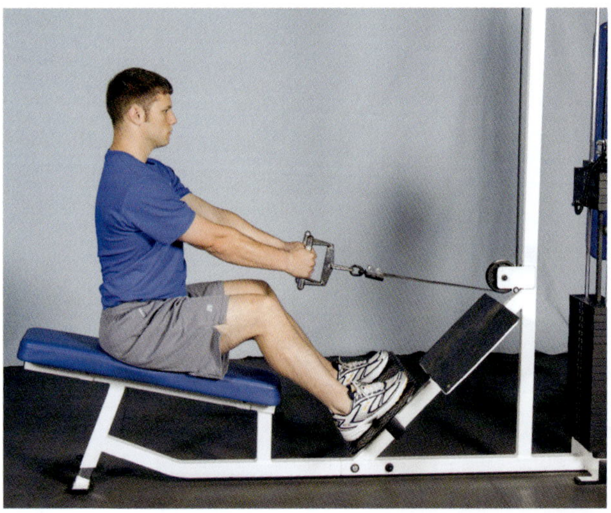

Rudergerät mit festem Widerstand und Kabelzug

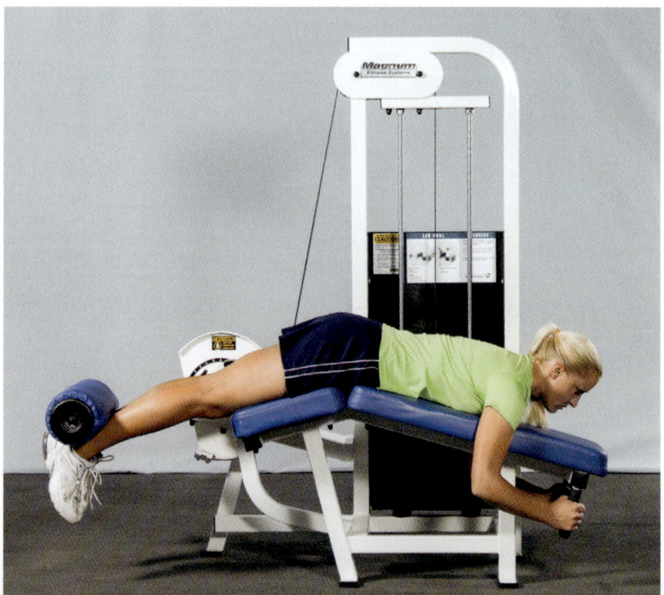

Beinbeuge-Maschine mit variablem Widerstand und Kurvenscheibe (Cam)

verändert sich der Abstand zwischen dem Drehpunkt (die Achse, um die sich die Scheibe dreht) und dem Gewichtsblock. Diese Veränderung des Abstands sorgt für eine gleichmäßigere Beanspruchung der Muskeln. An dem Punkt, an dem die Übung am anstrengendsten wird, sorgt das Gerätedesign also dafür, dass sich der Abstand zwischen Gewichtsblock und Drehpunkt verringert, wodurch sich das Gewicht leichter heben lässt. Umgekehrt gilt: Am einfachsten Punkt der Übung nimmt der Abstand zwischen Gewichtsblock und Drehpunkt zu.

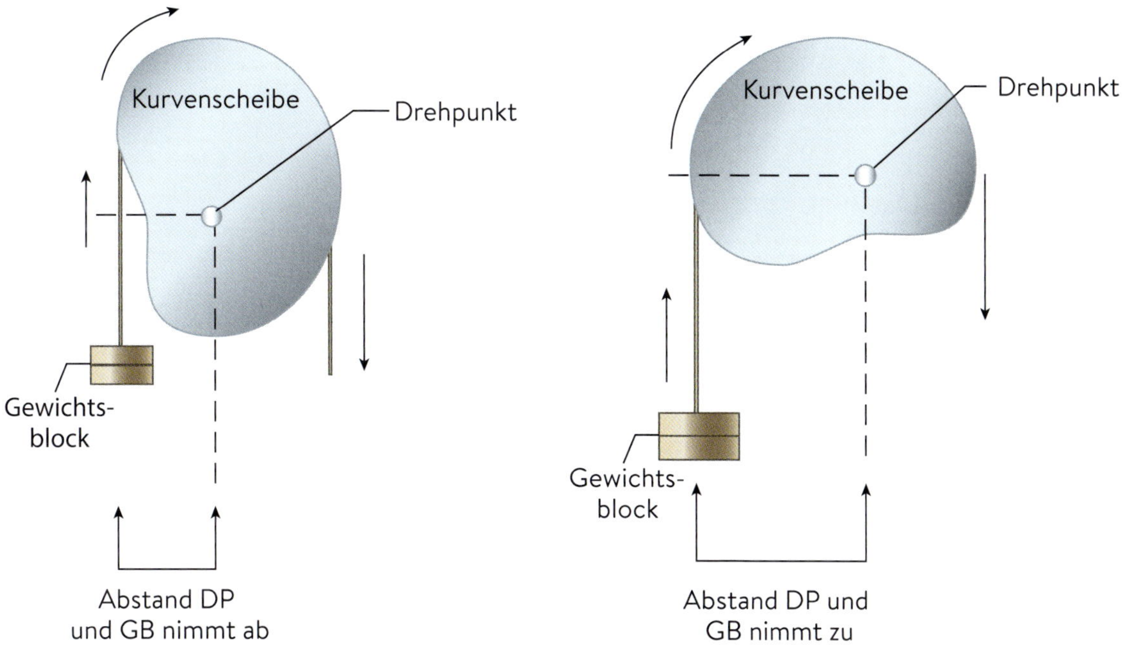

Funktionsweise von Cam-Maschinen: Geräte mit variablem Widerstand funktionieren, indem sich der Abstand zwischen dem Drehpunkt (DP) und dem Gewichtsblock (GB) verändert, wodurch eine gleichmäßigere Belastung der Muskeln erzielt wird: (a) Wenn der Abstand zwischen DP und GB abnimmt, lässt sich das Gewicht leichter heben; (b) vergrößert sich der Abstand zwischen DP und GB, lässt sich das Gewicht schwerer heben.

Isokinetische Geräte

Einige Fitnessstudios haben eine isokinetische Maschine (Abbildung Seite 36), die aber hauptsächlich in Reha-Kliniken vorzufinden ist und dort für die Rehabilitation nach Verletzungen zum Einsatz kommt. Diese Maschinen sind so beschaffen, dass die Übungen bei gleichbleibender Geschwindigkeit ausgeführt werden. Im Gegensatz zu Maschinen mit variablem Widerstand, die konzentrische und exzentrische Muskelaktionen zulassen, sind an isokinetischen Geräten nur konzentrische Aktionen möglich. Statt eines

Gewichtsblocks wird bei diesen Maschinen der Widerstand mittels Hydraulik, Pneumatik (Luft) oder Reibung erzeugt. Über ein Bedienfeld kann man die erwünschte Bewegungsgeschwindigkeit einstellen; langsamere Geschwindigkeiten sind anstrengender als schnellere.

Der Widerstand der isokinetischen Maschine entspricht der Kraft, die man bei der Bewegung ausübt. Je stärker man drückt oder zieht, desto größer ist der Widerstand; je weniger man sich anstrengt, desto geringer ist der Widerstand. Der Hauptunterschied zwischen Maschinen mit variablem und isokinetischem Widerstand ist, dass bei ersteren die Form der Kurvenscheibe oder die Position der Umlenkrolle den Kraftaufwand vorgibt. Bei isokinetischen Maschinen wird die Anstrengung der Bewegung dadurch bestimmt, wie kraftvoll man drückt oder zieht.

Sicherheitsvorkehrungen für das Training mit Maschinen

Vielleicht hast du schon einmal gehört, dass Maschinen sicherer sind als freie Gewichte. Es stimmt, sie sind grundsätzlich sicherer, weil sich der Gewichtsblock in einigem Abstand zum Trainierenden befindet und die Stange hängt oder fixiert ist. Da Maschinen fest am Boden montiert sind, kann man sich auch sicherer von einem Gerät zum nächsten bewegen (statt eine Lang- oder Kurzhantel zu tragen). Ein weiterer Vorteil ist, dass man keinen Helfer (einen sogenannten *Spotter*) braucht, wenn man allein trainieren möchte.

Isokinetische Maschine

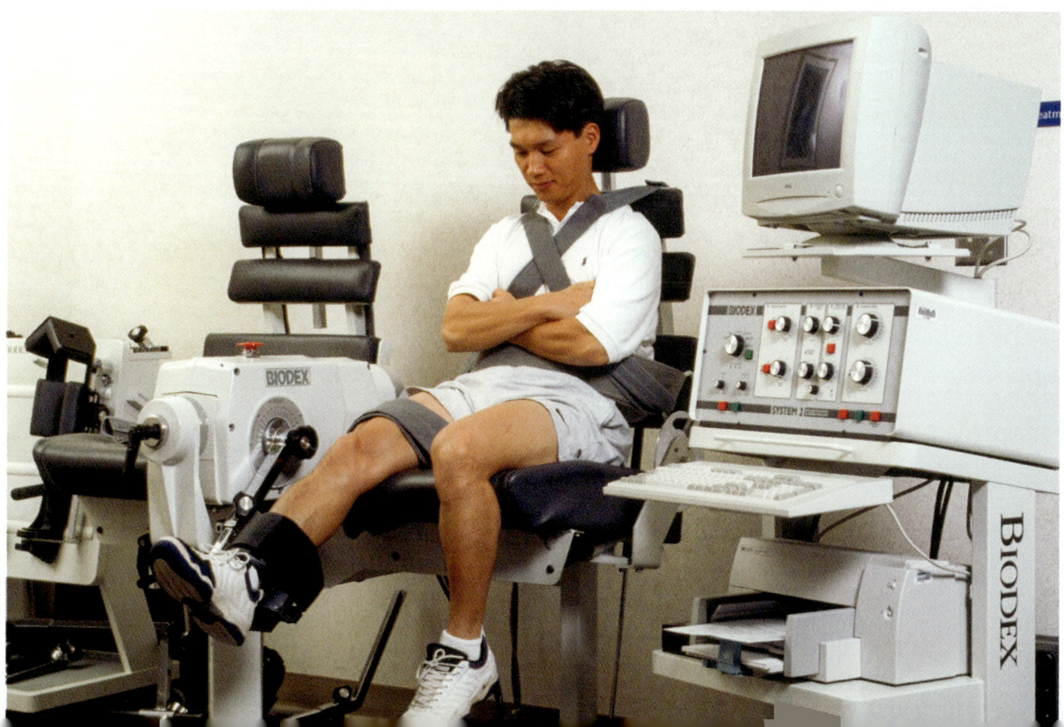

Obwohl Maschinen einige Vorteile gegenüber Hanteln haben, kann man sich trotzdem an ihnen verletzen (vermutlich auch deshalb, weil viele Personen, die Maschinen benutzen, relativ unerfahren sind). Mangelnde Erfahrung, Selbstüberschätzung und eine fehlerhafte oder unzureichende Einweisung führen zu vielen Muskel-, Sehnen- und Gelenkverletzungen, die sich in Krafträumen häufig zutragen.

Bevor du eine Maschine benutzt, solltest du prüfen, ob die Kabel und Riemen intakt sind, die Rollen und Ketten keine Verschleißerscheinungen aufweisen, die Schweißnähte halten, alle Polster fest sind und die Bewegungen nicht ruckartig, sondern gleichmäßig ablaufen. Andernfalls darfst du die Maschine nicht benutzen oder erst dann, wenn sie repariert ist. Stelle die Hebel und Polster auf deine Körpergröße ein. Achte darauf, dass deine Finger oder Hände niemals zwischen zwei Steckgewichte geraten, wenn du den Sicherungsstift entfernst und das Gewicht einstellst, und halte deine Finger und Hände immer fern von Ketten, Riemen, Kabeln und Umlenkrollen.

Wenn du eine Maschine benutzen willst, musst du auf dem Sitz, den Polstern und eventuell vorhandenen Beinrollen eine stabile Position einnehmen; lege den Sicherheitsgurt an (falls vorhanden). Beim Einstellen des Gewichts musst du prüfen, ob der Sicherheitsstift vollständig eingeführt ist. Führe die Übungen langsam und kontrolliert über eine möglichst große Bewegungsreichweite aus. Achte darauf, dass die Steckgewichte in der Abwärtsphase nicht auf den Gewichtsblock prallen oder in der Aufwärtsphase gegen die obere Umlenkrolle stoßen.

Freie Gewichte

Freie Gewichte unterscheiden sich in Form und Funktion deutlich von Maschinen. »Frei« bezieht sich in diesem Kontext darauf, dass die Gelenkbewegung ungehindert ist – anders als bei Maschinen, bei denen die Bewegungsbahn vorgegeben ist. Diese Eigenschaft bewirkt, dass der Trainierende viele Übungen mit einer Langhantel oder zwei Kurzhanteln ausführen kann.

Langhanteln

Die Standard-Langhantel (Abbildung auf der folgenden Seite) hat einen Durchmesser von zweieinhalb Zentimetern und ist auf beiden Seiten am Ende der Scheibenaufnahme mit einem Sicherungsring versehen, der verhindert, dass sich die Hantelscheiben auf die Hände des Trainierenden zubewegen. Nachdem dieser die Hantelstange mit Scheiben bestückt hat, bringt er auf jeder Seite einen *Verschluss* an, der dafür sorgt, dass die Scheiben nicht herunterrutschen und zu Boden fallen. Eine Standard-Langhantel inklusive Sicherungsringen und Verschlüssen wiegt durchschnittlich etwa siebeneinhalb Kilogramm pro Meter, das heißt, eine eineinhalb Meter lange Stange wiegt etwa elf Kilogramm.

Die längste Hantelstange im Kraftraum ist die olympische Hantelstange (Abbildung b) mit einer Länge von 220 Zentimetern und einem Gewicht von 20 Kilogramm (ohne Verschlüsse). Sie hat glatte und schraffierte (gerändelte) Bereiche und integrierte Sicherungsringe. Es gibt verschiedene Verschlüsse für olympische Langhantelstangen, und ein Verschluss kann zwischen 500 Gramm (Abbildungen a und c) und zwei Kilogramm (Abbildung b) wiegen; eine unbestückte olympische Hantelstange kann daher mit Verschlüssen bis zu 25 Kilogramm schwer sein. Sie hat den gleichen Durchmesser wie die meisten Langhanteln im Kraftraum; die Scheibenaufnahme, das heißt der Bereich zwischen Sicherungsring und äußerem Ende der Stange (die Stelle, an der die Hantelscheiben angebracht werden) hat einen Durchmesser von fünf Zentimetern. Dieser Durchmesser ist ein wichtiges Merkmal, das es zu berücksichtigen gilt, wenn man eine olympische Stange bestückt; nur olympische Hantelscheiben haben einen für diese Stange geeigneten Lochdurchmesser. Der Lochdurchmesser von Standard-Hantelscheiben ist zu klein und mit olympischen Hantelstangen nicht kompatibel (siehe Abbildung Seite 39).

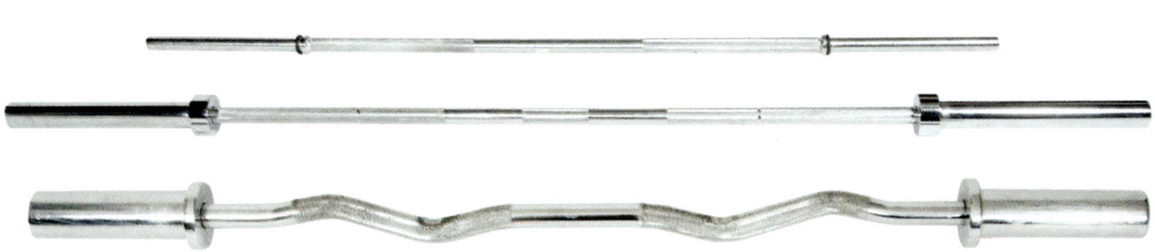

Verschiedene Hantelstangen: (a) Standard; (b) olympisch; (c) geschwungen (sogenannte SZ-Stange)

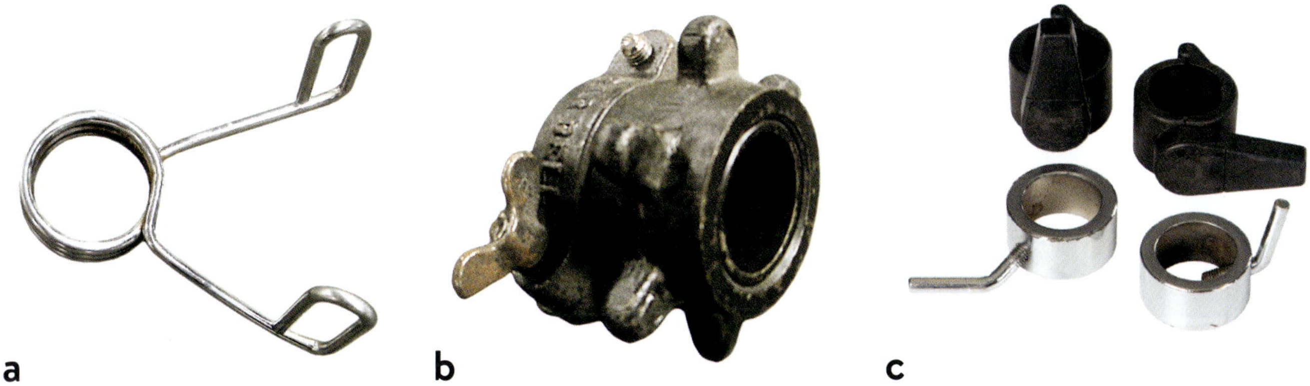

a b c

Verschlüsse für olympische Hantelstangen: (a) Federverschlüsse für olympische Hantelstangen wiegen weniger als 500 Gramm und werden normalerweise nicht zum Hantelgewicht mitgerechnet; (b) ein Schraubverschluss für olympische Hantelstangen, der bis zu zwei Kilogramm wiegen kann; (c) Hebelverschlüsse, wie sie oft in Fitnessstudios verwendet werden.

VORSICHT: Verwende nur Standard-Hantelscheiben, wenn du eine Standard-Hantelstange verwendest; kombiniere sie nicht mit olympischen Hantelscheiben, weil sie sich auf deine Hände zubewegen oder auf den Boden fallen können.

Eine weitere Variante ist die geschwungene Stange (Abbildung Seite 38), die auch als SZ-Stange oder Curl-Stange bezeichnet wird. Sie hat dieselben Merkmale wie eine Standard- oder olympische Hantelstange (je nach Durchmesser), ist allerdings gebogen und erzeugt durch diese Form eine Griffhaltung, die besonders geeignet ist, um bestimmte Muskelgruppen isoliert zu trainieren (zum Beispiel Bizeps-Curl).

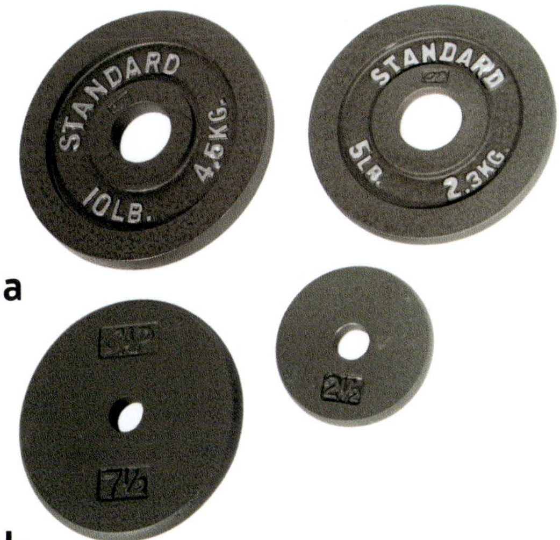

a b

Hantelscheiben: (a) Standard; (b) olympisch

Kurzhanteln

Kurzhanteln ähneln Langhanteln, sind aber – wie der Name schon andeutet – kurz, und in der Regel ist das gesamte Griffstück zwischen den Scheiben gerändelt. Wenn die Kurzhantel so beschaffen ist, dass sie sich mit Hantelscheiben bestücken lässt, wiegt die Kurzhantelstange mit Sicherungsringen und Verschlüssen etwa eineinhalb Kilogramm, die nicht zum Gewicht der Scheiben mitgerechnet werden. Man würde also sagen, dass eine Kurzhantel mit zwei fünf Kilogramm schweren Scheiben zehn Kilogramm wiegt und nicht elfeinhalb Kilogramm.

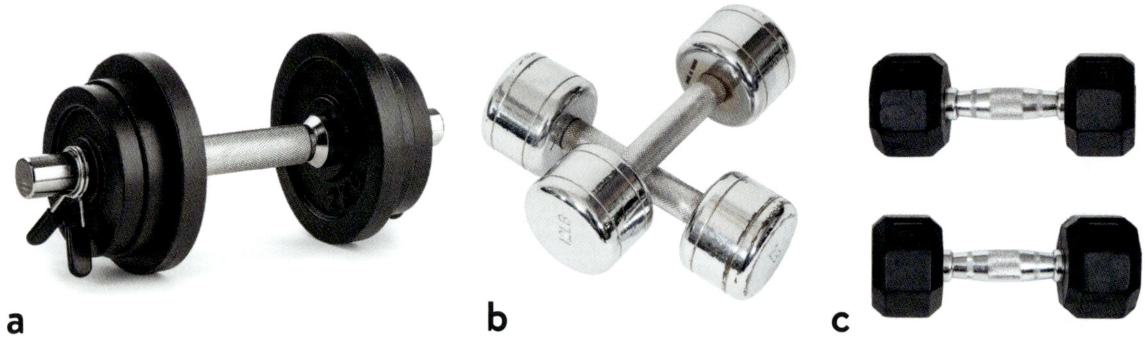

Kurzhanteln: (a) mit Hantelscheiben; (b) Variante aus Chrom mit festem Gewicht; (c) Variante aus Kunststoff mit festem Gewicht und achteckiger Form

Sicherheitsvorkehrungen für das Training mit freien Gewichten

Die Verwendung von Kurz- und Langhanteln setzt eine höhere motorische Koordination voraus als das Training an Maschinen. Die größere Bewegungsfreiheit, die durch Hanteln möglich wird, ist ohne ein sachgemäßes Bestücken, Heben und Spotten mit einem höheren Verletzungsrisiko verbunden. Hanteltraining an sich ist nicht gefährlich; trifft man angemessene Sicherheitsvorkehrungen, ist es sehr sicher und kann für die Kräftigung des Körpers effektiver sein als das Training an Maschinen.

Die folgenden Maßnahmen sollen dir helfen, potenziell gefährliche Situationen zu vermeiden und das Training sicherer zu gestalten.

- **Bestücke die Hantelstange korrekt.** Wenn die Hantelstange auf beiden Seiten ungleichmäßig beladen ist, stellt das ein ernstes Risiko für dich und Umstehende dar. Dieser Fehler lässt sich vermeiden, wenn du dich mit den Gewichtsabstufungen der Hantelscheiben vertraut machst und beim Beladen der Langhantel wachsam bleibst.
- **Fixiere die Hantelscheiben mit Verschlüssen.** Es ist gefährlich, unverschlossene Lang- und Kurzhanteln zu benutzen. Lose eingesetzte Hantelscheiben, die nicht mit Verschlüssen fixiert werden, können von der Hantelstange rutschen und auf deine Füße oder andere Körperteile fallen. Kontrolliere vor jedem Satz, ob die Verschlüsse noch fest sind.
- **Halte einen ausreichenden Sicherheitsabstand ein.** Solltest du plötzlich das Gleichgewicht verlieren oder nicht merken, dass jemand hinter oder neben dir steht, kannst du mit dieser Person zusammenstoßen. Sorge dafür, dass das nicht passiert;

im ungünstigsten Fall kann das zu einem Unfall führen, bei dem du dich und/oder einen anderen Sportler, Spotter oder Umstehenden verletzt.

- **Achte auf hängende oder abstehende Stangen.** Das sind Stangen, die von einer Maschine (wie die Stange beim Latzug) herunterhängen oder seitlich abstehen; Hantelstangen, die sich in einem Power- oder Squat-Rack befinden; oder eine Hantelstange, die man bei einer Übung in den Händen hält. Achte vor allem auf Stangen, die sich auf Schulter- oder Kopfhöhe befinden und oft übersehen werden; diese Unachtsamkeit kann zu ernsten Gesichtsverletzungen führen, wenn man gegen die Stange läuft oder an ihr hängen bleibt.
- **Räume die Ausrüstung weg.** Jeder Ausrüstungsgegenstand in einem Studio oder Kraftraum sollte einen festen Platz haben, an dem er immer abgelegt wird. Langhanteln, Kurzhanteln und Hantelscheiben, die nicht zu ihrem vorgesehenen Ort zurückgebracht oder achtlos auf dem Boden abgestellt werden, sind eine Gefahrenquelle, weil man über sie stolpern und ausrutschen kann. Bringe die Ausrüstung, nachdem du sie benutzt hast, in die dafür vorgesehenen Ablagen und Regale zurück, ob du nun im Fitnessstudio oder zu Hause trainierst.
- **Trage bei Bedarf einen Hebergürtel.** Eine weitere Sicherheitsmaßnahme ist die Verwendung eines sogenannten Hebergürtels. Ob du einen Gürtel benutzt oder nicht, hängt von der Übung und dem verwendeten Hantelgewicht ab: Du solltest einen Hebergürtel für Übungen anlegen, bei denen du den Rücken beanspruchst und gleichzeitig eine maximale oder beinahe maximale Last verwendest. Ziehe den Gürtel fest um deine Taille und achte während der Übungsausführung auf eine korrekte Atmung.

Physiobälle

Physiobälle, die oft auch als Pezzi-, Balance-, Sitz- oder Fitnessbälle bezeichnet werden, sind mit Luft gefüllt, bestehen aus elastischem Vinyl und Nylon und haben einen Durchmesser von 55 bis 75 Zentimetern. Bei Physioball-Übungen werden im Allgemeinen mehr Rumpfmuskeln rekrutiert, als wenn dieselben Übungen am Boden, stehend oder auf einer Bank ausgeführt werden. Bei Übungen mit dem Physioball musst du sicherstellen, dass der Ball prall aufgepumpt ist und du die für deine Körpergröße richtige Ballgröße gewählt hast. Wenn du auf dem Ball sitzt und die Füße flach auf den Boden stellst, sollten deine Oberschenkel parallel zum Boden stehen.

Auswahl des Physioballs

Körpergröße	Balldurchmesser
155 bis 170 cm	55 cm
173 bis 185 cm	65 cm
188 bis 201 cm	75 cm

Kettlebells

Eine Kettlebell (Kugelhantel) sieht wie eine Kanonenkugel aus, die oben mit einem Griff versehen ist, die leichteste Kettlebell wiegt vier Kilogramm, das schwerste Modell 45 Kilogramm. Sie unterscheidet sich von der Kurzhantel durch ihre asymmetrische Gewichtsverteilung; um die Balance zu halten, müssen deine Muskeln stärker arbeiten. Du kannst bei vielen Kraftübungen Kurzhanteln durch Kettlebells ersetzen. Mit Kugelhanteln kann man viele Muskelgruppen gleichzeitig trainieren, deshalb eignen sie sich gut für Ganzkörper-Workouts. Durch das Zusammenspiel der Muskelgruppen wird die gesamte Muskelkoordination verbessert.

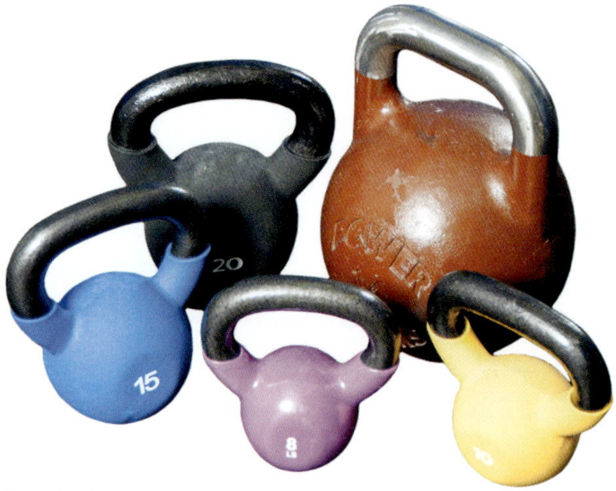

Kettlebells

Kontrollübungen für die Ausrüstung

Für Einsteiger ist es sinnvoll, sich vor dem Krafttraining mit den unterschiedlichen Ausrüstungsgegenständen und ihrer sachgemäßen Anwendung vertraut zu machen. In diesem Zusammenhang musst du wissen, welchem Zweck die Ausrüstung dient, wie du sie anwendest und ob sie überhaupt einsatzfähig ist. Wenn du diese Punkte nicht abgeklärt hast, solltest du nicht mit dieser Ausrüstung trainieren. Die folgenden Übungen testen dein Wissen der besprochenen Konzepte; modifiziere sie nach Bedarf, um sie an deine Trainingseinrichtung anzupassen.

Kontrollübung 1: Welche Ausrüstung ist verfügbar?

Verschaffe dir einen Überblick über die Ausrüstung in deiner Trainingsstätte. Welche Geräte erkennst du? Kreuze jeden Ausrüstungsgegenstand an, der vorhanden ist.

Maschinen	Freie Gewichte	Physiobälle
☐ Mit festem Gewicht ☐ Mit variablem Gewicht (Cam) ☐ Isokinetisch	☐ Standard-Hantelstangen ☐ Standard-Hantelscheiben ☐ Olympische Hantelstangen ☐ Olympische Hantelscheiben ☐ SZ-Stangen ☐ Kurzhanteln ☐ Verschlüsse ☐ Sicherungsringe ☐ Kettlebells ☐ Hebergürtel	☐ 55 cm ☐ 65 cm ☐ 75 cm

Kontrollübung 2: Sicherheitscheck

Sicherheit ist so wichtig, dass du es dir zur Gewohnheit machen musst, vor jedem Training die Ausrüstung zu prüfen. Gehe durch den Kraftraum und prüfe den Zustand der Trainingsgeräte. Verwende hierfür folgende Checklisten und wiederhole diesen Prozess vor jedem Workout. Unfälle und Schadenersatzforderungen entstehen oft, weil die Ausrüstung, an der man sich verletzt hat, beschädigt war.

Checkliste für Maschinen

Markiere jeden Punkt mit einem Kreuz, nachdem du das Gerät geprüft und für tauglich befunden hast.

Vor dem Workout

- ☐ Sind alle Kabel, Riemen, Rollen, Haken, Ketten und Polster intakt beziehungsweise fest verschraubt?
- ☐ Sind alle Hebel und Polster auf deine Körpermaße eingestellt?

Während des Workouts

- ☐ Ist der Sicherungsstift korrekt eingesetzt?
- ☐ Nimmst du auf dem Sitz oder dem Polster eine stabile Position ein?
- ☐ Hast du den Sicherheitsgurt angelegt (falls vorhanden)?
- ☐ Führst du alle Übungen langsam und kontrolliert aus?

Checkliste für freie Gewichte

Markiere jeden Punkt mit einem Kreuz, nachdem du die Gegenstände geprüft und für tauglich befunden hast.

Vor dem Workout

- ☐ Sind die Schweißnähte der Sicherungsringe intakt?
- ☐ Sitzen die Ringe und Verschlüsse fest?
- ☐ Ist die Hantelstange auf beiden Seiten mit der gleichen Last beladen?

Während des Workouts

- ☐ Vermeide es, an Hantelstangen hängen zu bleiben, die seitlich oder nach vorne abstehen!
- ☐ Halte dich nicht in der Nähe von Personen auf, die Über-Kopf-Übungen machen!
- ☐ Hast du den Bereich hinter und neben dir kontrolliert?
- ☐ Führst du alle Übungen langsam und kontrolliert aus?

Nach dem Workout

- ☐ Hast du alle benutzten Gegenstände an ihren Platz zurückgebracht?

Checkliste für Physiobälle

Markiere den Punkt mit einem Kreuz, nachdem du die Bälle geprüft hast.

- ☐ Sind alle Bälle ausreichend aufgepumpt?

Erfolgscheckliste für die Trainingsausrüstung

In einem Krafttrainingsprogramm kommt normalerweise eine Reihe von Hilfsmitteln zum Einsatz. Du musst die Merkmale der unterschiedlichen Gegenstände kennen und wissen, wie du sie sachgemäß und sicher bedienst.

Nachdem du in diesem Kapitel mehr über die Trainingsausrüstung und ihre korrekte Anwendung erfahren hast, bist du nun bereit für Stufe 2. In dieser Stufe wirst du grundlegende trainingsrelevante Fähigkeiten erlernen, zum Beispiel, wie du dich auf das Workout einstimmst oder es ausklingen lässt, wie du während des Krafttrainings richtig atmest und was du bei Übungen mit freien Gewichten als Spotter tun musst.

Stufe

2

Techniken fürs Dehnen, Heben und Spotten

Bis jetzt hast du etwas über die physiologischen Grundlagen des Krafttrainings und die entsprechende Ausrüstung gelernt. In diesem Kapitel eignest du dir die grundlegenden Fähigkeiten an, die bei jedem Workout zum Einsatz kommen. Die in dieser Stufe beschriebenen Techniken lassen sich für alle körperlichen Aufgaben deines beruflichen oder privaten Alltags anwenden, wodurch du das Risiko für Verletzungen deines unteren Rückens reduzierst. Du wirst außerdem lernen, wie du dein Warm-up und dein Cool-down gestaltest, deinen Körper dehnst, während des Krafttrainings richtig atmest und wie dir bei Hantelübungen ein Spotter hilft oder du selbst als Helfer agierst.

Die korrekte Ausführung grundlegender Hebetechniken sorgt dafür, dass deine Muskeln, Sehnen, Bänder, Knochen und Gelenke nicht überlastet werden. Eines der größten Probleme sind Schmerzen im unteren Rücken, unter denen mindestens 80 Prozent aller Erwachsenen im Laufe ihres Lebens leiden. In den USA werden mindestens 50 Milliarden Dollar im Jahr für die Behandlung von Rückenschmerzen ausgegeben, und im Durchschnitt ist jeder Berufstätige deswegen sieben Tage im Jahr krankgeschrieben; in Deutschland entstehen jedes Jahr allein durch Rückenschmerzen Kosten in Höhe von 48,9 Milliarden Euro für Krankenkassen und Wirtschaft. Der damit verbundene wirtschaftliche Schaden, der in den Vereinigten Staaten durch Krankenversicherungen, Krankschreibungen und verringerte Produktivität zustande kommt, beläuft sich schätzungsweise auf über 200 Milliarden Dollar im Jahr. Eine korrekte Übungsausführung beugt nicht nur Verletzungen vor, sondern führt auch schneller zu Trainingsergebnissen, da die Muskeln korrekt belastet und effektiver stimuliert werden. Ergiebige Workouts sollten mit einem Warm-up begonnen und mit einem Cool-down beendet werden, wozu auch die Dehnübungen zählen, die in dieser Stufe beschrieben werden.

Die in dieser Stufe vermittelten Grundlagen lassen sich auf alle Übungen und Spotting-Techniken anwenden, die in diesem Buch vorgestellt werden. Wenn du die Prinzipien der Übungsausführung und Spotting-Techniken lernst und praktizierst, solltest du sie zunächst mit einem Holzstab (Besenstiel), einer sehr leichten Hantelstange, der leichtesten Gewichtseinstellung einer Kraftmaschine oder ohne Gewicht, das heißt nur mit deinem eigenen Körpergewicht einüben.

Statische, dynamische und ballistische Dehnübungen

Aufgrund der Anforderungen, die das Krafttraining an die Muskeln und Gelenke stellt, ist es wichtig, dem Workout ein Warm-up voranzustellen beziehungsweise im Anschluss daran ein Cool-down zu absolvieren. Man kann sich beispielsweise mit circa fünf Minuten schnellem Gehen oder Joggen am Platz, gefolgt von angemessenen Dehnübungen, aufwärmen, sodass die Durchblutung gefördert und die Muskeltemperatur erhöht wird, wodurch sich die Muskeln leichter an- und entspannen können.

Das Stretching (Dehnen) verbessert die Beweglichkeit (die Fähigkeit, sich so zu bewegen, dass die komplette Schwingungsweite oder Bewegungsamplitude des aktiven Gelenks genutzt wird). Da Muskeln nach dem Training geschmeidiger sind, kann das Dehnen dazu beitragen, den Bewegungsumfang der Gelenke zu erhöhen. Weitere Vorteile des Dehnens unmittelbar nach jedem Training sind das schnellere Nachlassen von Muskelkater und Verletzungsprävention. Zwei gängige Arten sind statisches und dynamisches Stretching; eine dritte Variante, das ballistische Dehnen, wird für das alltägliche Training nicht empfohlen.

Beim statischen Dehnen bewegt man sich langsam in eine bestimmte Position, in der man etwa zehn Sekunden verweilt (man bleibt in dieser Haltung). Beim dynamischen Dehnen führt man in der Regel Bewegungen aus, die den Mustern ähneln, die in verschiedenen Sportarten (zum Beispiel Wurfbewegungen im Baseball), Fitnessübungen (wie Kniebeugen ohne Gewicht) oder im Alltag (Treppensteigen) vorkommen. Das dynamische Dehnen sollte langsam und kontrolliert erfolgen, ohne Wippen oder Federn. Beim ballistischen Stretching federt man, das heißt, man bleibt nicht in der Endposition der Dehnung. Ein Beispiel für ballistisches Dehnen ist der Grätschsitz am Boden, wobei man wiederholt versucht, die Arme nach vorne zu strecken und die Zehen zu berühren. Diese Art des Dehnens wird nicht empfohlen, da es mit einem relativ hohen Verletzungsrisiko verbunden ist.

Wärme dich zunächst mit einer Aktivität auf und führe anschließend die statischen Dehnübungen aus, die in dieser Stufe beschrieben und dargestellt werden. Achte darauf, dich langsam in die Endposition zu bringen; meide ruckartige oder wippende Bewegungen. Bei den vorgestellten Übungen dehnst du alle wichtigen Gelenke und Muskelgruppen, insbesondere die tendenziell weniger beweglichen Muskeln der Oberschenkelrückseite, des oberen und des unteren Rückens sowie des Nackens.

Die folgenden sieben Dehnungen sollten mindestens zehn Sekunden gehalten und zwei- oder dreimal wiederholt werden.

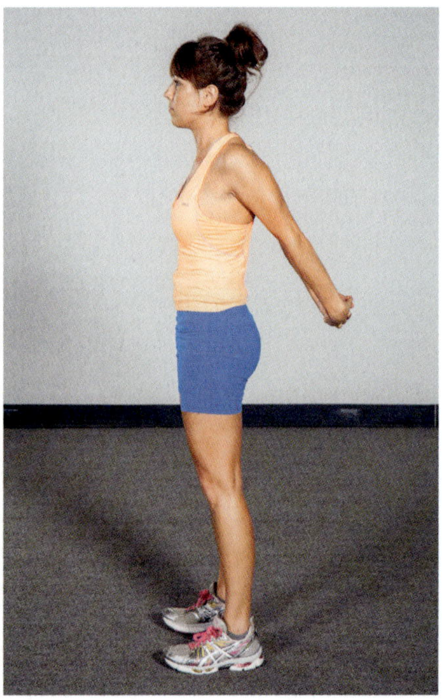

Dehnung der Brust und der Schultern

Brust und Schultern

Verschränke deine Hände hinter dem Rücken und hebe sie langsam aufwärts (Abbildung links) oder strecke sie möglichst weit nach hinten, wenn du es nicht schaffst, die Hände zusammenzubringen. Die Dehnung wird intensiver, wenn du dich in den Hüften nach vorne beugst und die Arme höher hebst.

Oberer Rücken, Schulter und Arm

Fasse mit deiner linken Hand den rechten Ellenbogen und ziehe ihn langsam über deine Brust zur linken Schulter. Du solltest an der Außenseite der rechten Schulter und des rechten Arms eine Dehnung spüren. Wiederhole die Dehnung auf der anderen Seite. Du kannst diese Dehnung variieren, indem du den Arm nach unten zur Brust und oberen Bauchpartie ziehst.

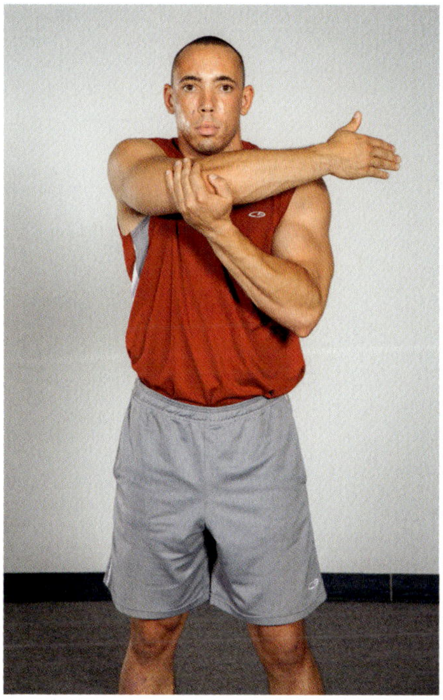

Dehnung von oberem Rücken, Schulter und Arm

Schulter und Trizeps (Oberarmrückseite)

Hebe beide Arme über den Kopf und halte deinen rechten Ellenbogen mit der linken Hand. Beuge den rechten Ellenbogen und berühre mit der rechten Handfläche deinen oberen Rücken. Ziehe nun langsam mit der linken Hand den rechten Arm nach unten, um deinen rechten Ellenbogen hinter den Kopf zu bringen, bis du eine Dehnung spürst (Abbildung rechts). Wiederhole die Dehnung auf der anderen Seite.

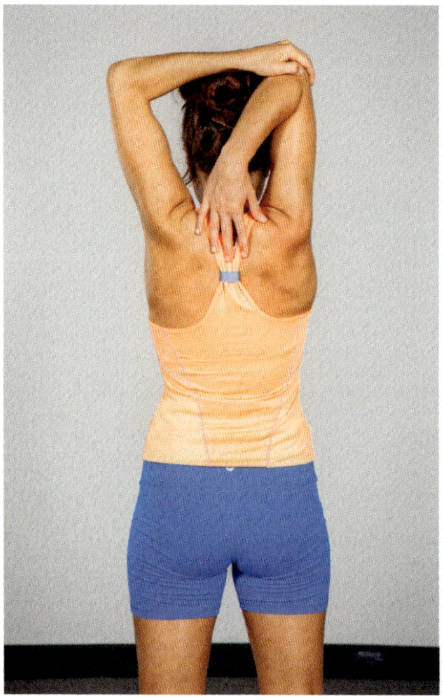

Dehnung von Schulter und Trizeps

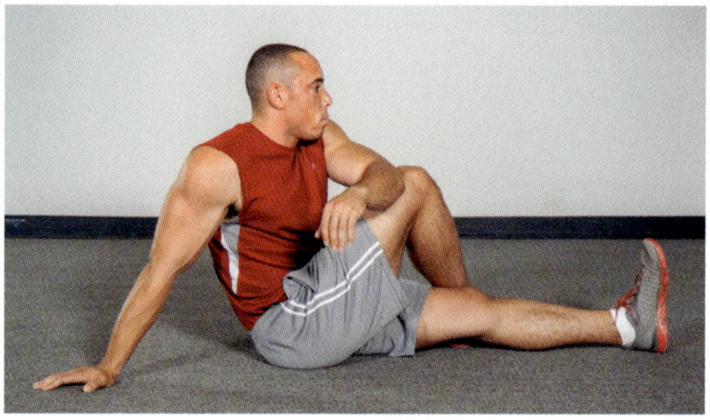

Dehnung von Rücken und Hüfte

Rücken und Hüfte

Setze dich auf den Boden und strecke das linke Bein gerade nach vorne aus. Beuge das rechte Bein und platziere den rechten Fuß an der Außenseite des linken Knies auf den Boden; die Fußsohle liegt flach auf. Drehe deinen Oberkörper nach rechts und drücke knapp über dem Knie mit dem linken Ellenbogen gegen die Außenseite des rechten Oberschenkels. Stelle anschließend deine rechte Hand auf dem Boden hinter deinem Körper ab und drehe deinen Oberkörper langsam zur rechten Hand beziehungsweise zum rechten Arm. Du solltest eine Spannung in deinem unteren Rücken, der rechten Hüfte und im rechten Gesäß spüren. Wiederhole die Dehnung auf der anderen Seite.

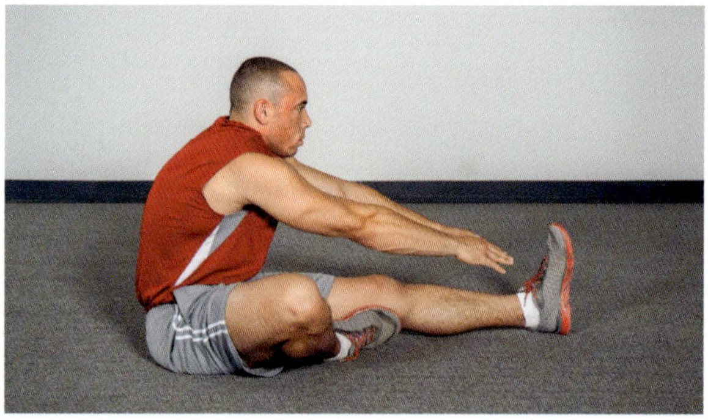

Dehnung von Rücken, Oberschenkelrück- und -innenseite

Rücken, Oberschenkelrück– und innenseite

Setze dich auf den Boden und halte das linke Bein gerade nach vorne gestreckt. Beuge das rechte Bein und lege die Sohle deines rechten Fußes an die Innenseite deines linken Knies. Beuge dich nach vorne und versuche, mit den Händen das linke Fußgelenk zu berühren, bis du eine Spannung in der Rückseite deines linken Oberschenkels spürst (Abbildung links). Die Zehen deines linken Fußes zeigen nach oben, das Fußgelenk und die Zehen bleiben dabei entspannt. Wiederhole die Dehnung auf der anderen Seite.

Quadrizeps

Diese Dehnung wird im Stehen ausgeführt. Stütze dich mit der rechten Hand an einer Wand oder einem festen Objekt ab, fasse den linken Fuß mit der linken Hand und ziehe das Bein nach oben, sodass die Ferse hinter dein Gesäß kommt. Du solltest auf der Oberschenkelvorderseite ein Ziehen spüren. Wiederhole die Dehnung auf der anderen Seite.

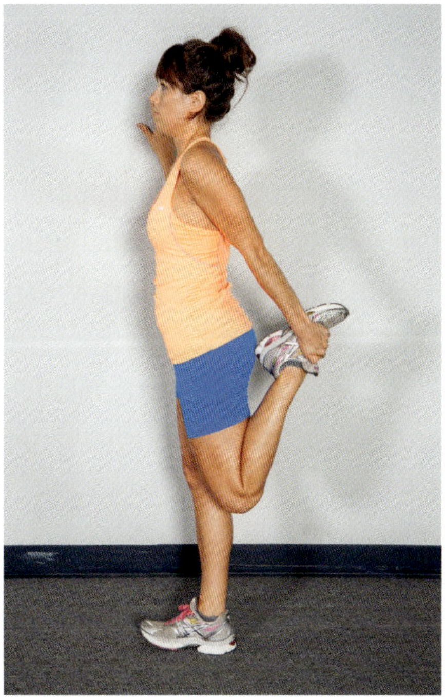

Dehnung des Quadrizeps

Waden

Stelle dich etwa einen halben Meter von einer Wand entfernt auf. Mache mit dem rechten Fuß einen Schritt vorwärts, sodass er sich etwa auf halber Strecke zwischen Wand und linkem Fuß befindet; das rechte Knie ist leicht gebeugt. Halte die Sohle des linken Fußes flach am Boden und das linke Knie gerade, lehne dich nach vorne und stütze dich mit den Händen an der Wand ab. Schiebe deine Hüften zur Wand, um die linke Wade zu dehnen. Achte darauf, dass die linke Ferse am Boden und der Rücken gerade bleibt. Wiederhole die Dehnung auf der anderen Seite. Du kannst eine andere Muskelpartie der Wade dehnen, indem du in derselben Position dein linkes Knie leicht beugst.

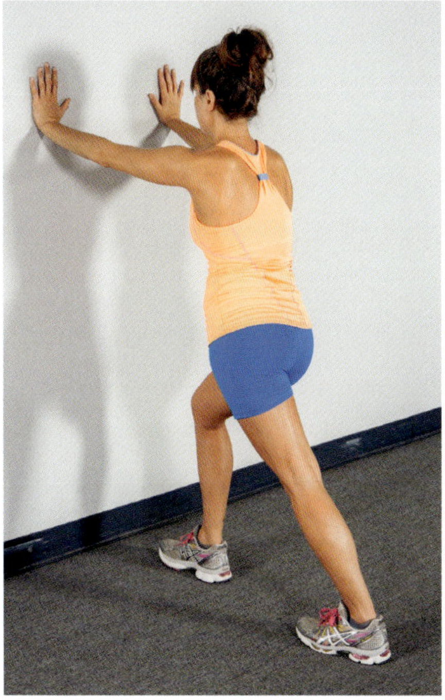

Dehnung der Waden

Kontrollübung: Überblick

Bevor du die Übungen aus den Stufen 4 bis 9 machst, solltest du dir die Zeit nehmen und das eben beschriebene Warm-up und Cool-down einüben. Beginne mit fünf Minuten zügigem Gehen oder Joggen und dehne anschließend die Hauptgelenke und -muskelgruppen: Brust und Schultern; oberer Rücken, Schulter und Arm; Schultern und Trizeps; Rücken und Hüfte; Rücken, Beinbizeps und Oberschenkelinnenseite; Quadrizeps; Waden.

Halte jede Dehnung mindestens zehn Sekunden und wiederhole sie zwei- bis dreimal. Nicht federn! Sobald du mit dem Training beginnst, musst du dich daran erinnern, auch nach jedem Workout zwei bis drei Sätze jeder Dehnung zu machen.

ERFOLGSCHECK

- ✔ Wärme dich vor jedem Training auf, und dehne dich davor und danach.
- ✔ Arbeite dich langsam in die Dehnung vor.
- ✔ Dehne dich statisch (nicht ballistisch).

Korrekte Hebetechnik

Du bist jetzt gut aufgewärmt und bereit, die korrekten Hebetechniken für das Krafttraining zu lernen. Achte darauf, dass du:

1. eine korrekte Griffhaltung hast,
2. einen stabilen Stand einnimmst, aus dem du die Bewegung einleitest,
3. das Objekt, das du hebst, eng am Körper hältst und
4. nicht den Rücken, sondern die Beine einsetzt, um die Hantel vom Boden zu heben.

Wie man die Hantel umfasst

Zwei wichtige Dinge, die du beachten musst, wenn du das Fassen der Langhantel übst, ist die Grifftechnik und der Abstand der Hände auf der Hantelstange (das heißt, wo du die Hantelstange greifst und wie weit deine Hände auseinander sind). Um eine Hantelstange vom Boden zu heben, kannst du einen Obergriff beziehungsweise pronierten Griff verwenden; einen Unter- oder supinierten Griff und einen Wechselgriff. Die Handflächen zeigen beim Obergriff zum Körper (Abbildung *a*). Beim Untergriff (Abbildung b) zeigen sie hingegen nach vorne, also vom Körper weg, wobei die Daumen jeweils nach außen zeigen. Der Wechselgriff (Abbildung c), der manchmal auch als Kreuzgriff bezeichnet wird, ist eine Kombination aus Unter- und Obergriff. Bei dieser Griffart zeigen die Daumen in dieselbe Richtung. Es spielt keine Rolle, welche Hand im Ober- oder Untergriff ist. Diese Griffarten werden als geschlossene Griffe bezeichnet, weil der Daumen quer über den eingerollten Fingern liegt und die Hand eine Faust bildet.

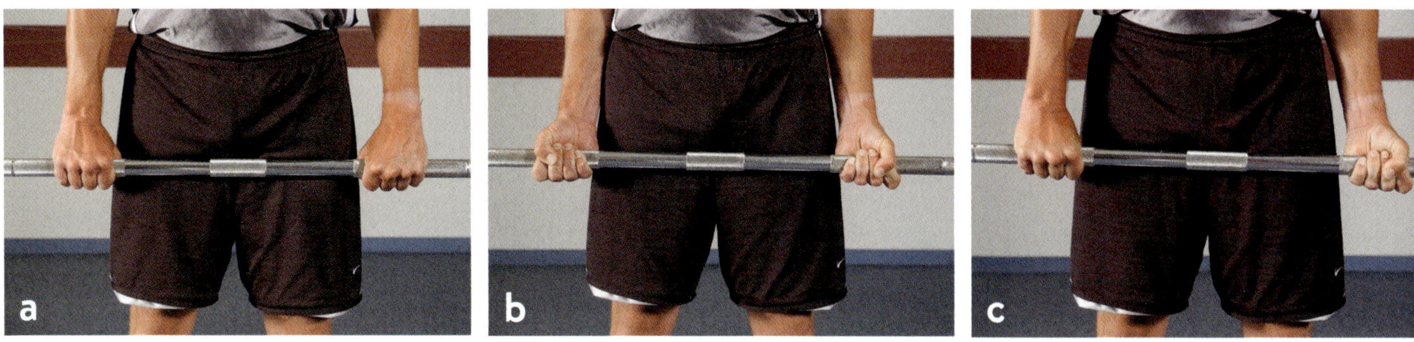

Geschlossene Griffarten: (a) Obergriff; (b) Untergriff; (c) Wechselgriff

Beim offenen Griff (Abbildung rechts), der manchmal auch als falscher Griff oder Affengriff bezeichnet wird, wird der Daumen an den Zeigefinger angelegt, deine Hand umschließt die Stange also nicht ringförmig. Diese Griffvariante ist sehr gefährlich, weil die Hantelstange leicht aus der Hand gleiten und auf deinen Kopf, dein Ge-

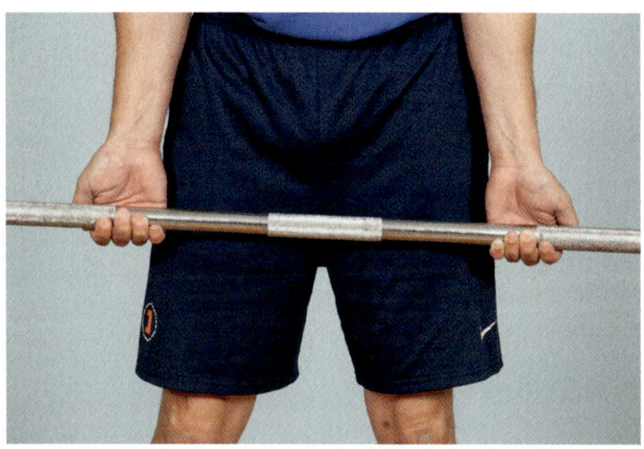

Ein offener Griff. Umfasst du die Hantelstange mit einem offenen oder falschen Griff, steigt das Verletzungsrisiko, da die Stange aus den Händen rutschen kann.

sicht oder deinen Fuß fallen kann; eine schwere Verletzung kann die Folge sein. Trainiere daher stets mit geschlossenem Griff!

Die folgende Abbildung zeigt die verschiedenen Griffweiten, die im Krafttraining geläufig sind. Bei manchen Übungen fasst du die Hantelstange in einem schulterbreiten Abstand, wobei deine Hände gleich weit von der Hantelmitte entfernt sind; dies wird als normale Griffweite bezeichnet.

Manche Übungen erfordern einen engeren oder breiteren Griff. Lerne für jede Übung, wie weit deine Hände auseinander sein müssen und wo du die Hantelstange umfasst, damit sie gut in den Händen liegt. Wenn man eine mit Scheiben bestückte, unverschlossene Langhantel falsch greift, können die Scheiben seitlich von der Stange fallen und Verletzungen verursachen. Wenn du dich damit vertraut machst, wo die glatten und gerändelten Bereiche an der Stange sind und wo du deine Hände platzieren sollst, wirst du einen sicheren, ausbalancierten Griff entwickeln. Für die Erklärung der korrekten Übungsausführung wird im weiteren Verlauf dieses Buches die normale Griffweite bevorzugt.

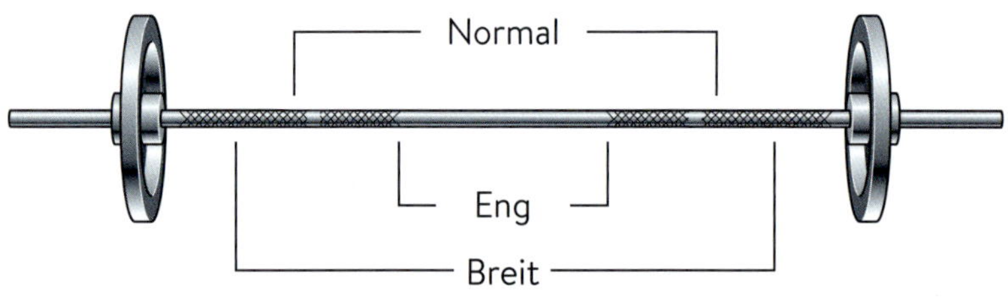

Griffweite

Wie man die Langhantel vom Boden hebt

Bei manchen Übungen musst du die Hantel vom Boden heben, um sie vor deinem Körper auf Oberschenkelhöhe zu bringen, wohingegen bei anderen Übungen weitere Schritte nötig sind, um die Hantel in andere Positionen zu bewegen (siehe Stufe 14).

Der nächste Abschnitt beschreibt die beiden Phasen, um die Hantel sicher vom Boden zu heben: eine Vorbereitungs- und eine Bewegungsphase, in der die Hantel vom Boden zu den Oberschenkeln aufsteigt. (Siehe Stufe 14 für weitere Hebetechniken: Wie man die Hantel von den Oberschenkeln auf die Schultern oder über den Kopf hebt und schließlich wieder auf den Boden zurückbringt.)

In der Vorbereitungsphase findet keine Bewegung statt; du bringst dich einfach nur in die korrekte Ausgangsposition, um die Übung zu beginnen. In der Bewegungsphase hebst du die Hantel sicher vom Boden.

Vorbereitende Hebeposition

Umfasse die Langhantel mit einem Obergriff und platziere die Hände so, dass sie sich an den Beinaußenseiten befinden. Nimm nun die korrekte vorbereitende Hebeposition ein, wie sie in der Abbildung auf Seite 56 dargestellt ist. Bringe die Füße so nah an die Stange, dass sie deine Schienbeine beinahe berührt – dann bleibt das Gewicht der Langhantel während des Ziehens näher am Körper, was wiederum bewirkt, dass du deine Beine effektiver einsetzen kannst (und gleichzeitig vermeidest, deinen unteren Rücken zu überlasten). Merke dir: Eine stabile Hebeposition bringt die Beinmuskeln in eine strategisch günstige Position, in der sie einen effektiven Beitrag zum Heben der Hantel leisten.

Vorbereitende Hebeposition

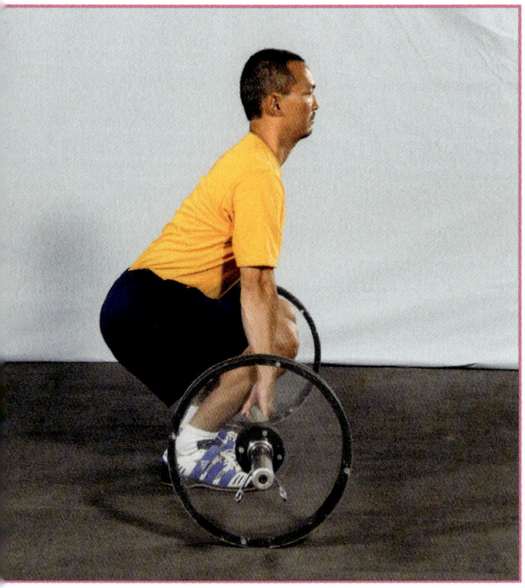

1. Die Hände fassen die Hantelstange mit einem etwas mehr als schulterbreiten Griff.
2. Die Füße sind schulterbreit auseinander.
3. Die Fußsohlen sind flach am Boden, die Zehen zeigen leicht nach außen.
4. Die Hüften sind unten – in einer »Gorilla«-Position.
5. Die Arme sind gerade, die Schultern befinden sich direkt über oder leicht vor der Hantelstange.
6. Während der gesamten Bewegung bleibt der Kopf oben und der Blick ist gerade nach vorne gerichtet.
7. Der Rücken ist gerade und angespannt.
8. Die Schulterblätter sind zusammengeschoben.

Nimm eine stabile Position ein, indem du deine Füße flach auf den Boden stellst; sie sind schulterbreit oder etwas weiter auseinander, die Zehen zeigen leicht nach außen. Ein breiter Stand oder eine größere Standfläche bietet eine höhere Stabilität und eine solide Hebeposition. Die Einnahme einer stabilen Position ist vor allem wichtig, wenn man mit Kurzhanteln oder mit einer Langhantel Über-Kopf-Übungen macht. Sie ist auch wichtig für Übungen an einer Maschine, wenn man die Füße auf den Boden stellt oder den Kopf, den Rumpf, die Hüften und die Beine auf oder gegen die Gerätepolster drückt.

Stelle dir die Körperhaltung eines Gorillas vor! Ob du es glaubst oder nicht, diese Position ist ideal, um eine Langhantel vom Boden zu heben. Um in diese Position zu kommen, greifst du die Hantelstange wie weiter oben beschrieben und streckst dabei die Ellenbogen, während du gleichzeitig die Hüften senkst. Bringe deine Schultern nun direkt über oder leicht vor die Hantelstange und halte dabei den Kopf gerade; richte deinen Blick nach vorne. Dein Rücken sollte flach sein oder ein leichtes Hohlkreuz bilden. Halte die Brust oben und die Schultern hinten, indem du die Schulterblätter zusammenschiebst. Vermeidende einen Rundrücken, wie er in der Abbildung auf der folgenden Seite dargestellt wird.

Eine korrekte Kopfposition mit nach vorne gerichtetem Blick ist wichtig, um die korrekte Körperhaltung aufrechtzuerhalten. Bleibt dein Rücken flach und halten deine Fersen den Kontakt zum Boden? Oft heben sich eine oder beide Fersen, wenn du in der unteren Endposition bist.

Das würde dich dazu zwingen, einen Schritt nach vorne zu machen, um nicht das Gleichgewicht zu verlieren.

Richte deine Aufmerksamkeit darauf, die Langhantel, Kurzhanteln oder Hantelscheibe möglichst nah am Körper zu halten, und setze deine Beinmuskeln ein, nicht deinen Rücken! Bevor du dich aufrichtest und die Hantel vom Boden hebst, atmest du ein, um deinen Oberkörper zu stabilisieren.

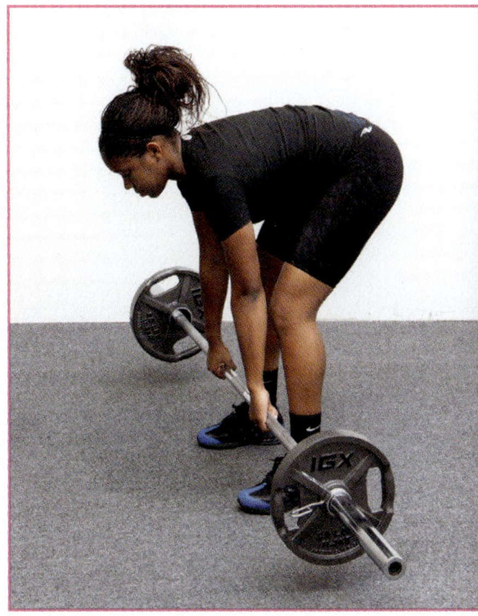

Vermeide einen Rundrücken, wenn du die Hantel vom Boden hebst; in dieser Position wird der untere Rücken unnötig belastet.

Vom Boden zu den Oberschenkeln

Die Abbildungen auf Seite 58 zeigen, wie die Hantel vom Boden bis zu den Oberschenkeln aufsteigt, während du die Hantel langsam und kontrolliert aufwärts ziehst. Reiße die Hantel nicht ruckartig vom Boden. Sobald sie die Mitte der Oberschenkel erreicht, atmest du aus. In dieser Position kannst du die Hantel ins Rack legen oder einem Trainingspartner übergeben.

✘ **Fehler**
Die Zugbewegung nach oben ist nicht fließend.

✔ **Korrektur**
Strecke die Ellenbogen vor dem Zug und ziehe langsam.

✘ **Fehler**
Deine Hüften steigen in der Zugbewegung zuerst auf.

✔ **Korrektur**
Mit dieser Bewegung muss der Rücken mehr Arbeit verrichten als die Beine; deine Knie strecken sich zu bald. Merke dir: *Ich leite meine Aufwärtsbewegung mit den Schultern ein und nicht mit den Hüften.* So entlastest du den Rücken und setzt die Beine stärker ein.

✘ **Fehler**
Deine Fersen heben sich und/oder dein Körpergewicht lastet zu sehr auf den Fußballen.

✔ **Korrektur**
Schiebe dein Becken in der tiefen Position etwas weiter nach hinten und konzentriere dich darauf, das Gewicht gleichmäßig auf beide Füße zu verteilen.

Vom Boden zu den Oberschenkeln (erste Zugphase)

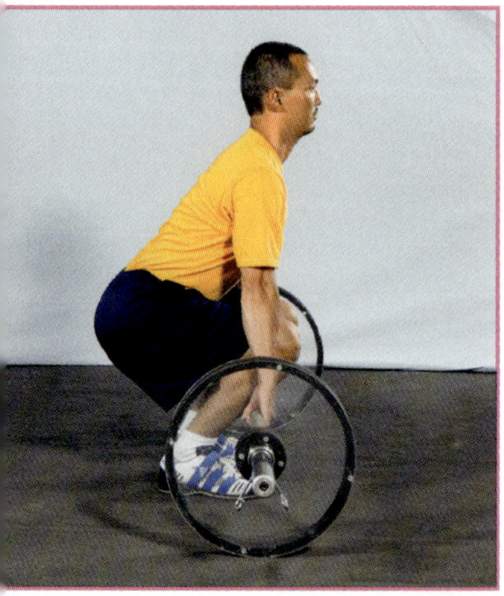

VORBEREITUNG

1. Die Einatmung erfolgt vor der Zugbewegung.
2. Die Zugbewegung ist langsam und kontrolliert.
3. Der Rücken bleibt gerade.

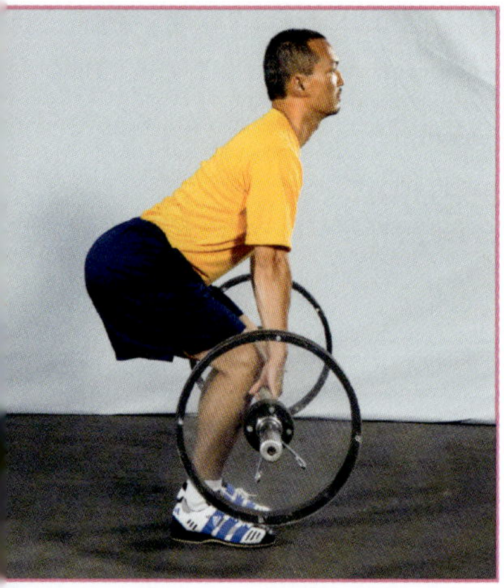

HEBEN

1. Die Knie fangen an, sich zu strecken, während die Hüften unten bleiben.
2. Die Ellenbogen bleiben gerade.
3. Die Hantelstange bleibt dicht an den Schienbeinen, Knien und Oberschenkeln.

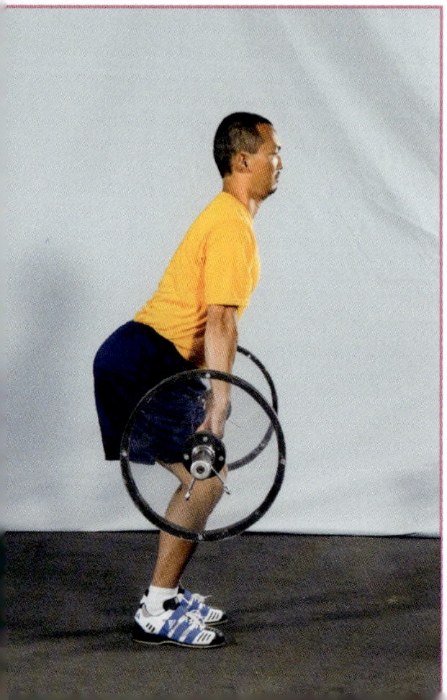

AUFRICHTEN

1. Die Schultern befinden sich über der Hantelstange, wenn sich die Knie strecken.
2. Die Ausatmung erfolgt, wenn die Hantelstange die Mitte der Oberschenkel erreicht.

Atmung

Bei den meisten Übungen empfiehlt es sich, am Scheitelpunkt auszuatmen, das heißt an der schwierigsten Stelle der Wiederholung (wird auch als Versagenspunkt bezeichnet, der Punkt, an dem die Wiederholung zu scheitern droht). Das Einatmen sollte in der Entspannungsphase beziehungsweise an der leichtesten Stelle der Wiederholung stattfinden. In der Aufwärtsbewegung des Bizeps-Curls sollte man also ausatmen, wenn die Unterarme parallel zum Boden sind (schwierigste Stelle); das Einatmen sollte erfolgen, wenn die Hantel sinkt (einfachste Stelle). Bei Übungen, bei denen der Oberkörper stabilisiert werden muss, um eine korrekte Hebeposition beizubehalten, wie bei der Nackenkniebeuge (Stufe 8) oder dem Hang-Clean (Stufe 14), sollte man gegen Ende des Scheitelpunkts einatmen. Für die meisten Übungen, die in den Stufen 4 bis 9 vorgestellt werden, gilt: *Atme aus, wenn du den Scheitelpunkt überwindest!*

In den meisten Übungen wirst du dazu neigen, die Luft zu lange anzuhalten. Das ist gefährlich und sollte daher vermieden werden! Wenn du nicht ausatmest, wird der Blutfluss zum Herzen gedrosselt, was wiederum den Blutfluss zum Gehirn einschränkt. Verfügt das Gehirn nicht über eine ausreichende Menge an mit Sauerstoff angereichertem Blut, wird dir schwindlig und du kannst das Bewusstsein verlieren. Das Luftanhalten ist besonders bei Über-Kopf-Übungen oder hohem Blutdruck gefährlich. Es kann verwirrend sein, zum richtigen Zeitpunkt auszuatmen, aber die Technikabschnitte in diesem Buch erklären dir, wann du in jeder Übung ausatmen sollst.

VORSICHT: Achte darauf, nicht die Luft anzuhalten. Atme aus, wenn du den Scheitelpunkt überwindest.

Spotten

Ein Spotter ist jemand, der dem Trainierenden hilft und ihn vor Verletzungen schützt; solche Helfer spielen für die Sicherheit des Krafttrainings eine wichtige Rolle.

Wenn du darum gebeten wirst, als Helfer einzuspringen, musst du dir darüber im Klaren sein, dass eine Unachtsamkeit deinerseits zu ernsten Verletzungen führen kann. Nicht alle Übungen erfordern einen Spotter, aber das Bankdrücken und die Nackenkniebeuge wie auch Übungen, bei denen man die Hantel über den Kopf oder am Gesicht vorbei nach oben bringt, erfordern auf jeden Fall einen Helfer. In den Stufen 4 bis 9 und in Stufe 14 werden für die betreffenden Übungen konkrete Spotting-Anweisungen gegeben.

So, wie du dich vielleicht einmal auf einen Spotter verlassen musst, verlässt sich auch die trainierende Person, der du hilfst, auf dich. Unterschätze deine Verantwortung als Spotter nicht. Lies dir die folgenden Richtlinien für Hilfestellungen bei Hantelübungen genau durch und halte dich daran.

1. Entferne alle herumliegenden Hantelscheiben, Lang- und Kurzhanteln aus dem Trainingsbereich, damit du nicht über sie stolperst.
2. Lerne und übe die Spotting-Techniken und das richtige Vorgehen bei Übungen, die einen Helfer erfordern.
3. Nimm eine stabile Körperposition ein, falls du die Stange auffangen musst. Halte deine Knie leicht gebeugt und deinen Rücken gerade.
4. Kommuniziere effektiv mit der Person, die du unterstützt. Bevor dein Partner einen Satz beginnt, solltest du ihn zum Beispiel nach der Wiederholungszahl fragen.
5. Verwende einen geeigneten Griff – ein geschlossener Griff ist Pflicht! Achte auf eine korrekte Griffweite, falls du die Hantelstange übernehmen musst.
6. Prüfe, ob die Hantel korrekt und gleichmäßig beladen ist.
7. Sei dir der potenziellen Gefahren jeder Übung bewusst. Sie werden im Laufe dieses Buches besprochen.
8. Sei wachsam und reagiere schnell auf die Bedürfnisse des Trainierenden.
9. Du musst wissen, wann und wie du die Hantel bei Bedarf in die gewünschte Bewegungsbahn lenkst.
10. Du musst wissen, wann und wie viel Hilfe nötig ist, um eine Übung abzuschließen.
11. Im Notfall musst du das gesamte Gewicht der Hantelstange halten können, aber nur dann, wenn dein Partner eine Verletzung riskiert, solltest du eingreifen.

Wenn du der Trainierende bist, sind deine Aktionen nicht nur für deine eigene Sicherheit entscheidend, sondern auch für die Sicherheit des Spotters.

1. Informiere den Spotter über die Anzahl der Wiederholungen, die du machen willst.
2. Teile ihm mit, wenn du Hilfe brauchst.

3. Lass die Hantel nicht los. Wenn der Spotter helfen muss, darfst du deinen Griff nicht lockern oder die Bewegung abbrechen, denn sonst muss dein Trainingspartner das gesamte Hantelgewicht halten.
4. Du musst wissen, wie stark du bist und welche Technikfehler du machst, weil du nur dann für jeden Satz ein angemessenes Hantelgewicht wählst.

Kontrollübung 1: Griffhaltung und Handposition

Bei dieser Übung hebst du eine unbestückte Hantelstange vom Boden und wendest die drei Griffarten in den drei Griffweiten an, die auf den Seiten 53 und 54 beschrieben wurden. Bei dieser Kontrollübung solltest du deine Hände so positionieren, dass die Hantelstange ausbalanciert und zentriert ist, wenn du sie zu den Oberschenkeln ziehst.

Umfasse die Hantel mit Obergriff (siehe Abbildung Seite 53) in breiter Griffhaltung (siehe Abbildung Seite 54), hebe die Hantelstange, bis sie die Mitte deiner Oberschenkel erreicht, und senke sie wieder zu Boden; achte dabei durchgehend auf eine korrekte Hebetechnik. Hebe die Hantel noch zwei weitere Male zu den Oberschenkeln und verwende dabei einmal den Untergriff und einmal den Wechselgriff (siehe Abbildung Seite 53).

Lege deine Hände jetzt in einem normalen schulterbreiten Abstand auf die Hantel und wende alle drei Griffarten an. Nimm anschließend eine enge Griffhaltung ein und wiederhole den Vorgang. Umfasse die Hantel mit einem geschlossenen Griff, das heißt, halte die Hantelstange in der geschlossenen Faust (mit dem Daumen quer über den eingerollten Fingern).

ERFOLGSCHECK

- ✔ Gewöhne dir den korrekten Abstand der Hände zueinander an.
- ✔ Lege deine Daumen quer über die eingerollten Finger, wenn du die Hantelstange greifst.
- ✔ Merke dir die Namen der Griffarten.

Kontrollübung 2: Vorbereitende Hebeposition

Diese Übung wird dir helfen, ein besseres Gefühl für deine Balance und eine korrekte Körperhaltung zu entwickeln.

Verschränke die Hände hinter dem Kopf und gehe – ohne nach vorne zu stolpern oder eine oder beide Fersen vom Boden zu heben – in die Gorilla-Position; nimm diese Position zehnmal ein.

ERFOLGSCHECK

- ✔ Halte die Fersen am Boden und den Rücken gerade.
- ✔ Halte den Kopf aufrecht.
- ✔ Richte den Blick gerade nach vorne.

Kontrollübung 3: Vom Boden zu den Oberschenkeln

Diese Übung soll dir helfen, dich daran zu gewöhnen, die Hantel dicht an den Schienbeinen, Knien und Oberschenkeln entlang nach oben zu führen.

Begib dich aus dem aufrechten Stand in die vorbereitende Gorilla-Position. Fasse die Hantel mit einem Obergriff und ziehe sie aufwärts, bis sie die Mitte der Oberschenkel erreicht. Halte deinen Kopf oben, den Rücken gerade, und setze die Beine ein. Senke die Hantel auf dieselbe Weise zu Boden. Wiederhole diese Kontrollübung zehnmal.

ERFOLGSCHECK

- ✔ Halte den Rücken gerade und den Kopf oben.
- ✔ Ziehe die Schulterblätter zurück.
- ✔ Halte die Hüften tief.

Erfolgscheckliste für grundlegende Hebe- und Spotting-Techniken

Eine saubere Trainingstechnik erfordert eine korrekte Griffhaltung und eine stabile Körperposition, aus der du die Bewegung einleitest. Halte das zu hebende Objekt dicht am Körper, und setze weniger den Rücken, sondern mehr deine Beine ein. Achte darauf, dass deine Hüften noch tief sind, wenn du die Knie streckst – ob du nun eine Hantel oder einen Wasserkasten vom Boden hebst oder jemandem bei einer Übung hilfst. Die Entwicklung guter Techniken hilft dir, Verletzungen zu vermeiden und deine Muskeln so zu trainieren, dass optimale Ergebnisse die Folge sind.

Bevor du die nächste Stufe erklimmst

Beantworte die folgenden Fragen ehrlich. Wenn du sie alle mit Ja beantworten kannst, bist du bereit für Stufe 3.

1. Bist du die Checkliste für deine Sporttauglichkeit (siehe Seite 29) durchgegangen, und hast du dich, falls nötig, sportmedizinisch untersuchen lassen, um mit dem Krafttraining beginnen zu können?
2. Kannst du die drei Griffarten nennen und zeigen? Bitte eine qualifizierte Person, deine Technik zu prüfen.
3. Kannst du die Vorbereitungs- und Bewegungsphase korrekt ausführen? Bitte eine qualifizierte Person, deine Hebetechnik zu prüfen.
4. Weißt du, wie du bei einer Wiederholung korrekt atmest?
5. Hast du eine geeignete Person gefunden, die dich bei den Übungen unterstützt, bei denen du Hilfe benötigst?
6. Hast du die drei Kontrollübungen in dieser Stufe erfolgreich abgeschlossen?

Stufe

3

Übungsauswahl und Bestimmung der Trainingslasten

Wenn du die Fähigkeit erwirbst, Kraftübungen korrekt auszuführen, ist das ein Erfolgserlebnis, das dir die Möglichkeit gibt, jedes Workout erfüllender und produktiver zu gestalten. Beim Erlernen der Übungen in den Stufen 4 bis 9 wirst du einerseits die Basistechniken aus Stufe 2 anwenden und andererseits die Praxisschritte, die du in diesem Schritt kennenlernen wirst.

»Übung macht den Meister« ist der rote Faden, der sich durch diese Stufe zieht. Dieser Schritt stellt fünf Aktivitäten vor, die als Praxisschritte bezeichnet werden. Die daraus gewonnenen Erkenntnisse werden dir helfen, die Übungen sicher und schnell zu erlernen, während du gleichzeitig dein Selbstvertrauen erhöhst, mehr Spaß am Krafttraining hast und deine Trainingserfolge verbesserst. Die Verfahren sind wie folgt:

1. Wähle eine Übung für jeden Muskelbereich aus.
2. Bestimme für jede Übung das Aufwärm- und Testgewicht.
3. Übe die korrekte Technik ein.
4. Bestimme die Trainingslast, indem du Wiederholungen mit dem Testgewicht ausführst.
5. Nimm erforderliche Anpassungen der Trainingslast vor.

Wähle eine Übung aus

In den Stufen 4 bis 8 wählst du aus mehreren Basisübungen mit freien Gewichten oder Maschinen, die für Einsteiger am besten geeignet sind, weil sie leicht zu erlernen und korrekt auszuführen sind, eine Übung aus. In Stufe 9 wählst du aus den vier Ganzkörperübungen zwei Übungen aus. Beginnst du also gerade erst mit dem Krafttraining, wählst du für jede in der Abbildung auf Seite 66 gezeigte Muskelgruppe eine Basisübung aus den Stufen 4 bis 8 und zwei Übungen aus Stufe 9 aus. Solltest du bereits Erfahrung haben und möchtest dein Training anspruchsvoller gestalten, kannst du weitere Übungen in dein Programm aufnehmen. Diese Zusatzübungen werden in den Stufen 4 bis 9 jeweils nach den Basisübungen vorgestellt und sind durch ein gekennzeichnet. Wenn du dich selbst als erfahrenen Kraftsportler einschätzt, kannst du auch eine oder mehrere Übungen aus Stufe 14 in dein Workout integrieren.

Für alle Übungen der Stufen 4 bis 9 gilt: Lies dir die Technikerklärungen durch und mache dich mit den Fotos und den wesentlichen Technikpunkten vertraut. Überlege dir, welche Ausrüstung du für die Übungen brauchst und ob ein Spotter erforderlich ist. In Stufe 10 erfährst du, wie du deine Übungsauswahl in eine Workout-Tabelle einträgst, um deine Fortschritte im Blick zu behalten.

Bestimme die Aufwärm- und Testlast

Wenn du noch am Anfang stehst und gerade dabei bist, die Kraftübungen zu lernen, helfen dir leichte Lasten, dich auf die neuen Techniken zu konzentrieren und weniger auf das zu hebende Gewicht. Aus Begeisterung oder Neugier bist du vielleicht versucht, zu schwere Lasten zu verwenden. Selbst wenn deine Technik perfekt ist, erhöht ein zu schweres Gewicht dein Verletzungsrisiko. Widerstehe dieser Versuchung!

Nachfolgend werden zwei sichere Methoden vorgestellt, wie du die richtige Aufwärm- und Testlast auswählst. Wenn du gerade erst mit dem Krafttraining anfängst, solltest du die erste Methode anwenden, um die Gewichte für die Basisübungen zu bestimmen. Für routinierte Kraftsportler empfiehlt sich die zweite Methode, um die Lasten für Zusatzübungen festzulegen.

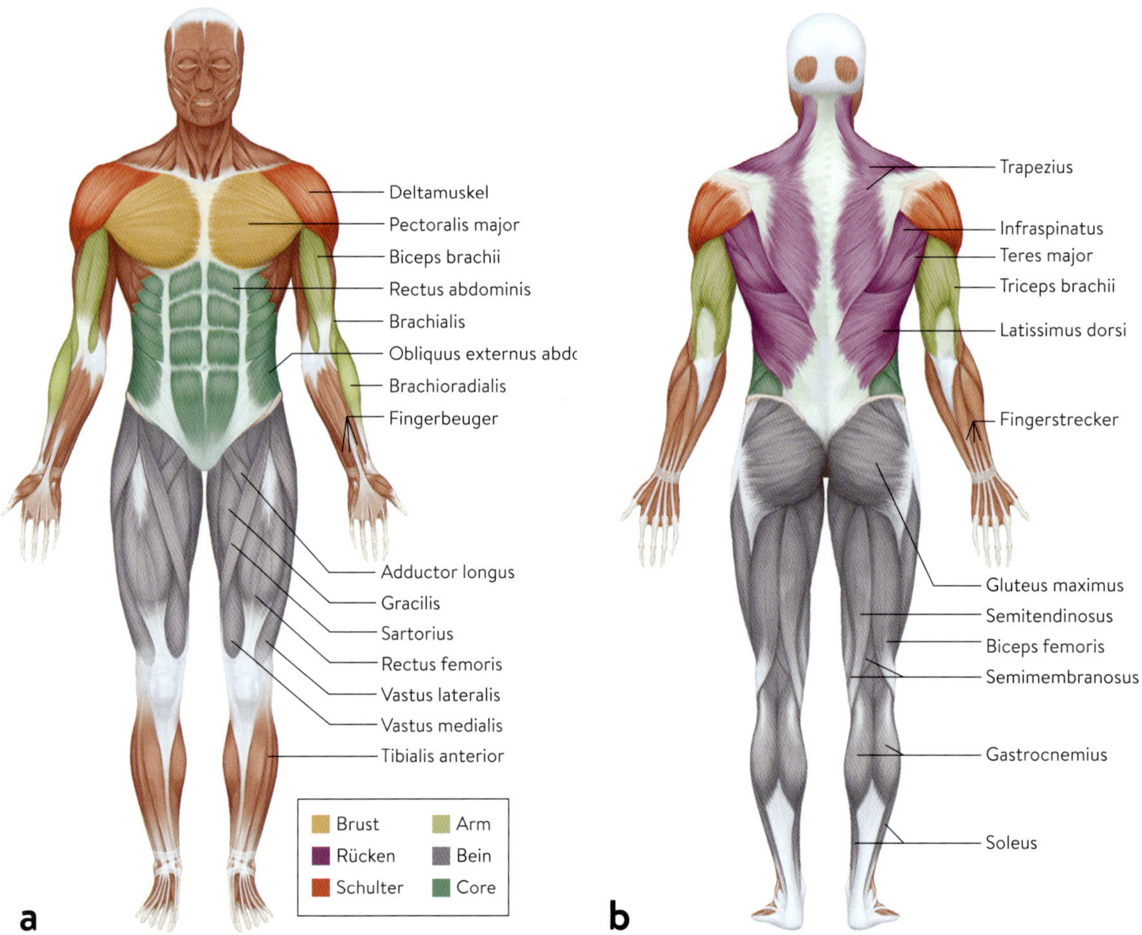

Ansicht der Muskelgruppen, die mit den Übungen aus den Stufen 4 bis 9 trainiert werden: (a) Vorderansicht; (b) Rückansicht. Das Basisprogramm setzt sich aus Übungen für alle diese Muskelgruppen zusammen. In Stufe 7 wird die Muskelgruppe »Arm« in Übungen für den Bizeps und den Trizeps unterteilt.

Basisübungen

Dieser Praxisschritt erklärt, wie du das Schema in der Tabelle auf Seite 68 benutzt, um für die Basisübungen das richtige Aufwärm- und Testgewicht zu ermitteln. Wenn du eine der ersten drei Übungen wählst, die in den Stufen 4 bis 9 vorgestellt werden, musst du für die betreffende Übung den *Koeffizienten* identifizieren (eine Zahl, die einen bestimmten Prozentanteil deines Körpergewichts darstellt), um das Aufwärm- und Testgewicht zu bestimmen. Jede Stufe enthält Übungen und Koeffizienten, die für die jeweilige Muskelgruppe spezifisch sind. Das Beispiel in der Tabelle bezieht sich auf die Brustmuskulatur, um die es in Stufe 4 geht. Sei dir darüber im Klaren, dass die Anwendung des Koeffizienten zu einem *geschätzten* Aufwärm- und Testgewicht führt. Individuelle Unterschiede in Kombination mit unterschiedlichen Ausrüstungsgegenständen machen es schwer, wenn nicht gar unmöglich, fehlerlose Koeffizienten abzuleiten.

Du wirst bemerken, dass bei den ersten drei Übungen die Buchstaben FG (freies Gewicht), C (Cam-Maschine mit variablem Widerstand) und K (Kraftgerät oder Kraftstation mit festem Widerstand) einen Hinweis auf die verwendete Ausrüstung liefern.

Nachdem du den Namen deiner ausgewählten Übung gefunden hast, trägst du dein Körpergewicht in das entsprechende Feld ein und multiplizierst es mit dem Koeffizienten, der zwei Spalten weiter rechts steht. Der Koeffizient ist eine Zahl, die aus Untersuchungen weitgehend trainingsunerfahrener männlicher und weiblicher Testpersonen abgeleitet ist. Die Multiplikation des Koeffizienten mit deinem Körpergewicht dient der Schätzung der Trainingslasten, die Hälfte des ermittelten Werts ist ein angemessenes Aufwärmgewicht. Die Verwendung des Körpergewichts zur Bestimmung angemessener Lasten beruht auf seinem Verhältnis zur Maximalkraft. Mit derselben Logik werden Gewichtsklassen in Sportarten wie Ringen, Boxen und Gewichtheben definiert.

Wenn du ein Mann bist, der über 79,5 Kilogramm wiegt, musst du als Körpergewicht 80 Kilogramm eintragen. Solltest du eine Frau sein, die über 63,5 Kilogramm wiegt, trägst du als Körpergewicht 64 Kilogramm ein.

Um dieses Verfahren abzuschließen, rundest du die Zahl auf das nächstmögliche Hantel- oder Steckgewicht ab; das wird dein Testgewicht. Das Beispiel in der Tabelle auf Seite 68 bezieht sich auf eine Frau mit einem Körpergewicht von 60 Kilogramm, die aus den drei verfügbaren Brustübungen das Bankdrücken mit freiem Gewicht ausgewählt hat. In diesem Beispiel beträgt die abgerundete Testlast 20 Kilogramm, und die Hälfte davon entspricht zehn Kilogramm.

Beispielhafte Berechnung der Aufwärm- und Testlast für die Basisübungen

Frau

Übung	Körpergewicht in kg		Koeffizient		Testlast	Aufwärmlast (Testlast ÷ 2)
FG – Bankdrücken	60	×	0,35	=	21 kg (abgerundet auf 20 kg)	10 kg (20 ÷ 2)
C/K– Butterflymaschine		×	0,14	=		
K – Brustpressen		×	0,27	=		

Mann

Übung	Körpergewicht in kg		Koeffizient		Testlast	Aufwärmlast (Testlast ÷ 2)
FG – Bankdrücken		×	0,60	=		
C/K– Butterflymaschine		×	0,30	=		
K – Brustpressen		×	0,55	=		

FG = freies Gewicht, C = Cam-Maschine, K = Kraftgerät oder Kraftstation.
Anmerkung: Wenn du ein Mann bist, der über 79,5 Kilogramm wiegt, musst du als Körpergewicht 80 Kilogramm eintragen. Wenn du eine Frau bist, die über 63,5 Kilogramm wiegt, musst du als Körpergewicht 64 Kilogramm eintragen.

Diese Methode kann manchmal zu einer Aufwärmlast führen, die leichter ist als das leichteste Steckgewicht einer Maschine. In diesem Fall solltest du einfach das leichteste Gewicht benutzen und eine qualifizierte Person darum bitten, dir bei Bedarf (durch Ziehen oder Drücken) zu helfen, die für die Übung erforderlichen Bewegungsmuster sicher auszuführen. Die Hanteln, die für die Übungen mit den freien Gewichten verfügbar sind, könnten dasselbe Problem darstellen. In diesem Fall solltest du für die Aufwärmsätze sehr leichte Kurzhanteln, eine unbestückte Hantelstange, eine Hantelscheibe oder einen Holzstab (leichter als 500 Gramm) verwenden.

Mit der Aufwärmlast sollst du die Übungstechniken in Praxisschritt 3 erlernen, während die Testlast in Praxisschritt 4 dazu dient, das Trainingsgewicht zu bestimmen. Wir verwenden den Begriff Testlast, da du in Praxisschritt 4 testen wirst, ob du ein Gewicht gewählt hast, das für das eigentliche Training angemessen ist. Zu leichte oder schwere Testlasten können in Praxisschritt 5 angepasst werden.

Zusatzübungen

Wenn du ein erfahrener Kraftsportler bist, solltest du dir überlegen, dein Basis-Workout durch eine oder mehrere Zusatzübungen, die ebenfalls in den Stufen 4 bis 9 vorgestellt werden, und eventuell durch eine oder mehrere Übungen aus Stufe 14 zu ergänzen. Um die Trainingslasten für jede Zusatzübung zu bestimmen, folgst du dem nachfolgend beschriebenen Ansatz. (Für die Übungen aus Stufe 14 gelten andere Regeln zur Bestimmung der Last, siehe hierzu das entsprechende Kapitel.)

Auf der Grundlage deiner Vorerfahrung und der Vertrautheit mit dem Gewicht, das du heben kannst, wählst du ein Gewicht, mit dem dir 12 bis 15 Wiederholungen gelingen, und trägst diese Zahl in die Spalte »Geschätzte Testlast für 12–15 WH« ein. Ermittle anschließend ein effektives Aufwärmgewicht, indem du die Testlast mit dem Faktor 0,6 multiplizierst (oder trainiere mit etwa zwei Dritteln der Testlast, falls diese Berechnung einfacher ist), und runde die Zahl auf das nächstmögliche Hantel- oder Steckgewicht ab.

Das Beispiel in der folgenden Tabelle ist aus Stufe 4. Ein versierter männlicher Kraftsportler möchte sein Basisprogramm um den Kurzhantel-Fly ergänzen. Er schätzt, dass er mit einem Hantelgewicht von 16 Kilogramm 12 bis 15 Wiederholungen schafft, das bedeutet also, dass seine Aufwärmlast neun Kilogramm beträgt (16 × 0,6 = 9,6, abgerundet auf 9).

Beispielhafte Berechnung der Aufwärmlast für eine Zusatzübung

Übung	Geschätzte Testlast für 12–15 WH				Aufwärmlast
Kurzhantel-Fly	16 kg	×	0,60	=	9 kg

Die Aufwärmlast dient dazu, die Bewegungsausführung in Praxisschritt 3 zu lernen, während mit der Testlast in Praxisschritt 4 die Trainingslast bestimmt wird; zu leichte oder zu schwere Testlasten können in Praxisschritt 5 angepasst werden.

Kettlebell-Übungen

Falls du einige Übungen mit Kettlebells in dein Programm aufnehmen möchtest, wirst du vor eine zusätzliche Herausforderung gestellt, wenn du deine Aufwärm- und Trainingslasten bestimmen willst. Bei vielen Übungen mit diesen Kugelhanteln werden mehrere Muskelgruppen gleichzeitig beansprucht, und der Gewichtsunterschied von einer Kettlebell zur nächsten ist größer als der bei Hanteln und Maschinen. Das ausgewählte Gewicht hängt auch von deiner Fitness und der ausgeführten Übung ab. Die meisten Frauen sollten sich mit einer 4-Kilogramm-Kettlebell aufwärmen und eine 8-Kilogramm-Kugelhantel als erste Trainingslast verwenden; gut trainierte Frauen können für das Warm-up auch sechs Kilogramm und als erstes Trainingsgewicht zwölf Kilogramm benutzen. Männer sollten sich mit einer 8-Kilogramm-Kettlebell aufwärmen und zunächst mit 16 Kilogramm trainieren; gut trainierte Männer sollten sich mit zwölf Kilogramm aufwärmen und 24 Kilogramm als erstes Trainingsgewicht verwenden. Nutze die Tabelle auf Seite 74, um eine angemessene Anpassung der Trainingslast vorzunehmen. Doch ungeachtet dieser Empfehlungen musst du eine hervorragende Technik haben und versuchen, die empfohlene Wiederholungszahl zu schaffen.

Übe die korrekte Technik ein

In diesem Praxisschritt benutzt du Aufwärmgewichte, während du für jede Übung die Griffhaltung, Körperposition, Bewegungsmuster, Bewegungsgeschwindigkeit und Atemmuster erlernst. Lies dir die Informationen und Anweisungen zu jeder Technik genau durch und versuche sie in den Stufen 4 bis 9 anzuwenden.

- **Griffhaltung.** Wie du in Stufe 2 gelernt hast, gibt es verschiedene Griffarten und -weiten. Lerne, welche Griffart für welche Übung am besten eignet ist und wo du die Hantel fassen musst, wenn du mit dieser Griffart trainierst.
- **Körperposition.** Die Körperhaltung bezieht sich auf die Ausgangsposition des Körpers, nicht auf eventuelle Arm- oder Beinbewegungen. Eine korrekte Position führt zu einer ausbalancierten und stabilen Körperhaltung, in der du Druck- oder Zugbewegungen ausführst. Eine inkorrekte Position kann den Nutzen einer Übung beeinträchtigen oder zu ernsthaften Verletzungen führen.
- **Bewegungsmuster.** Das Bewegungsmuster bezieht sich darauf, wie sich Arme, Beine und Rumpf während der Übung bewegen. Es ist wichtig, die Bewegungen vollständig und mit den in den einzelnen Stufen gezeigten Mustern auszuführen, weil man dann die Arme, die Beine und den Rumpf bei jeder Wiederholung aktiver einsetzen kann und damit den Trainingseffekt erhöht. Das Erlernen und Anwenden korrekter Bewegungsmuster und Bewegungsumfänge trägt zudem zur Trainingssicherheit bei.
- **Bewegungstempo.** Das Tempo bezieht sich auf die Geschwindigkeit, mit der sich Langhanteln, Kurzhanteln oder Gerätegriffe vom Anfang bis zum Ende der Übung bewegen. In diesem Praxisschritt ist es entscheidend, sich an langsame, kontrollierte Bewegungen zu gewöhnen. Nimm dir für die konzentrische Phase etwa zwei Sekunden Zeit (normalerweise die schwierigere Aufwärtsbewegung) und zwei bis vier Sekunden für die exzentrische Phase (normalerweise die einfachere Abwärtsbewegung). Auf diese Weise holst du keinen Schwung, der im Krafttraining oft zu Verletzungen führt.
- **Atemmuster.** Man neigt dazu zu vergessen, wann man in einer Übung ein- und ausatmen soll, vor allem, wenn man gleichzeitig auf viele andere Dinge achten muss. Wenn du die Bewegungsabläufe deiner ausgewählten Übungen mit Aufwärmlasten einübst, lernst du schnell, wo in einer Übung der Scheitelpunkt ist; atme an dieser

Stelle wie in Stufe 2 beschrieben aus. Zur Erinnerung: Der Scheitelpunkt einer Wiederholung ist die Position, in der die Übung am schwierigsten wird und der Versuch zu scheitern droht. Atme in der Bewegungsphase, die der Erholung dient, ein.

Visualisierung ist eine ausgezeichnete Methode, die dir hilft, die Hebe- und Spotting-Techniken richtig zu absolvieren. Nutze alle deine Sinne, wenn du dir die korrekte Ausführung einer Übung vorstellst. Suche dir dafür einen ruhigen Bereich im Kraftraum oder gewöhne es dir an, dich auch in einer lauten, geschäftigen Umgebung zu konzentrieren. Stelle dir genau vor, wie die Griffhaltung, die Körperposition, das Bewegungsmuster, das Tempo und die Atmung bei jeder Übung sein muss. Konzentriere dich auf das Feedback deiner Muskeln und Gelenke, während du die Übungen in Gedanken durchgehst. Das wird dir helfen zu lernen, wie sich die Übung anfühlt, wenn du sie richtig machst.

Vielleicht möchtest du die korrekten Bewegungsmuster der Übungen vor einem Spiegel einüben, um das Feedback deiner Muskeln, Sehnen und Gelenke zu registrieren. Nimm dir in Praxisschritt 2 oder 3 vor jeder Übung ein bis zwei Minuten dafür Zeit. Versuche auch, vor jedem Workout etwas Zeit einzuplanen, um für jede Übung die korrekten Techniken zu visualisieren, bis du sie vollständig beherrschst.

Bestimme die Trainingslast

Das richtige Gewicht führt zwischen der 12. und 15. Wiederholung bei maximaler Anstrengung zu Muskelversagen. Trainiere hierfür mit der in Praxisschritt 2 ermittelten Testlast oder stelle mit dem Sicherungsstift das richtige Steckgewicht für die Maschine ein; führe dann mit korrekter und sicherer Technik so viele Wiederholungen wie möglich aus. Wenn du 12 bis 15 Wiederholungen schaffst, hast du ein angemessenes Trainingsgewicht gefunden. Trage diese Zahl in die Spalte »Trainingslast« der Workout-Tabelle in Stufe 10 ein (siehe Seite 218). Wenn du in den Stufen 4 bis 9 weniger als 12 oder mehr als 15 Wiederholungen schaffst, musst du einen weiteren Praxisschritt absolvieren, bevor du zur nächsten Übung übergehen kannst.

Nimm erforderliche Anpassungen der Trainingslast vor

Da jeder Mensch andere Körpermerkmale und Erfahrungen hat und Maschinen manchmal unterschiedlich gestaltet sind, ist es möglich, dass du mit der Testlast nicht auf die angestrebten 12 bis 15 Wiederholungen kommst. Solltest du keine 12 Wiederholungen schaffen, ist das Testgewicht zu schwer; gelingen dir hingegen mehr als 15 Wiederholungen, ist die Testlast zu leicht.

In diesem Praxisschritt benutzt du eine Tabelle zur Anpassung der Trainingslast, um notwendige Korrekturen vorzunehmen. Sobald du mit dem Training beginnst, musst du die Tabelle vielleicht mehrmals nutzen, bis du die akkurate Trainingslast bestimmt hast.

Die Tabelle auf Seite 74 zeigt, wie die Tabelle zur Anpassung der Trainingslast verwendet wird, um in den Stufen 4 bis 9 die erforderlichen Einstellungen der Testlast für die Basis- und Zusatzübungen vorzunehmen. Das dargestellte Beispiel ist aus Stufe 4 und beschreibt jemanden, der beim Bankdrücken neun Wiederholungen mit einer 45 Kilogramm schweren Langhantel schafft. Da er nur neun (und nicht 12 bis 15) Wiederholungen bewältigen kann, war das Gewicht zu schwer, er muss also das Gewicht reduzieren.

Wenn du dir die Tabelle zur Anpassung der Trainingslast ansiehst, wirst du feststellen, dass bei neun Wiederholungen eine Verringerung des Gewichts um vier Kilogramm empfohlen wird. Dies führt zu einer angemesseneren Trainingslast von 40 Kilogramm (abgerundet von 41 Kilogramm). Wende bei Bedarf dasselbe Verfahren an, um das Testgewicht für jede Übung anzupassen.

Trage den Namen der Muskelgruppe und den Namen der Übung ein, die du für die Brust ausgewählt hast, gefolgt von den Übungen für Rücken, Schultern, Arme (Bizeps und Trizeps) und Beine – und zwar in genau dieser Reihenfolge. Wenn du eine oder mehrere Zusatzübungen hinzufügen möchtest, trägst du diese in die Workout-Tabelle unmittelbar nach der Basisübung ein, die du für die Muskelgruppe in den Stufen 4 bis 9 ausgewählt hast. Wenn du eine oder mehrere Übungen aus Stufe 14 auswählst, musst du diese zuerst ausführen, auch wenn sie in der Workout-Tabelle nirgends angegeben sind.

Beispielhafte Tabelle zur Anpassung der Trainingslast

Abgeschlossene Wiederholungen	Anpassung
≤7	-6 kg
8–9	-4 kg
10–11	-2 kg
12–15	Keine Anpassung erforderlich
16–17	+2 kg
18–19	+4 kg
≥20	+6 kg

Testlast		Anpassung		Trainingslast
45 kg	+	-4 kg	=	40 kg (abgerundet von 41 kg)

Da der Trainierende beim Bankdrücken mit einer Trainingslast von 45 Kilogramm nur neun Wiederholungen geschafft hat, muss er das Hantelgewicht verringern.

Erfolgscheckliste für die fünf Praxisschritte

Die Verfahren, die in dieser Stufe vorgestellt wurden, dienen dem Erlernen der Übungen in den Stufen 4 bis 9. Wähle in den einzelnen Stufen zunächst jeweils eine Basisübung aus; schlage dann für jede Übung den Koeffizienten für dein Körpergewicht nach und bestimme die Aufwärm- und Testlast, wie in der Tabelle auf Seite 68 dargestellt. Wenn eine Übung für dich neu ist, siehst du dir zunächst die Beschreibung und die Fotos in den Stufen 4 bis 9 an, um dich mit der korrekten Technik vertraut zu machen. Fortgeschrittene Kraftsportler können Zusatzübungen hinzufügen und die Aufwärm- und Testlasten unter Verwendung der Tabelle auf Seite 70 bestimmen. Um herauszufinden, welche Aufwärm- und Testlasten für Kettlebell-Übungen erforderlich sind, beziehst du dich auf die Angaben, die in dieser Stufe zu finden sind.

Sind die Testlasten für die Basis- oder Zusatzübungen zu schwer oder zu leicht, orientierst du dich an den Hinweisen zur Anpassung der Last, die du in der Tabelle auf Seite 74 findest. Wenn du die Verfahren in der richtigen Reihenfolge anwendest, wird es dir leichtfallen, die Kraftübungen zu lernen, insbesondere dann, wenn du vor den Praxisschritten 4 und 5 den korrekten Bewegungsablauf mental durchgegangen bist und visualisiert hast.

Bevor du die Übungen in den Stufen 4 bis 9 absolvierst, solltest du dir die Übungen für das Warm-up und Cool-down, die in Stufe 2 vorgestellt wurden, ansehen und einüben. Das Einüben dient als Warm-up und gibt dir die Möglichkeit, ihre korrekte Ausführung zu lernen; beginne beziehungsweise beende jedes Workout mit diesen Übungen.

Bevor du die nächste Stufe erklimmst

Beantworte die folgenden Fragen ehrlich. Wenn du sie alle mit Ja beantworten kannst, bist du bereit für Stufe 4.

1. Kannst du die fünf Praxisschritte beschreiben?
2. Kannst du anhand eines Beispiels die Aufwärm- und Testlast bestimmen?
3. Kannst du anhand eines Beispiels die Trainingslasten bestimmen?
4. Weißt du, wie du Anpassungen der Last vornimmst?

In Stufe 4 wählst du die ersten Übungen für dein Programm aus. Diese Stufe enthält vier Übungen zur Entwicklung der Brustmuskeln mit ausführlicher Anleitung - von der Griffhaltung bis hin zu den Bewegungsmustern.

Stufe

4

Übungen für die Brust

Einige der beliebtesten Übungen im Krafttraining trainieren die Brustmuskulatur, die aus dem Pectoralis major und dem Pectoralis minor besteht. Sind diese Muskeln gut entwickelt, tragen sie erheblich zu einem attraktiven Oberkörper und der erfolgreichen Ausübung vieler Sport- und Freizeitaktivitäten bei.

Bankdrücken, Flys an der Butterflymaschine, Brustpressen an der Maschine sowie Kurzhantel-Flys und Schrägbankdrücken mit Kurzhanteln sind Übungen, die in dieser Stufe beschrieben werden; sie haben zusätzlich den Vorteil, dass sie auch die Muskeln auf der Vorderseite der Schultern trainieren (vorderer Anteil der Deltamuskeln). Bankdrücken und Brustpressen trainieren außerdem die Oberarmrückseite (Trizeps).

Anmerkung: Bedenke, dass es Zusatzübungen gibt, die in den Stufen 4 bis 9 nach den Basisübungen vorgestellt werden und durch ein gekennzeichnet sind.

Solltest du Zugang zu freien Gewichten haben, empfehlen wir dir für die Entwicklung deiner Brust, dich zwischen Bankdrücken, Kurzhantel-Fly oder Schrägbankdrücken mit Kurzhanteln zu entscheiden. Wenn du lieber an Geräten trainierst, kannst du natürlich auch die Butterflymaschine oder das Brustpressen an der Maschine wählen.

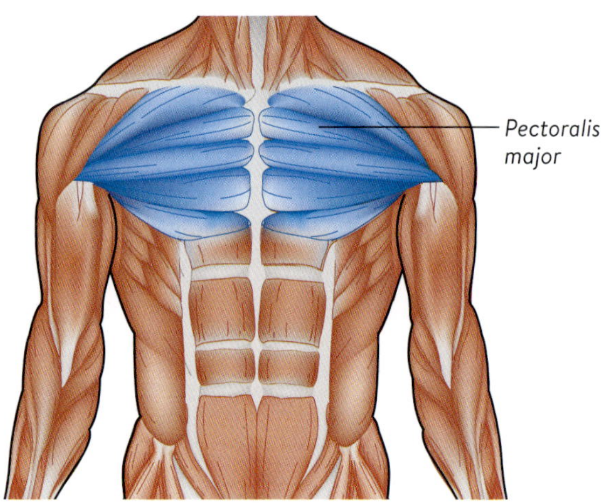

Die Anatomie des großen Brustmuskels

Bankdrücken mit freiem Gewicht

Für das Bankdrücken brauchst du eine Langhantel und eine Trainingsbank mit Hantelablage, die auch als *Drückerbank* bezeichnet wird. Setze dich mit dem Rücken zur Hantelablage ans Fußende der Bank. Lege dich nun so auf die Bank, dass Gesäß, Schultern und Kopf auf der Bank aufliegen. Die Bank befindet sich zwischen deinen Beinen, und deine Fußsohlen sind flach und etwa schulterbreit am Boden. Diese Position mit fünf Kontaktpunkten (mit Bank und Boden) ist wichtig – vor allem deine gespreizt stehenden Füße –, weil sie dich stabilisieren, wenn du die Hantel über deine Brust und dein Gesicht hebst.

In dieser Position rutschst du nun aufwärts in Richtung Kopfende, bis deine Augen sich knapp unter den vorderen Kanten der Ablagen der Seitenstützen befinden. In dieser Position stößt die Hantelstange in der Aufwärtsphase nicht gegen die Ablage, bleibt aber auch eng genug am Körper, damit du sie nach der letzten Wiederholung wieder in die vorgesehenen Halterungen ablegen kannst. Eine fehlerhafte Körperposition auf der Bank ist ein gängiger Fehler. Achte darauf, dass deine Augen knapp unter den Kanten der Hantelablage sind, und vergewissere dich, dass du mit allen fünf Punkten Kontakt hast.

✗ **Fehler**
Dein Körper hat mit der Bank und dem Boden keine fünf Kontaktpunkte.
✔ **Korrektur**
Gewährleiste, dass Kopf, Schultern und Gesäß auf der Bank und beide Füße flach am Boden sind.

Umfasse die in der Ablage ruhende Hantel mit einem Obergriff; dabei sind deine Hände schulterbreit oder etwas weiter auseinander und gleich weit von der Hantelmitte entfernt. Sind deine Hände richtig platziert, sollten deine Unterarme in der unteren Endposition, wenn die Hantel die Brust berührt, senkrecht zum Boden stehen. Es empfiehlt sich grundsätzlich eine breite Griffhaltung, da sie einen größeren Bereich der Brustmuskulatur beansprucht als ein enger Griff.

✗ **Fehler**

Deine Hände sind nicht gleich weit von der Hantelmitte entfernt.

✔ **Korrektur**

Du kannst einen gleichmäßigen Abstand erzielen, wenn du dich an den Markierungen der Hantelstange orientierst oder einen Spotter darum bittest, dir zu sagen, wann du in einer ausbalancierten Position bist.

In dieser Position signalisiert du dem Spotter, dass du bereit bist, sodann hebst du die Hantel von der Ablage, indem du die Ellenbogen streckst und die Handgelenke direkt über die Ellenbogen bringst. Halte mit der Hantel in der gestreckten Armposition kurz inne und senke sie langsam zur Brust; die Stange sollte die Brust ein oder zwei Zentimeter über oder unter den Brustwarzen berühren. Ein häufiger Fehler ist, dass die Hantel zu weit oben aufkommt. Atme in der Absenkphase ein. Sobald die Hantel die Brust berührt (vermeide ein Hochfedern, das heißt, nutze nicht den Schwung der Abwärtsbewegung), drückst du sie langsam gerade nach oben, bis die Ellenbogen gestreckt sind. Atme aus, während du den Scheitelpunkt passierst; dieser wird erreicht, wenn die Hantel die erste Hälfte der Aufstiegsphase zurückgelegt hat. Deine Handgelenke dürfen sich nicht überstrecken (nach hinten kippen).

Während der Übung sollten Kopf, Schultern und Gesäß stets Kontakt zur Bank halten und beide Füße flach auf dem Boden stehen. Signalisiere dem Spotter mit »Okay«, dass du deine letzte Wiederholung abgeschlossen hast. Lege die Hantel zurück in die Ablage und löse die Hände erst dann von der Stange, wenn sie sicher in den Halterungen liegt.

✗ **Fehler**

Die Hantel federt von der Brust hoch.

✔ **Korrektur**

Kontrolliere den Schwung der Hantel in der Abwärtsbewegung und halte an der Brust kurz inne.

Als Spotter musst du fünf bis 15 Zentimeter über dem Kopfende der Bank mittig zwischen den Pfosten stehen. Um deinem Partner zu helfen, umfasst du die Hantel mit Wechselgriff. Achte darauf, dass deine Hände gleich weit von der Hantelmitte entfernt und mittig zwischen den Händen deines Partners sind. Sobald er »Okay« sagt, hebst du die Hantel vorsichtig von der Ablage und bringst sie so über deinen Partner, dass er sie mit gestreckten Ellenbogen über der Brust halten kann. Wenn die Hantel bei der Übergabe zu hoch, zu tief, zu weit vorne oder zu nah an der Ablage ist, verliert dein Partner seine stabile Position auf der Bank – und das führt zu technisch unsauberen Wiederholungen oder im schlimmsten Fall zu einer Verletzung.

Sobald die Absenkphase einsetzt, öffnest du deine Hände und verfolgst mit deinen Augen die Bewegungsbahn der Hantel zur Brust sowie den Aufstieg in die Ausgangsposition. Wenn sich die Ellenbogen deines Partners nach der letzten Wiederholung strecken und du sein »Okay« hörst, hilfst du ihm, indem du die Hantelstange greifst und zur Ablage zurückführst. Lass die Hantel erst los, nachdem du geprüft hast, dass sie sicher in der Ablage ruht.

✗ Fehler
Dein Gesäß hebt sich von der Bank, wodurch sich die Hantel nach hinten bewegt und auf Kopfhöhe kommt.

✓ Korrektur
Verwende ein leichteres Hantelgewicht und konzentriere dich darauf, mit dem Gesäß den Kontakt zur Bank zu halten.

✗ Fehler
Du stößt gegen die Pfosten der Bank, wenn du die Hantel in die Ablage bringen willst.

✓ Korrektur
Fokussiere die Hantel mit deinen Augen und behalte so lange die Kontrolle über sie, bis sie sicher in der Ablage liegt.

Bankdrücken

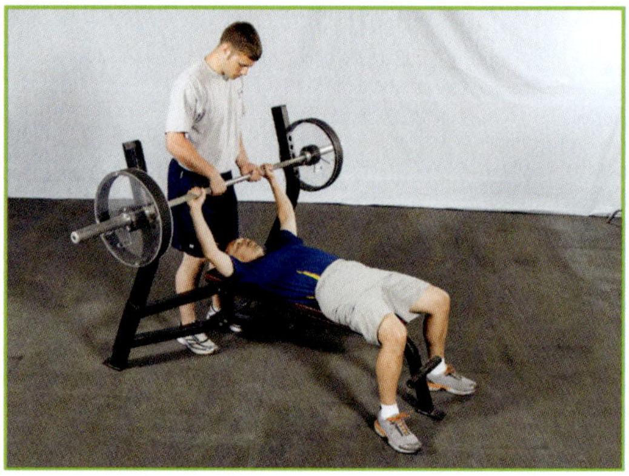

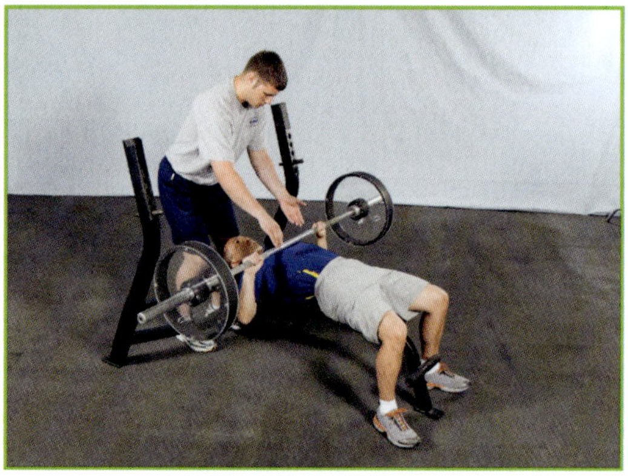

ABWÄRTSBEWEGUNG

Trainierender

1. Atme beim Absenken der Hantel ein.
2. Halte die Handgelenke gerade.
3. Führe eine langsame, kontrollierte Bewegung aus.
4. Berühre mit der Hantel die Brust auf Höhe der Brustwarzen.
5. Halte kurz inne.

Spotter

1. Verfolge die Bewegung der Hantel.
2. Greife nur ein, wenn es nötig ist.

VORBEREITUNG

Trainierender

1. Umfasse die Hantel mit einem schulterbreiten (oder breiteren) Obergriff.
2. Stelle fünf Kontaktpunkte her: Kopf, Schultern und Gesäß auf der Bank; beide Füße am Boden.
3. Platziere deine Füße links und rechts von der Bank auf den Boden.
4. Richte deinen Blick auf den Bereich knapp unter den Ablagehaken.
5. Signalisiere dem Spotter, dass du bereit bist.
6. Hebe die Hantel von der Ablage.
7. Bringe die Hantel durch Strecken der Arme über die Brust.
8. Halte während des gesamten Bewegungsablaufs die Handgelenke direkt über den Ellenbogen.

Spotter

1. Nimm einen hüftbreiten Stand ein und stelle dich in einem Abstand von 5 bis 15 Zentimetern hinter dem Kopfende der Bank auf.
2. Gehe leicht in die Knie.
3. Halte den Rücken gerade.
4. Umfasse die Hantelstange mit Wechselgriff, und zwar so, dass sich deine Hände mittig zwischen den Händen des Trainierenden befinden.
5. Reagiere auf das »Okay« des Partners.
6. Hilf ihm, die Hantel von der Ablage zu heben.
7. Bringe die Hantel über deinen Partner, bis er sie mit gestreckten Ellenbogen über der Brust hält.
8. Lass die Hantel los.

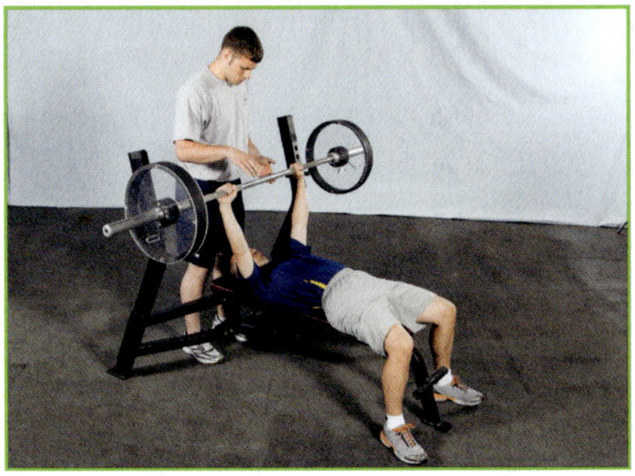

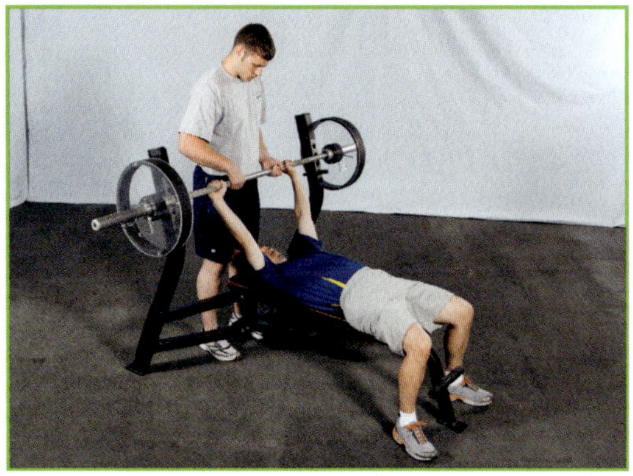

AUFWÄRTSBEWEGUNG

Trainierender

1. Drücke die Hantel aufwärts und halte die Ellenbogen gleichmäßig gestreckt.
2. Atme in der Aufwärtsbewegung aus.
3. Halte in der oberen Endposition mit gestreckten Ellenbogen kurz an.
4. Fahre mit den Ab- und Aufwärtsbewegungen fort, bis alle Wiederholungen abgeschlossen sind.
5. Gib nach der letzten Wiederholung mit »Okay« zu verstehen, dass du fertig bist.

Spotter

1. Verfolge die Bewegung der Hantel mit deinen Augen.
2. Prüfe, ob beide Arme deines Partners gleichmäßig gestreckt sind.
3. Beobachte, ob die Hantel langsamer wird oder anhält und ob sie nach oben wandert.
4. Greife nur ein, wenn es nötig ist.

ABLEGEN DER HANTEL

Trainierender

1. Halte die Ellenbogen gestreckt.
2. Bewege die Hantel zur Ablage.
3. Halte die Hantel, bis sie sicher in der Ablage ruht.

Spotter

1. Fasse die Hantel mit einem Wechselgriff.
2. Halte die Hantelstange horizontal zum Boden.
3. Führe die Hantel zur Ablage.
4. Gib mit »Okay« zu verstehen, wenn die Hantel in der Ablage ist.

Butterflymaschine

Setze dich in die Butterflymaschine und lehne dich mit dem Rücken gegen das Polster. Stelle den Sitz so ein, dass deine Oberarme parallel zum Boden stehen, wenn du die Griffe fasst. Nimm eine aufrechte Sitzhaltung ein, richte deinen Blick gerade nach vorne und drücke deine Unterarme gegen die Armpolster; achte darauf, dass deine Ellenbogen und Schultern auf derselben Höhe sind. Umfasse die Griffe mit geschlossenem Griff.

Drücke die Unterarme in dieser Position zueinander, bis sich die Polster vor der Brust berühren. Atme aus, sobald die Ellenbogen vorne zusammenkommen. Halte in dieser Position kurz inne und kehre dann einatmend in die Ausgangsposition zurück.

✘ **Fehler**
Du lehnst dich mit dem Kopf und dem Oberkörper nach vorne.

✔ **Korrektur**
Halte mit Kopf und Schultern den Kontakt zum Rückenpolster. Benutze, falls nötig, ein leichteres Gewicht.

✘ **Fehler**
Du ziehst mit den Händen.

✔ **Korrektur**
Merke dir: *Ellenbogen zusammendrücken.*

Diese Übung unterscheidet sich insofern vom Bankdrücken und Brustpressen, als weniger Muskelgruppen beansprucht werden. Beim Bankdrücken und Brustpressen ist der Trizeps beteiligt, an der Butterflymaschine hingegen nicht. Das mit freien Gewichten ausgeführte Äquivalent zu dieser Übung ist der Kurzhantel-Fly (siehe Seite 88).

Butterflymaschine (Cam-Maschine, Kraftgerät oder Kraftstation)

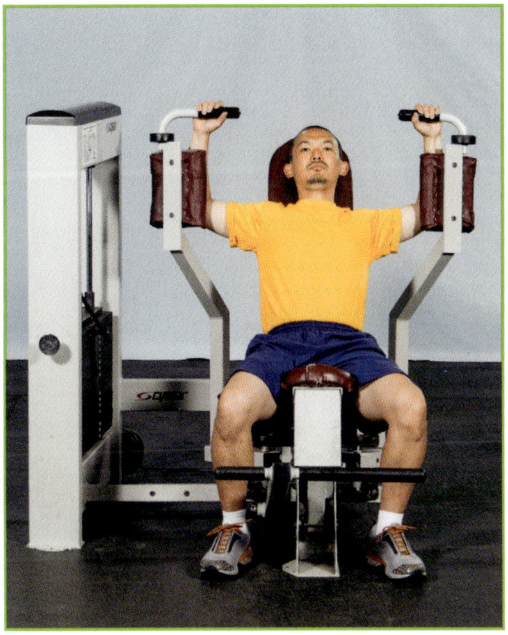

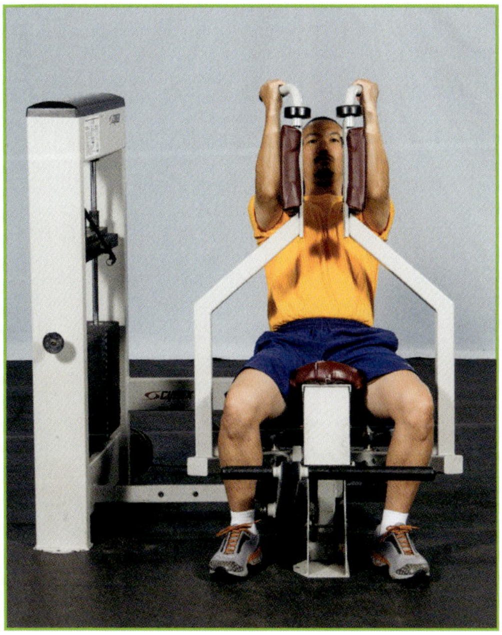

VORBEREITUNG

1. Setze dich so in die Maschine, dass Kopf, Schultern und Rücken am Polster aufliegen.
2. Fasse die Griffe mit einem geschlossenen Griff.
3. Lege die Innenseiten der Unterarme auf die Armpolster.
4. Prüfe die Sitzhöhe; die Oberarme sollten parallel zum Boden stehen.

BEWEGUNG

1. Drücke die Unterarme zusammen; ziehe nicht mit den Händen.
2. Kopf und Rumpf bleiben in Kontakt mit dem Rückenpolster.
3. Bringe die Armpolster vor die Brust.
4. Atme aus, wenn die Ellenbogen vor dem Körper zusammenkommen.
5. Halte kurz an.
6. Kehre einatmend in die Ausgangsposition zurück.
7. Fahre damit fort, die Arme vor und zurück zu bewegen, bis der Satz abgeschlossen ist.

Brustpressen an der Maschine

Setze dich in die Maschine und halte mit Kopf und Schultern Kontakt zum Rückenpolster. Stelle die Füße flach und schulterbreit auf den Boden, um fünf Kontaktpunkte herzustellen. Umfasse die Griffe mit einem etwas mehr als schulterbreiten Griff; die Hände sollten sich auf Höhe der Brustwarzen befinden.

VORSICHT: Wenn du diese Übung mit dem Rücken zur Maschine machst, solltest du darauf achten, dass dein Kopf mindestens fünf Zentimeter vom Gewichtsblock entfernt ist. Wenn du zu nah an den Steckgewichten bist, kann es passieren, dass dich der Sicherungsstift trifft.

In dieser Ausgangsposition drückst du langsam und kontrolliert die Arme nach vorne, bis sie vollständig gestreckt sind. Atme am Scheitelpunkt aus. Halte kurz inne, wenn die Arme vollständig gestreckt sind, und kehre dann ausatmend in die Ausgangsposition zurück.

Brustpressen an der Maschine (Kraftgerät oder Kraftstation)

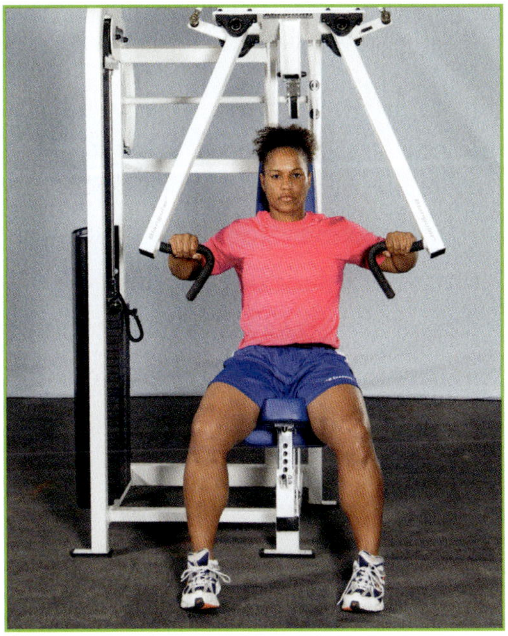

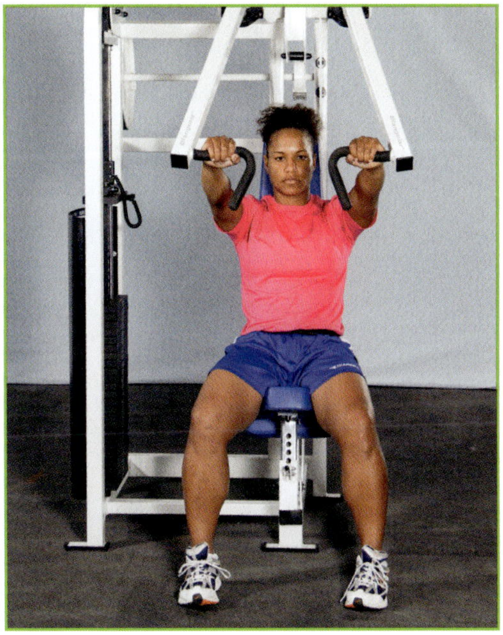

VORBEREITUNG

1. Kopf, Schulter, Gesäß haben Kontakt zum Polster.
2. Die Füße sind flach am Boden.
3. Die Hände fassen die Griffe mit einem etwas mehr als schulterbreiter Griff.
4. Die Hände befinden sich auf Höhe der Brustwarzen.

BEWEGUNG

1. Drücke die Arme nach vorne, bis die Ellenbogen vollständig gestreckt sind.
2. Atme am Scheitelpunkt aus.
3. Halte kurz an.
4. Kehre einatmend in die Ausgangsposition zurück.
5. Fahre damit fort, die Arme vor und zurück zu bewegen, bis der Satz abgeschlossen ist.

✗ **Fehler**
In der Rückwärtsbewegung berührt das Steckgewicht nicht den restlichen Gewichtsblock.

✓ **Korrektur**
Senke das Gewicht vorsichtig, bis es den Gewichtsblock sachte berührt.

Kurzhantel-Fly

Wenn du ein fortgeschrittener Kraftsportler bist, der sein Training anspruchsvoller gestalten will, solltest du dir überlegen, den Kurzhantel-Fly in dein Programm aufzunehmen. Oft ergänzt diese Übung das Bankdrücken, die Flys an der Butterflymaschine oder das Brustpressen an der Maschine. Damit sich die Kurzhanteln synchron und bogenförmig bewegen, ist mehr Koordination erforderlich als bei den anderen Übungen des Basisprogramms. Der Kurzhantel-Fly trainiert dieselbe wichtige Muskelpartie wie die anderen Brustübungen – den Pectoralis major – und ist eine Zugübung.

Fasse die Kurzhanteln mit neutralem Griff und drehe die Handflächen zum Körper. Lege dich so auf die Bank, dass Kopf, Schultern und Gesäß Kontakt zum Polster haben. Beide Füße stehen flach auf dem Boden, die Beine sind im 90-Grad-Winkel gebeugt und flankieren die Bank. Halte die Ellenbogen leicht gebeugt, wenn sich die Hanteln über der Brust befinden.

Die Arme sind in der Ausgangsposition lotrecht zum Oberkörper und die Ellenbogen leicht gebeugt. Senke die Kurzhanteln langsam ab und atme dabei ein. Die Hanteln sollten sich halbkreisförmig bewegen, nicht gerade auf und ab wie beim Bankdrücken. Senke sie zur Brust und achte darauf, den Körper nicht zur Seite zu drehen oder den Rücken durchzustrecken. Kopf, Schultern und Gesäß halten durchgehend Kontakt zur Bank.

Bringe die Hanteln in die Ausgangsposition zurück und atme dabei aus. Deine Füße bleiben flach am Boden, und dein Rumpf hält durchgehend den Kontakt zur Bank.

✗ Fehler
Du beugst die Ellenbogen zu stark.

✔ Korrektur
Beuge die Ellenbogen nur leicht. Die Hanteln sollten sich halbkreisförmig bewegen.

Wie beim Bankdrücken mit freien Gewichten ist für diese Übung ein Spotter erforderlich. Stelle dich, wenn du der Helfer bist, hierfür in einem Abstand von fünf bis 15 Zentimetern hinter das Kopfende der Bank. Knie dich mit einem oder beiden Beinen auf den Boden. Um die Hanteln in die richtige Ausgangsposition zu bringen, fasst du die Handgelenke oder die Unterarme deines Partners in der Nähe der Hanteln. Sobald er »Okay« signalisiert, hilfst du ihm, die Hanteln so über seine Brust zu bringen, dass seine Ellenbogen gerade und senkrecht zum Boden sind. Nachdem du dich ein letztes Mal vergewissert hast, dass die Ellenbogen deines Partners völlig gerade sind, lässt du seine Handgelenke beziehungsweise Unterarme los. Während der Wiederholungen sollten deine Hände den Handgelenken deines Partners folgen (ohne sie zu berühren), während dieser die Hanteln senkt und wieder in die Ausgangsposition hebt.

Kurzhantel-Fly

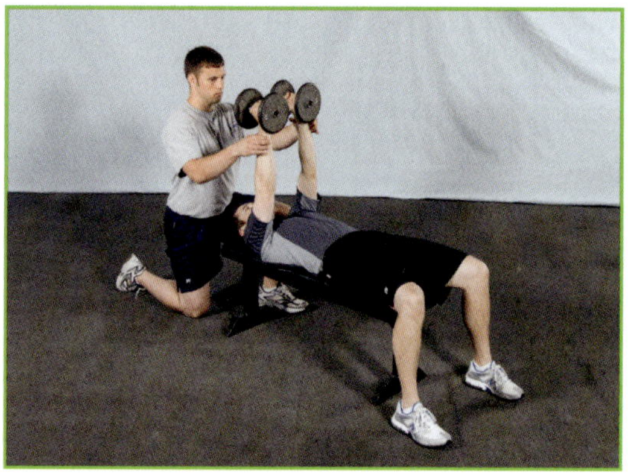

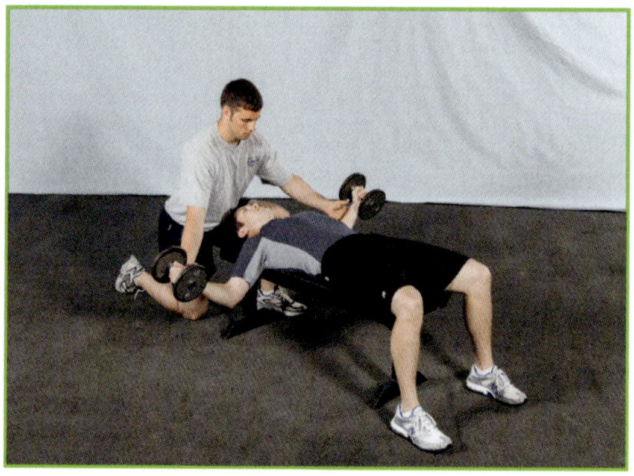

VORBEREITUNG

Trainierender

1. Fasse die Kurzhanteln mit neutralem Griff, die Handflächen zeigen zum Körper.
2. Kopf, Schultern und Gesäß berühren die Bank; beide Füße sind flach am Boden.
3. Signalisiere, dass du bereit bist.
4. Hebe die Hanteln in einer halbkreisförmigen Bewegung aufwärts, bis die Ellenbogen gestreckt und über der Brust sind.
5. Halte die Ellenbogen leicht gebeugt.

Spotter

1. Stelle dich 5 bis 15 cm hinter die Bank.
2. Halte den Rücken gerade.
3. Reagiere auf das »Okay« des Trainierenden.
4. Greife die Handgelenke oder Unterarme deines Partners in der Nähe der Hanteln.
5. Hilf ihm, die Hanteln in die Ausgangsposition zu bringen.
6. Führe die Hanteln über die Brust des Trainierenden, bis seine Ellenbogen vollständig gestreckt sind.
7. Lass seine Handgelenke los.

BEWEGUNG

Trainierender

1. Senke die Hanteln langsam und halbkreisförmig nach außen.
2. Stoppe die Bewegung auf Brusthöhe.
3. Halte die Ellenbogen leicht gebeugt.
4. Halte den Körper flach und gerade, das heißt, verdrehe dich nicht und bilde kein Hohlkreuz.
5. Atme beim Absenken der Kurzhanteln aus.
6. Halte in der unteren Endposition kurz an.
7. Kehre ausatmend in die Ausgangsposition zurück.
8. Halte die Füße flach am Boden.
9. Halte Kopf, Schultern und Gesäß auf der Bank.

Spotter

1. Folge den Handgelenken deines Partners (ohne ihn zu berühren).
2. Greife nur ein, wenn es nötig ist.

Schrägbankdrücken mit Kurzhanteln

Eine weitere Brustübung für erfahrene Kraftsportler ist das Schrägbankdrücken mit Kurzhanteln. Diese Übung kann das Bankdrücken, die Flys an der Butterflymaschine oder das Brustpressen an der Maschine in deinem Programm ergänzen. Da bei dieser Übung die Kurzhanteln synchron und parallel über den Kopf bewegt werden müssen, erfordert sie mehr Koordination als die anderen Brustübungen im Basisprogramm. Das Schrägbankdrücken mit Kurzhanteln trainiert dieselbe große Muskelpartie wie die anderen Brustübungen – den Pectoralis major –, in erster Linie den oberen Bereich (in der Nähe der Schlüsselbeine). Für diese Übung benötigst du Kurzhanteln und eine Schrägbank oder eine höhenverstellbare Trainingsbank. Setze dich so darauf, dass sie mittig zwischen deinen etwa schulterbreit aufgestellten Beinen ist.

Lehne dich in dieser Position zurück, bis Kopf und Schultern gegen das Rückenpolster lehnen, das Gesäß mittig auf dem Sitzpolster aufliegt und die flach auf dem Boden stehenden Füße die Bank wie in der Abbildung auf Seite 90 dargestellt flankieren. Diese fünf Kontaktpunkte (mit der Schrägbank und dem Boden) sind wichtig – vor allem die leicht gespreizte Beinhaltung –, da sie stabilisierend wirken, wenn die Hanteln über den Kopf gehoben werden.

In der Ausgangsposition sollten die Hanteln mit einem geschlossenen Obergriff gehalten und zu den Achseln gebracht werden. Von dort ausgehend sollten sie synchron und parallel zueinander hochgedrückt werden, bis die Ellenbogen gestreckt sind. Während des Hochdrückens und Absenkens sollten die Handgelenke und Unterarme lotrecht zum Boden stehen. Führe die Kurzhanteln in der Abwärtsbewegung seitlich am Körper vorbei, bis sie das obere Drittel der Brust erreichen. Bevor du die Hanteln wieder hochdrückst, sollten sie in der unteren Endposition beinahe die Schultern berühren. Atme aus, wenn du die Hanteln zu deinen Schultern absenkst, und atme ein, wenn du sie hochdrückst und in die Ausgangsposition zurückkehrst.

Schrägbankdrücken mit Kurzhanteln

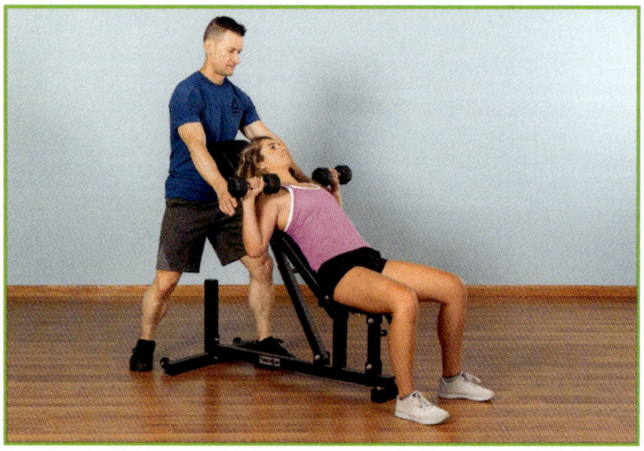

VORBEREITUNG

Trainierender

1. Fasse die Hanteln mit geschlossenem Obergriff.
2. Stelle fünf Kontaktpunkte her: Kopf, Schultern, und Gesäß auf der Bank; beide Füße am Boden.
3. Drücke die Hanteln gerade nach oben, bis sie über den Schultern (nicht der Brust) stehen.
4. Signalisiere dem Spotter, dass du bereit bist.

Spotter

1. Stelle dich 5 bis 15 Zentimeter hinter das Kopfende der Trainingsbank und nimm einen hüftbreiten Stand ein.
2. Gehe leicht in die Knie.
3. Greife die Unterarme deines Partners in der Nähe seiner Handgelenke.
4. Reagiere auf sein »Okay«.
5. Hilf deinem Partner, die Kurzhanteln in die Ausgangsposition zu bringen, bis seine Ellenbogen vollständig gestreckt sind.
6. Lass seine Handgelenke los.

✗ **Fehler**
Du gehst ins Hohlkreuz, hebst die Hüften von der Bank oder stößt dich mit den Beinen ab, um die Hanteln nach oben zu bewegen.

✔ **Korrektur**
Halte in der Druckbewegung den Kontakt zur Sitzfläche (Gesäß) und zum Rückenpolster (oberer und unterer Rücken).

✗ **Fehler**
Dein Kopf hebt sich vom Rückenpolster, was dazu führt, dass deine Kurzhanteln nach vorne wandern und nicht mehr direkt über den Schultern stehen.

✔ **Korrektur**
Konzentriere dich darauf, den Hinterkopf in ständigem Kontakt zum Rückenpolster zu halten.

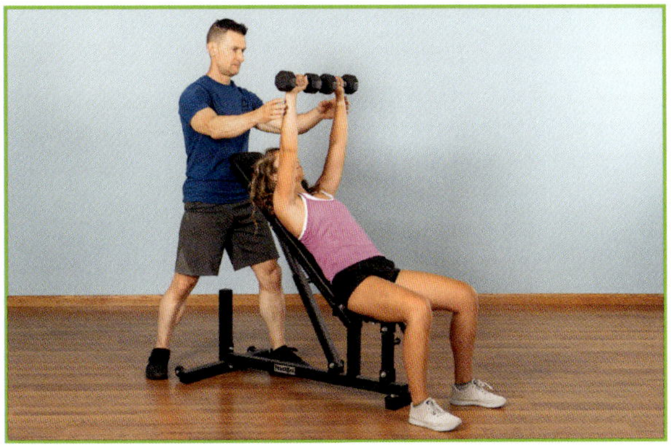

ABWÄRTSBEWEGUNG

Trainierender

1. Atme beim Absenken der Hanteln aus.
2. Achte darauf, dass deine Handgelenke und Unterarme lotrecht zum Boden stehen.
3. Bewege dich langsam und kontrolliert.
4. Senke die Hanteln auf Schulterhöhe ab.

Spotter

1. Folge den Handgelenken deines Partners.
2. Greife nur ein, wenn es nötig ist.

AUFWÄRTSBEWEGUNG

Trainierender

1. Drücke die Hanteln synchron aufwärts, bis deine Ellenbogen gestreckt sind.
2. Atme in der Aufwärtsbewegung aus.
3. Halte in der oberen Endposition kurz an.
4. Fahre mit den Auf- und Abwärtsbewegungen fort, bis der Satz abgeschlossen ist.
5. Gib dem Spotter nach der letzten Wiederholung mit einem »Okay« zu verstehen, dass du fertig bist.

Spotter

1. Folge den Handgelenken deines Partners.
2. Prüfe, ob er beide Arme gleichmäßig streckt.
3. Greife nur ein, wenn es nötig ist.

Wie beim Bankdrücken mit Langhantel und dem Kurzhantel-Fly ist auch für diese Übung ein Spotter erforderlich. Der Helfer sollte aufrecht, hüftbreit und mit leicht gebeugten Knien dicht hinter dem Kopfende der Schrägbank stehen. Fasse als Spotter die Unterarme deines Partners mit neutralem Griff und hilf ihm dabei, die Kurzhanteln in die korrekte Startposition zu bringen. Auf sein Zeichen hin lässt du seine Unterarme los, nachdem du dich vergewissert hast, dass seine Ellenbogen völlig gerade sind. Während die Übung ausgeführt wird, sollten deine Hände den Handgelenken deines Partners folgen (ohne sie zu berühren), während sich die Hanteln senken und wieder in die Ausgangsposition zurückkehren.

Kontrollübung 1: Wähle eine Übung aus

Nachdem du mehr über die Merkmale, Techniken und Ausrüstungen in Erfahrung gebracht hast, die für die verschiedenen Übungen notwendig sind, bist du nun so weit, das Gelernte in die Praxis umzusetzen. Überlege dir, welche Hilfsmittel vor Ort zur Verfügung stehen, ob Spotter verfügbar sind, und wähle eine der folgenden Übungen für dein Programm aus:

- Bankdrücken mit freiem Gewicht
- Butterflymaschine (Cam-Maschine, Kraftgerät oder Kraftstation)
- Brustpressen an der Maschine (Kraftgerät oder Kraftstation)

Trage »Brust« in die Spalte »Muskelgruppe« der Workout-Tabelle ein und schreibe den Namen der Übung in die Spalte »Übung« (siehe Abbildung Seite 218). Wenn du eine oder beide Zusatzübungen machen willst, das heißt den Kurzhantel-Fly oder das Schrägbankdrücken mit Kurzhanteln, trägst du diese unmittelbar nach der gewählten Brustübung in die Workout-Tabelle ein.

ERFOLGSCHECK

- ✔ Prüfe, welche Ausrüstung verfügbar ist.
- ✔ Überlege dir, ob du einen Spotter brauchst und ob eine qualifizierte Person vor Ort ist.
- ✔ Überlege dir, wie viel Zeit du hast.
- ✔ Suche dir eine Brustübung aus und trage sie in die Workout-Tabelle ein.

Kontrollübung 2: Aufwärm- und Testlast für die Basisübungen

Dieser Praxisschritt beantwortet die Frage, welches Hantelgewicht beziehungsweise welche Last du benutzen solltest. Bestimme die Testlast, indem du den zur ausgewählten Brustübung zugehörigen Koeffizienten bestimmst und in der Formel anwendest, die in der nachfolgenden Tabelle gezeigt wird. (Siehe Stufe 3, Seiten 68–69 für weitere Informationen zur Anwendung dieser Formel.) Runde das ermittelte Gewicht auf das nächstmögliche Hantel- oder Steckgewicht ab. Achte darauf, den für die Übung richtigen Koeffizienten zu benutzen. Verwende als Aufwärmlast die Hälfte der Testlast; diese Lasten werden in den Kontrollübungen 4 und 5 benutzt.

ERFOLGSCHECK

- ✔ Bestimme deine Testlast, indem du dein Körpergewicht mit dem korrekten Koeffizienten multiplizierst.
- ✔ Bestimme dein Aufwärmgewicht, indem du deine Testlast halbierst.
- ✔ Runde deine Test- und Aufwärmlast auf das nächstmögliche Hantel- oder Steckgewicht ab.
- ✔ Schreibe deine Aufwärm- und Testlast auf.

Berechnung der Aufwärm- und Testlast für die Brustübungen

Frau

Übung	Körpergewicht in kg		Koeffizient		Testlast	Aufwärmlast (Testlast ÷ 2)
FG – Bankdrücken		×	0,35	=		
C/K – Butterflymaschine		×	0,14	=		
K – Brustpressen		×	0,27	=		

Mann

Übung	Körpergewicht in kg		Koeffizient		Testlast	Aufwärmlast (Testlast ÷ 2)
FG – Bankdrücken		×	0,60	=		
C/K – Butterflymaschine		×	0,30	=		
K – Brustpressen		×	0,55	=		

FG = freies Gewicht, C = Cam-Maschine, K = Kraftgerät oder Kraftstation.
Anmerkung: Wenn du ein Mann bist, der über 79,5 Kilogramm wiegt, musst du als Körpergewicht 80 Kilogramm eintragen. Wenn du eine Frau bist, die über 63,5 Kilogramm wiegt, musst du als Körpergewicht 64 Kilogramm eintragen.

Kontrollübung 3: Bestimme die Testlast für den Kurzhantel-Fly und das Schrägbankdrücken

Solltest du ein erfahrener Kraftsportler sein, der den Kurzhantel-Fly oder das Schrägbankdrücken in sein Programm aufnehmen will, hältst du dich an die folgenden Empfehlungen zur Bestimmung der Testlast. (Siehe Stufe 3)

Auf der Grundlage deiner Vorerfahrungen und deines Wissens, wie viel Gewicht du heben kannst, wählst du ein Gewicht aus, mit dem du 12 bis 15 Wiederholungen meistern kannst. Berechne die Aufwärmlast, indem du die Testlast mit dem Faktor 0,6 multiplizierst, und runde den ermittelten Wert auf das nächstmögliche Hantel- oder Steckgewicht ab. Diese Last wird in Kontrollübung 4 verwendet.

ERFOLGSCHECK

- ✔ Wähle ein Gewicht, mit dem du 12 bis 15 Wiederholungen schaffst.
- ✔ Bestimme die Aufwärmlast, indem du die Testlast mit dem Faktor 0,6 multiplizierst.
- ✔ Runde die Aufwärmlast auf das nächstmögliche Hantel- oder Steckgewicht ab.

Berechnung der Aufwärmlast für den Kurzhantel-Fly und das Schrägbankdrücken mit Kurzhanteln

Übung	Geschätzte Testlast für 12–15 WH		Koeffizient		Aufwärmlast
FG – Kurzhantel-Fly		×	0,6	=	
FG – Schrägbankdrücken mit Kurzhanteln		×	0,6	=	

Kontrollübung 4: Übe die korrekte Technik ein

Hierbei absolvierst du 15 Wiederholungen mit der Aufwärmlast, die du in Kontrollübung 2 oder 3 bestimmt hast.

Sieh dir die Fotos und Übungsbeschreibungen noch einmal an und konzentriere dich auf die korrekte Griffhaltung und Körperposition. Führe die Bewegung langsam und kontrolliert aus und erinnere dich daran, den Scheitelpunkt ausatmend zu überwinden.

Für das Bankdrücken mit freiem Gewicht, den Kurzhantel-Fly oder das Schrägbankdrücken mit Kurzhanteln brauchst du einen Helfer; du wirst bei diesen Übungen auch das Spotten üben müssen. Statt 15 Wiederholungen in Folge zu machen, solltest du (beim Bankdrücken) die Langhantel nach jeder Wiederholung in die Ablage zurückbringen, um die Übergabe zu üben. Beim Kurzhantel-Fly oder Schrägbankdrücken stellst du die Kurzhanteln auf dem Boden ab oder umfasst die Handgelenke deines Partners am Anfang jeder Wiederholung.

ERFOLGSCHECK

- ✔ Beim Bankdrücken mit freiem Gewicht wird die Übergabe und das Zurücklegen der Hantel in die Ablage korrekt ausgeführt.
- ✔ Beim Kurzhantel-Fly und Schrägbankdrücken mit Kurzhanteln umfasst du bei jeder Wiederholung die Handgelenke deines Partners auf korrekte Weise.
- ✔ Bei allen Übungen sind die Bewegungsmuster, die Geschwindigkeit und die Atmung korrekt.

Kontrollübung 5: Bestimme die Trainingslast

Dieser Praxisschritt hilft dir, eine geeignete Trainingslast zu bestimmen, damit du die erforderlichen zwölf bis 15 Wiederholungen schaffst. Für die Basisübungen absolvierst du mit der in Kontrollübung 2 berechneten Testlast so viele Wiederholungen wie möglich.

Wenn dir mit der Testlast zwölf bis 15 Wiederholungen gelingen, verwendest du sie als dein Trainingsgewicht. Trage dieses Gewicht als Trainingslast für diese Übung in die Workout-Tabelle ein (siehe Seite 218). Solltest du keine zwölf bis 15 Wiederholungen schaffen, machst du mit Kontrollübung 6 weiter, um die Last anzupassen.

ERFOLGSCHECK

- ✔ Prüfe, ob du die korrekte Last benutzt.
- ✔ Achte bei jeder Wiederholung auf eine korrekte und sichere Technik.

Kontrollübung 6: Nimm bei Bedarf eine Anpassung der Last vor

Wenn du keine zwölf Wiederholungen mit der Testlast schaffst, ist die Last zu schwer und du musst sie reduzieren. Gelingen dir hingegen mehr als 15 Wiederholungen, ist die Testlast zu leicht und du musst sie erhöhen.

ERFOLGSCHECK

- ✔ Prüfe, ob du die Tabelle für die Anpassung der Trainingslast korrekt anwendest.
- ✔ Trage deine Trainingslast in die Workout-Tabelle ein (siehe Seite 218).

Anpassung der Trainingslast für die Brustübungen

Abgeschlossene Wiederholungen	Anpassung
≤7	-6 kg
8–9	-4 kg

10–11	-2 kg
12–15	Keine Anpassung erforderlich
16–17	+2 kg
18–19	+4 kg
≥20	+6 kg

Testlast		Anpassung		Trainingslast
	+		=	

Erfolgscheckliste für Brustübungen

In dieser Stufe musstest du eine Brustübung auswählen, für die dir die nötige Ausrüstung zur Verfügung steht und die du durch eine Zusatzübung ergänzen kannst, falls du schon länger trainierst.

Bevor du die nächste Stufe erklimmst

- Hast du eine Basisübung für die Brust gewählt? Wenn du ein erfahrener Kraftsportler bist: Willst du zusätzlich den Kurzhantel-Fly oder das Schrägbankdrücken mit Kurzhanteln in dein Programm aufnehmen?
- Hast du deine Übungsauswahl in die Workout-Tabelle eingetragen?
- Hast du die Aufwärm- und Trainingslast für die Übungen bestimmt?
- Hast du die Trainingslasten in die Workout-Tabelle eingetragen?
- Hast du die korrekte Technik für die ausgewählten Übungen erlernt?
- Hast du einen Spotter gefunden? Hast du selbst die korrekten Spotting-Techniken erlernt?

Stufe

5

Übungen für den Rücken

Das vorgebeugte Rudern mit freien Gewichten, das Rudern im Sitzen an der Maschine (Cam-Maschine oder Kraftgerät beziehungsweise Kraftstation), das Rudern am tiefen Kabelzug, der Latzug und der Facepull an der Maschine (Cam-Maschine oder Kraftgerät beziehungsweise Kraftstation) sind gute Übungen zur Entwicklung des oberen Rückens. Diese Muskeln – die Rautenmuskeln, der Trapezius, der *Latissimus dorsi* und der *Teres major* – sind die funktionellen Gegenspieler der Brustmuskulatur. Die Übungen in dieser Stufe entwickeln auch die Muskeln der Schulterrückseite (den hinteren Anteil der Deltamuskeln, den *Infraspinatus* und den *Teres major*), der Oberarmvorderseite (*Bizeps brachii*) und des Unterarms (*Brachioradialis*). Die Rückenübungen sollten genauso oft wie die Brustübungen absolviert werden, damit die Muskulatur der Oberkörpervorder- und -rückseite ausgewogen trainiert wird.

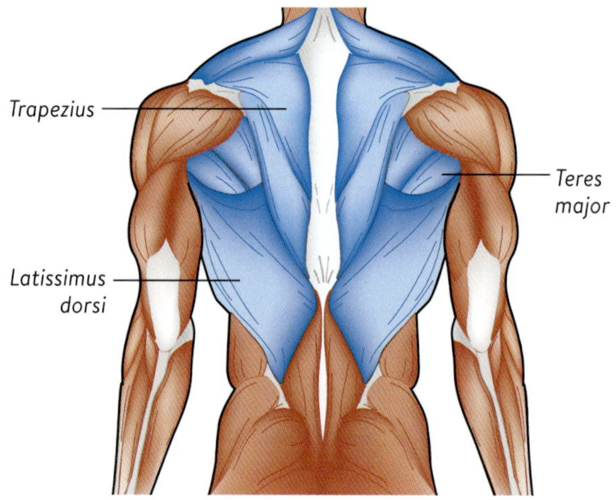

Die Anatomie des Rückens

Falls du die Möglichkeit hast, mit freien Gewichten zu trainieren, empfehlen wir dir als Rückenübung das vorgebeugte Rudern. Wenn du Zugang zu einer Maschine mit festem oder variablem Widerstand hast, kannst du das Rudern im Sitzen, das Rudern am tiefen Kabelzug, den Latzug oder den Facepull an der Maschine auswählen (die Bauweise der Maschinen wird Einfluss darauf nehmen, für welche Übung du dich letztlich entscheidest).

Vorgebeugtes Rudern

Nimm einen schulterbreiten Stand ein und bringe deinen Oberkörper in eine Position, in der deine Schultern ein wenig – zehn bis 30 Grad – höher als die Hüften sind. Dein Rücken sollte flach sein, die Bauchmuskeln sind angespannt, die Ellenbogen gerade, die Knie leicht gebeugt und die Augen etwa 60 Zentimeter vor der Hantel auf den Boden gerichtet. Fasse die Hantel mit einem geschlossenen Obergriff, die Handflächen zeigen zum Körper und die Daumen sind quer über die eingerollten Finger gelegt. Deine Hände sollten etwa zehn bis 15 Zentimeter weiter auseinander sein als bei einem schulterbreiten Griff.

Ziehe die Hantel senkrecht aufwärts. Atme aus, wenn sich die Hantel in der Aufwärtsbewegung deiner Brust nähert. Führe eine langsame, kontrollierte Zugbewegung aus, bis die Hantel deine Brust in der Nähe der Brustwarzen berührt (bei Frauen: knapp unterhalb der Brust). Dein Rumpf sollte während der gesamten Übung stabil sein, er darf sich nicht auf und ab bewegen.

✗ **Fehler**
Die Hantel kommt nicht zur Brust.

✔ **Korrektur**
Verwende ein leichteres Hantelgewicht und konzentriere dich darauf, dass die Hantel die Brust berührt.

Wenn die Hantel deine Brust berührt, solltest du kurz anhalten, bevor du die Hantel wieder senkst. Atme in der Abwärtsbewegung ein. Senke die Hantel langsam in einer geraden Linie in die Ausgangsposition zurück, ohne dass sie den Boden berührt oder von ihm hochfedert.

Achte darauf, dass deine Knie in der Auf- und Abwärtsbewegung leicht gebeugt bleiben, damit dein unterer Rücken nicht überlastet wird.

Obwohl das vorgebeugte Rudern zu den besten Übungen für den oberen Rücken zählt, wird sie leider oft mit einer schlechten Technik ausgeführt oder mehr als üblich

✘ **Fehler**
Du machst einen Rundrücken.

✔ **Korrektur**
Hebe den Kopf, gehe leicht ins Hohlkreuz und fixiere einen Punkt am Boden, der sich etwa 60 Zentimeter vor der Hantel befindet.

✘ **Fehler**
Deine Knie sind durchgestreckt.

✔ **Korrektur**
Gehe leicht in die Knie, um den unteren Rücken zu entlasten.

✘ **Fehler**
Dein oberer Rumpf ist nicht stabil und bewegt sich auf und ab.

✔ **Korrektur**
Bitte deinen Trainingspartner, seine Hand auf deinen oberen Rücken zu legen, um dich an die korrekte Position zu erinnern.

abgewandelt. Gerate nicht in Versuchung, ein schwereres Gewicht zu benutzen, weil du denkst, auf diese Weise schneller stärker zu werden! Wenn du versuchst, zu viel Gewicht zu heben, führt das zu einer schlechten Technik und möglicherweise zu einer Verletzung. Ein anderer Fehler ist es, die Beine und den unteren Rücken einzusetzen, um sich schnell nach vorne zu lehnen und Kontakt zur Hantel herzustellen. Eine zu starke Vorwärtsneigung in Kombination mit (fast) vollständig gestreckten Knien führt zu einer erheblich stärkeren Belastung des unteren Rückens und erhöht das Verletzungsrisiko.

Vorgebeugtes Rudern (freies Gewicht)

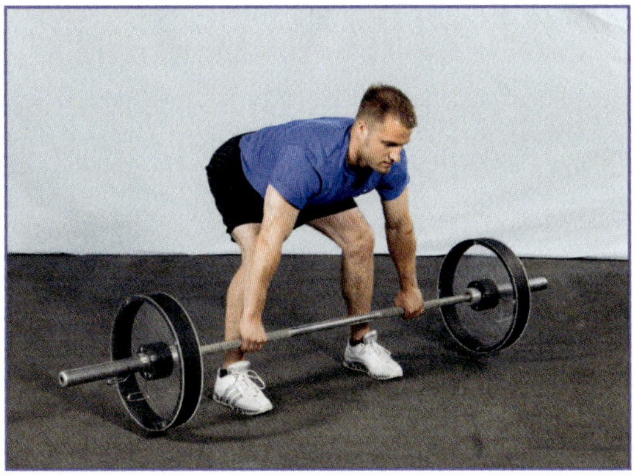

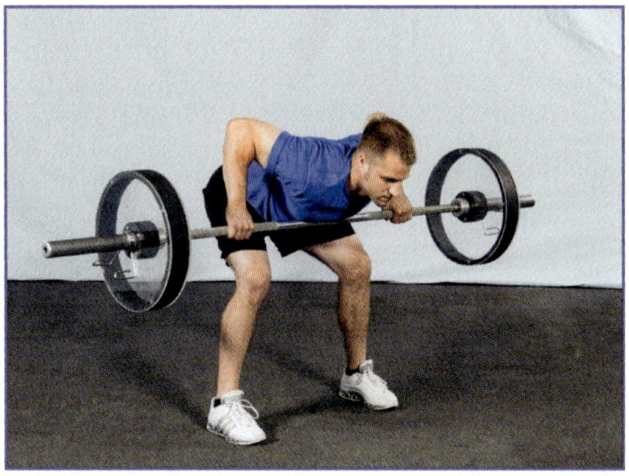

VORBEREITUNG

1. Fasse die Hantel in einem etwas mehr als schulterbreiten Obergriff (10 bis 15 Zentimeter).
2. Die Schultern sind höher als die Hüften.
3. Halte den unteren Rücken gerade.
4. Halte die Ellenbogen gerade.
5. Gehe leicht in die Knie.
6. Halte den Kopf oben und richte deinen Blick auf den Boden vor der Hantel.

BEWEGUNG

1. Ziehe die Hantel gerade nach oben.
2. Halte kurz inne, wenn die Hantel die Brust berührt.
3. Berühre die Brust in der Nähe der Brustwarzen (bei Frauen: unter der Brust).
4. Halte den Rumpf angespannt.
5. Atme aus, wenn die Hantel beinahe an der Brust ist.
6. Halte in der höchsten Position an.
7. Kehre ausatmend in die Ausgangsposition zurück.
8. Fahre damit fort, die Arme zu heben und zu senken, bis der Satz abgeschlossen ist.

Rudern sitzend an der Maschine

Es gibt verschiedene Rudermaschinen, die sich in ihrer Bauweise unterscheiden. In deinem Fitnessstudio gibt es vielleicht nicht die Maschine, die in der folgenden Abbildung dargestellt ist. Bitte in diesem Fall einen qualifizierten Mitarbeiter um Hilfe, und lass dir von ihm die korrekte Technik zeigen.

Setze dich in die Rudermaschine und lehne dich mit Brust und Bauch gegen das vordere Polster. Halte den Rücken gerade, richte den Blick nach vorne und fasse die Griffe mit einem geschlossenen, neutralen Griff oder mit Obergriff. Stelle die Sitzhöhe so ein, dass die Arme parallel zum Boden sind, wenn du die Griffe in den Händen hältst. Beide Füße sollten flach auf dem Boden oder (falls vorhanden) auf der Fußplatte stehen.

In dieser Körperposition ziehst du deine Arme möglichst weit nach hinten und atmest am Scheitelpunkt aus. Pausiere kurz und kehre langsam und einatmend in die Ausgangsposition zurück. Lass die Füße durchgehend flach am Boden.

✗ Fehler
Du schaffst es nicht, die Arme ganz nach hinten zu ziehen.

✔ Korrektur
Ziehe die Ellenbogen an den Körper, bis sie hinter deinem Rücken eine gerade Linie bilden.

✗ Fehler
Es gelingt dir nicht, den Oberkörper aufrecht zu halten.

✔ Korrektur
Achte auf einen festen und dauerhaften Kontakt zum Brustpolster. Lehne dich nicht nach hinten, wenn du an den Griffen ziehst.

✗ Fehler
Du versuchst, die Griffe ruckartig nach hinten zu »werfen«.

✔ Korrektur
Bewege die Griffe langsam und kontrolliert nach hinten.

Rudern sitzend an der Maschine

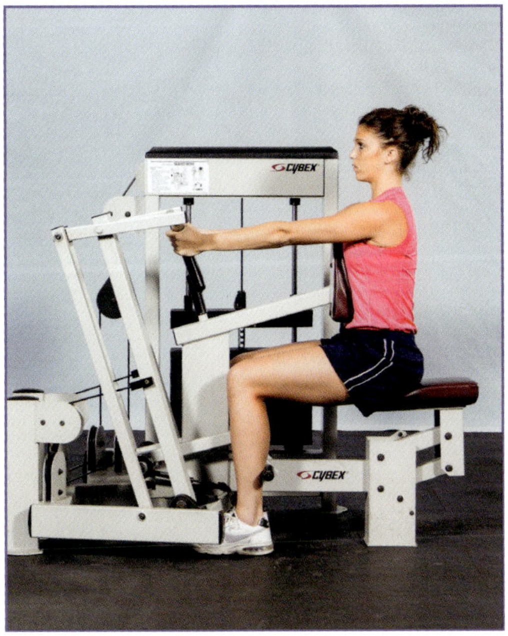

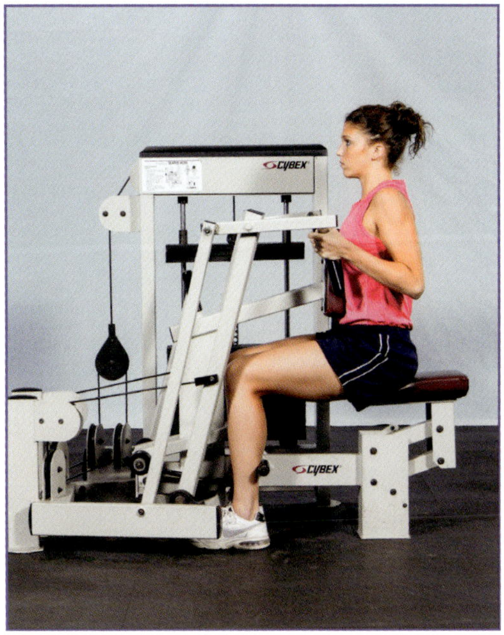

VORBEREITUNG

1. Nimm eine aufrechte Sitzhaltung ein und halte Brust und Bauch gegen das vordere Polster gedrückt.
2. Fasse die Griffe mit einem geschlossenen Griff.
3. Halte die Arme parallel zum Boden.
4. Platziere die Füße flach auf den Boden.

BEWEGUNG

1. Ziehe die Arme in einer Ruderbewegung möglichst weit nach hinten.
2. Halte durchgehend den Kontakt zum Brustpolster.
3. Atme in der Zugbewegung aus.
4. Pausiere kurz, wenn die Griffe eng am Oberkörper sind.
5. Kehre ausatmend in die Ausgangsposition zurück.
6. Fahre mit den Rück- und Vorwärtsbewegungen fort, bis der Satz abgeschlossen ist.

Rudern am tiefen Kabelzug

Setze dich am Kabelzug so auf den Sitz, dass deine Knie leicht gebeugt sind und die Füße auf der Fußplatte stehen. Halte deinen Oberkörper aufrecht und den unteren Rücken und die Bauchmuskeln leicht angespannt. Umfasse die Griffe mit einem geschlossenen, neutralen Griff, die Handflächen zeigen zum Körper (abhängig vom verfügbaren Griff). Deine Ellenbogen sind gestreckt, und die von dir verwendeten Steckgewichte schweben über dem Gewichtsblock.

Behalte diese Position bei, während du die Griffe in einer langsamen und fließenden Bewegung zum Bauch ziehst. Atme aus, wenn sich der Griff deinem Bauch nähert. Halte kurz inne und kehre einatmend in die Ausgangsposition zurück. Dein Oberkörper sollte nicht ins Schwanken geraten; halte ihn angespannt und verwende, falls nötig, ein leichteres Gewicht.

✗ Fehler
Die Steckgewichte fallen zu schnell nach unten und prallen auf den Gewichtsblock.

✔ Korrektur
Pausiere kurz in der Endposition und bringe die Hanteln langsam in die Ausgangsposition zurück. Achte darauf, das Gewicht kontrolliert zu bewegen.

✗ Fehler
Deine Knie sind nicht leicht gebeugt, sondern gerade.

✔ Korrektur
Halte deine Knie leicht gebeugt, um den unteren Rücken zu entlasten.

✗ Fehler
Du machst einen Rundrücken, statt deinen Rumpf und oberen Rücken gerade und flach zu halten.

✔ Korrektur
Halte den Oberkörper aufrecht, indem du deine Bauchmuskeln und deine oberen und unteren Rückenmuskeln anspannst.

Der häufigste Fehler beim Rudern am tiefen Kabelzug ist das Vor- und Zurückneigen des Oberkörpers, der aber während des gesamten Bewegungsablaufs gerade und reglos bleiben muss. Dieses Schwanken tritt ein, weil die unteren Rückenmuskeln an der Rückenstreckung beteiligt sind und die Zugbewegung der oberen Rückenmuskeln übernehmen. Deshalb verringert das Vor- und Zurückneigen die positive Wirkung, die diese Übung eigentlich für die oberen Rückenmuskeln hat.

Rudern am tiefen Kabelzug

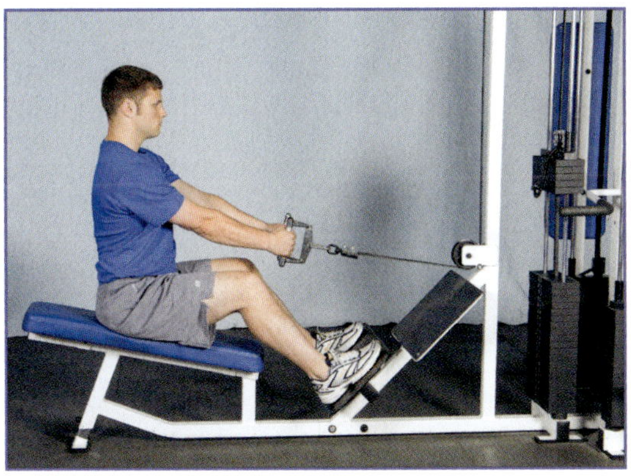

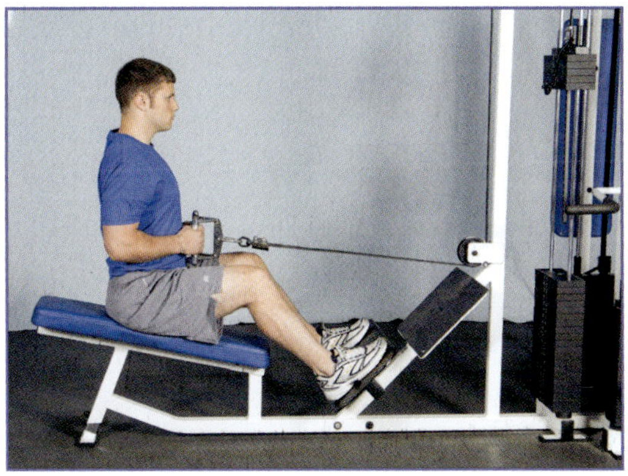

VORBEREITUNG

1. Nimm eine aufrechte Sitzhaltung ein und stelle die Füße auf die Fußplatte.
2. Halte die Knie leicht gebeugt.
3. Halte den Oberkörper aufrecht.
4. Die Ellenbogen sind vollständig gestreckt.
5. Fasse die Griffe mit einem geschlossenen Griff.

BEWEGUNG

1. Ziehe die Griffe langsam und in einer fließenden Bewegung zum Oberkörper.
2. Setze nicht den Rumpf ein, um Schwung zu holen und das Gewicht zu ziehen.
3. Atme aus, wenn sich die Griffe deinem Bauch nähern.
4. Pausiere kurz, wenn die Griffe am Rumpf sind.
5. Kehre einatmend in die Ausgangsposition zurück.
6. Fahre mit den Rück- und Vorwärtsbewegungen fort, bis der Satz abgeschlossen ist.

Latzug

Eine gängige Zusatzübung für den oberen Rücken ist der Latzug. Er ähnelt dem Klimmzug, wird aber an einem Kraftgerät oder einer Kraftstation ausgeführt.

Diese Zugübung entwickelt den oberen Rücken (Latissimus dorsi, Rautenmuskel und Trapezius) und trainiert auch einige der vorderen Oberarmmuskeln (Bizeps). Sie kann sitzend in einer Maschine oder kniend am Boden ausgeführt werden.

Setze dich in die Maschine und nimm eine aufrechte Körperhaltung ein, sodass du dem Gewichtsblock zugewandt bist. Fasse die Stange in einem mehr als schulterbreiten Obergriff. Lehne deinen Oberkörper leicht zurück und strecke die Ellenbogen vollständig aus.

Ziehe die Stange in einer fließenden Bewegung zum Gesicht, unter das Kinn und bis zur oberen Brust. Die Ellenbogen zeigen nach außen und hinten. Berühre die obere Brust mit der Stange und atme dabei aus.

Bringe die Stange in die Ausgangsposition zurück, indem du die Ellenbogen langsam streckst, damit sich die Stange nach oben bewegen kann. Senke das Gewicht kontrolliert ab; achte darauf, dass die Scheiben nicht auf den Gewichtsblock prallen. Atme ein, während du die Ellenbogen ausstreckst.

✗ Fehler
Du lehnst dich mit dem Oberkörper zurück und holst Schwung, um die Stange nach unten zu ziehen.

✔ Korrektur
Halte deinen Oberkörper während der Übung angespannt und fest. Setze deinen oberen Rücken sowie die Arm- und Schultermuskeln ein, um die Stange nach unten zu ziehen.

✗ Fehler
Das Steckgewicht fällt zu schnell nach unten und prallt auf den Gewichtsblock.

✔ Korrektur
Pausiere kurz, sobald die Stange deine Brust berührt, und führe die Stange dann langsam in die Ausgangsposition zurück. Achte auf eine kontrollierte Bewegungsausführung.

Latzug

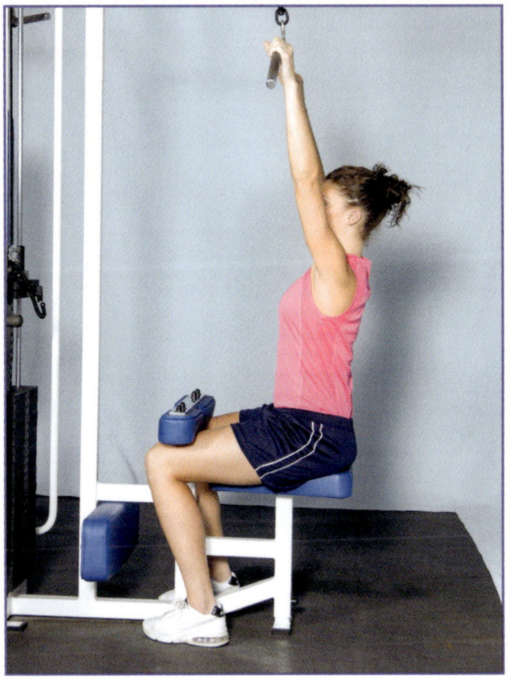

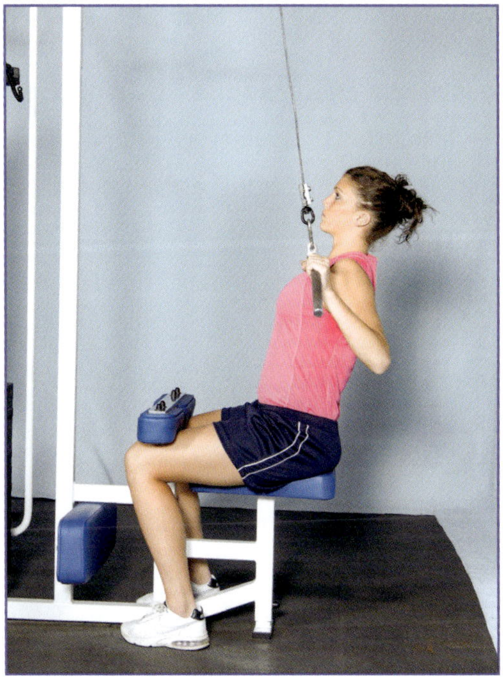

VORBEREITUNG

1. Umfasse die Stange mit einem etwas mehr als schulterbreiten Obergriff.
2. Nimm eine sitzende oder kniende Haltung ein.
3. Lehne den Oberkörper leicht zurück.
4. Halte die Ellenbogen vollständig gestreckt.

BEWEGUNG

1. Ziehe die Stange abwärts, bis sie vors Gesicht kommt.
2. Die Ellenbogen zeigen nach außen und hinten.
3. Ziehe die Stange unter das Kinn und zur oberen Brust.
4. Atme aus, wenn die Stange die Brust berührt.
5. Kehre einatmend in die Ausgangsposition zurück.
6. Fahre mit den Ab- und Aufwärtsbewegungen fort, bis der Satz abgeschlossen ist.

Facepull an der Maschine

Wenn du erfahren bist und die erforderliche Ausrüstung zur Verfügung hast, kannst du als weitere alternative Rückenübung den Facepull an der Maschine in dein Programm aufnehmen. Für diese Übung brauchst du einen höhenverstellbaren Kabelzug.

Diese Zugübung entwickelt den oberen Rücken und beansprucht auch einige der vorderen Oberarmmuskeln (Bizeps).

Fasse die Enden des Trizepsseils mit neutralem Griff und stelle dich mit dem Gesicht zur Maschine. Strecke die Ellenbogen und stelle dich weit genug von dem Gerät oder der Station weg, um das Kabel unter Spannung zu setzen. Beuge nun deine Hüften und Knie, halte den Kopf in Verlängerung zur Wirbelsäule und die Füße in einem schulterbreiten Stand flach am Boden. Behalte diese Position während der gesamten Übung bei.

Beuge die Ellenbogen in einer fließenden Bewegung, um die Enden des Trizepsseils an dein Gesicht heranzuziehen, bis die Ellenbogen parallel sind, nach außen zeigen und der Metallring in der Mitte des Seils nah am Gesicht ist. Atme bei der Zugbewegung zum Gesicht aus. Bringe das Trizepsseil durch ein langsames Strecken der Ellenbogen in die Ausgangsposition zurück. Halte das Gewicht unter Kontrolle, während die Griffe in die Ausgangsposition zurückkehren; achte darauf, dass das Steckgewicht nicht auf den Gewichtsblock prallt. Atme ein, während sich die Ellenbogen strecken.

✗ Fehler
Du verlierst während der Zugbewegung das Gleichgewicht und stolperst nach vorne.

✔ Korrektur
Verwende eine leichtere Trainingslast, beuge die Hüften etwas mehr und verlagere dein Gewicht stärker auf die Fersen.

✗ Fehler
Du ziehst die Seilgriffe nicht weit genug zurück.

✔ Korrektur
Konzentriere dich darauf, die Muskeln im oberen Rücken und in den Armen anzuspannen, bis der Metallring zwischen den beiden Griffen nah am Gesicht ist.

Facepull an der Maschine

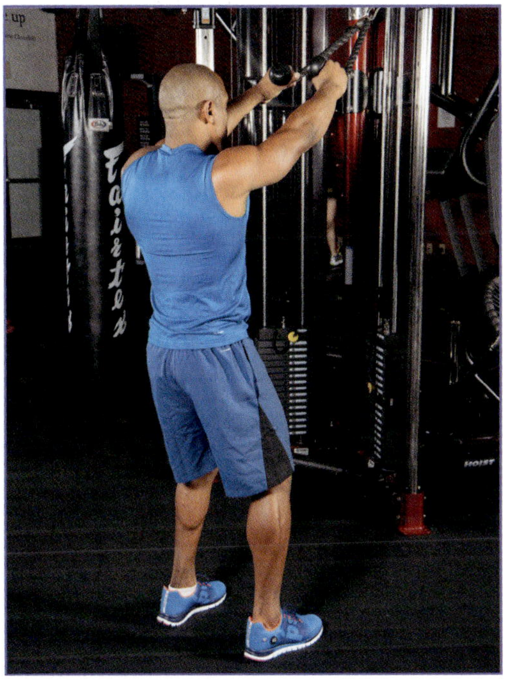

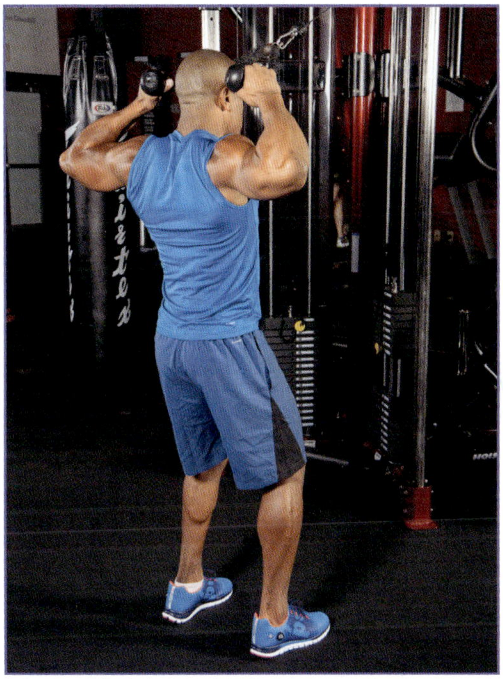

VORBEREITUNG

1. Fasse beide Seilenden mit neutralem Griff und strecke die Ellenbogen vollständig aus.
2. Nimm einen schulterbreiten Stand ein und beuge die Hüften und Knie leicht.
3. Halte während des gesamten Bewegungsablaufs den Kopf in Verlängerung zur Wirbelsäule.

BEWEGUNG

1. Ziehe die Seilenden in einer fließenden Bewegung zurück, bis der Metallring zwischen den Griffen direkt vor deiner Stirn ist.
2. Die Ellenbogen zeigen vom Körper weg und sind parallel zueinander.
3. Halte deinen Oberkörper fest und angespannt.
4. Atme während der Zugbewegung aus.
5. Kehre einatmend in die Ausgangsposition zurück.
6. Fahre mit den Rück- und Vorwärtsbewegungen fort, bis der Satz abgeschlossen ist.

Kontrollübung 1: Wähle eine Übung aus

Nachdem du mehr über die Merkmale, Techniken und Ausrüstungen in Erfahrung gebracht hast, die für die verschiedenen Übungen notwendig sind, bist du nun so weit, das Gelernte in die Praxis umzusetzen. Überlege dir, welche Hilfsmittel vor Ort zur Verfügung stehen, ob Spotter verfügbar sind, und wähle eine der folgenden Übungen für dein Programm aus:

- Vorgebeugtes Rudern (freies Gewicht)
- Rudern sitzend an der Maschine (Cam-Maschine, Kraftgerät oder Kraftstation)
- Rudern sitzend am tiefen Kabelzug (Kraftgerät oder Kraftstation)

Trage »Rücken« in die Spalte »Muskelgruppe« der Workout-Tabelle ein und schreibe den Namen der Übung in die Spalte »Übung« (siehe Seite 218). Wenn du eine oder beide Zusatzübungen machen willst, das heißt den Latzug oder den Facepull an der Maschine, trägst du diese unmittelbar nach der gewählten Rückenübung in die Workout-Tabelle ein.

ERFOLGSCHECK

✔ Prüfe, welche Ausrüstung verfügbar ist.
✔ Überlege dir, wie viel Zeit du hast.
✔ Suche dir eine Rückenübung aus und trage sie in die Workout-Tabelle ein.

Kontrollübung 2: Aufwärm- und Testlast für die Basisübungen

Dieser Praxisschritt beantwortet die Frage, welches Hantelgewicht beziehungsweise welche Last du benutzen sollst. Bestimme die Testlast, indem du den zur ausgewählten Rückenübung zugehörigen Koeffizienten bestimmst und in der Formel anwendest, die in der nachfolgenden Tabelle gezeigt wird. Runde das ermittelte Gewicht auf das nächstmögliche Hantel- oder Steckgewicht ab. Achte darauf, den für die Übung richtigen Koeffizienten zu benutzen. Als Aufwärmgewicht dient dir die Hälfte der Testlast; diese Lasten werden in den Kontrollübungen 4 und 5 verwendet.

ERFOLGSCHECK

- ✔ Bestimme deine Testlast, indem du dein Körpergewicht mit dem korrekten Koeffizienten multiplizierst.
- ✔ Bestimme dein Aufwärmgewicht, indem du deine Testlast halbierst.
- ✔ Runde deine Test- und Aufwärmlast auf das nächstmögliche Hantel- oder Steckgewicht ab.

Berechnung der Aufwärm- und Testlast für die Rückenübungen

Frau

Übung	Körpergewicht in kg		Koeffizient		Testlast	Aufwärmlast (Testlast ÷ 2)
FG – vorgebeugtes Rudern		×	0,35	=		
C/K – Rudern sitzend		×	0,14	=		
K – Rudern am tiefen Kabelzug		×	0,27	=		

Mann

Übung	Körpergewicht in kg		Koeffizient		Testlast	Aufwärmlast (Testlast ÷ 2)
FG – vorgebeugtes Rudern		×	0,60	=		
C/K – Rudern sitzend		×	0,30	=		
K – Rudern am tiefen Kabelzug		×	0,55	=		

FG = freies Gewicht, C = Cam-Maschine, K = Kraftgerät oder Kraftstation.

Anmerkung: Wenn du ein Mann bist, der über 79,5 Kilogramm wiegt, musst du als Körpergewicht 80 Kilogramm eintragen. Wenn du eine Frau bist, die über 63,5 Kilogramm wiegt, musst du als Körpergewicht 64 Kilogramm eintragen.

Kontrollübung 3: Bestimme die Testlast für den Latzug und den Facepull an der Maschine

Wenn du ein erfahrener Kraftsportler bist, der den Latzug oder den Facepull an der Maschine in sein Programm aufnehmen will, musst du dich zur Bestimmung deiner Testlast an die folgenden Empfehlungen halten. (Siehe Stufe 3, Seiten 68–69, für weitere Informationen.)

Auf der Grundlage deiner Vorerfahrungen und deines Wissens, wie viel Gewicht du heben kannst, wählst du ein Gewicht aus, mit dem dir 12 bis 15 Wiederholungen gelingen. Berechne die Aufwärmlast, indem du die Testlast mit dem Faktor 0,6 multiplizierst, und runde den ermittelten Wert auf das nächstmögliche Steckgewicht ab. Diese Last wird in Kontrollübung 4 verwendet.

ERFOLGSCHECK

- ✔ Wähle ein Gewicht, mit dem du 12 bis 15 Wiederholungen schaffst.
- ✔ Bestimme die Aufwärmlast, indem du die Testlast mit dem Faktor 0,6 multiplizierst.
- ✔ Runde die Aufwärmlast auf das nächstmögliche Steckgewicht ab.

Berechnung der Aufwärmlast für den Latzug und den Facepull

Übung	Geschätzte Testlast für 12–15 WH		Koeffizient		Aufwärmlast
K – Latzug		×	0,6	=	
K – Facepull		×	0,6	=	

K = Kraftgerät oder Kraftstation

Kontrollübung 4: Übe die korrekte Technik ein

Du absolvierst 15 Wiederholungen mit der Aufwärmlast, die du in Kontrollübung 2 (vorgebeugtes Rudern, Rudern sitzend an der Maschine oder Rudern am tiefen Kabelzug) oder in Kontrollübung 3 (Latzug oder Facepull an der Maschine) bestimmt hast. Wenn du ein erprobter Kraftsportler bist, der den Latzug oder den Facepull an der Maschine in sein Programm aufnehmen will, setzt du diese Übung an den Schluss.

Sieh dir die Fotos und Übungsbeschreibungen noch einmal an und konzentriere dich auf die korrekte Griffhaltung und Körperposition. Präge dir das Bewegungsmuster von Anfang bis Ende gut ein. Führe die Bewegung langsam und kontrolliert aus und erinnere dich daran, den Scheitelpunkt ausatmend zu überwinden. Bitte eine qualifizierte Person, deine Technik zu prüfen und gegebenenfalls zu korrigieren.

ERFOLGSCHECK

- ✔ Prüfe das Bewegungsmuster.
- ✔ Checke die Geschwindigkeit.
- ✔ Kontrolliere deine Atmung.

Kontrollübung 5: Bestimme die Trainingslast

Dieser Praxisschritt hilft dir, eine geeignete Trainingslast zu bestimmen, damit du die erforderlichen 12 bis 15 Wiederholungen schaffst. Für die Basisübungen absolvierst du mit der in Übung 2 berechneten Testlast so viele Wiederholungen wie möglich. Achte darauf, die Wiederholungen technisch korrekt auszuführen. Beim vorgebeugten Rudern musst du dich vergewissern, dass deine Hüften tiefer als dein Rücken sind und die Hantelstange deine Brust etwa auf Höhe der Brustwarzen berührt.

Wenn du mit der Testlast 12 bis 15 Wiederholungen schaffst, verwendest du sie als dein Trainingsgewicht. Trage dieses Gewicht als Trainingslast für diese Übung in die Workout-Tabelle ein (siehe Seite 218). Falls dir keine 12 bis 15 Wiederholungen gelingen, machst du mit Kontrollübung 6 weiter, um die Last anzupassen.

ERFOLGSCHECK

- ✔ Prüfe, ob du die korrekte Last benutzt.
- ✔ Achte bei jeder Wiederholung auf eine korrekte und sichere Technik.

Kontrollübung 6: Nimm bei Bedarf eine Anpassung der Last vor

Wenn du keine zwölf Wiederholungen mit der Testlast schaffst, ist das Gewicht zu schwer und du musst es reduzieren. Gelingen dir hingegen mehr als 15 Wiederholungen, ist die Testlast zu leicht und du musst sie erhöhen. In der folgenden Tabelle siehst du, welche Anpassung du vornehmen und welche Formel du dabei anwenden musst.

ERFOLGSCHECK

✔ Prüfe, ob du die Tabelle für die Anpassung der Trainingslast korrekt anwendest.
✔ Trage deine Trainingslast in die Workout-Tabelle ein (siehe Seite 218).

Anpassung der Trainingslast für die Rückenübungen

Abgeschlossene Wiederholungen	Anpassung
≤7	-6 kg
8–9	-4 kg
10–11	-2 kg
12–15	Keine Anpassung erforderlich
16–17	+2 kg
18–19	+4 kg
≥20	+6 kg

Testlast		Anpassung		Trainingslast
	+		=	

Erfolgscheckliste für Rückenübungen

In dieser Stufe musstest du eine Rückenübung auswählen, für die dir die nötige Ausrüstung zur Verfügung steht und die du durch eine Zusatzübung ergänzen kannst, falls du schon eine Weile trainierst. Die korrekte Griffhaltung, die richtige Körperposition, das angemessene Bewegungs- und Atemmuster sowie die geeigneten Aufwärm- und Trainingslasten werden deinen Erfolg maximieren.

Nachdem du deine Trainingslast bestimmt und in deine Workout-Tabelle eingetragen hast, bist du bereit für Stufe 6. In dieser Stufe lernst du Übungen für die Entwicklung der Schultermuskeln kennen. Du hast die Auswahl zwischen drei Basisübungen und einer Zusatzübung, deren Ausführung ausführlich beschrieben wird.

Bevor du die nächste Stufe erklimmst

Beantworte die folgenden Fragen ehrlich. Wenn du sie alle mit Ja beantworten kannst, bist du bereit für Stufe 6.

1. Hast du eine Basisübung für den Rücken ausgewählt? Wenn du ein erfahrener Kraftsportler bist: Willst du zusätzlich den Latzug oder den Facepull an der Maschine ausführen?
2. Hast du deine Übungsauswahl in die Workout-Tabelle eingetragen?
3. Hast du die Aufwärm- und Trainingslast für die ausgewählten Übungen bestimmt?
4. Hast du die Trainingslasten in die Workout-Tabelle eingetragen?
5. Hast du die korrekte Technik für die ausgewählten Übungen erlernt?

Stufe

6

Übungen für die Schultern

Druckübungen über Kopf mit freien Gewichten, an einem Kraftgerät mit Kabelzug oder Kippmechanismus oder an einer Cam-Maschine eignen sich bestens, um den vorderen, mittleren und hinteren Bereich der Schultern beziehungsweise der Deltamuskeln sowie den Trizeps zu entwickeln. Diese Übungen tragen zu einem stabilen Schultergelenk bei und helfen, die Kraft von Brust, Nacken und oberen Rückenmuskeln in einem ausgewogenen Verhältnis zu halten.

Das Schulterdrücken im Stehen mit freiem Gewicht, manchmal auch als Military-Press, Frontdrücken oder Nackendrücken bezeichnet, wird allgemein als die beste Schulterübung betrachtet, obwohl das aufrechte Rudern eine gute Alternative ist, weil es den Trizeps nicht beansprucht (und damit auch nicht erschöpft).

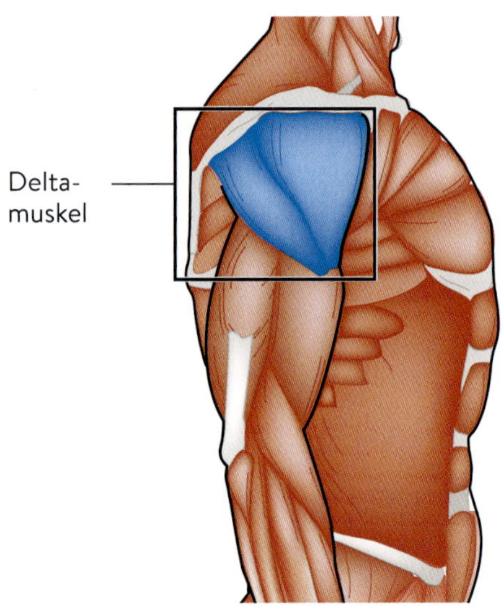

Anatomie der Schulter

Mit Freigewichten kannst du zwischen Schulterdrücken, aufrechtem Rudern oder dem Landmine-Press für deine Schulterentwicklung wählen. Wenn dir eine Maschine mit festem oder variablem Widerstand zur Verfügung steht, kannst du das Maschinendrücken sitzend absolvieren, um deine Schultern aufzubauen. In beiden Übungen kommen beinahe dieselben Bewegungsmuster vor, aber die Geräte unterscheiden sich in ihrer Bauart.

Schulterdrücken stehend

Bevor du mit dieser Übung beginnst, legst du die Langhantel in ein Squat-Rack.

Fasse die Langhantel mit einem etwas mehr als schulterbreiten Obergriff, sodass deine Hände gleich weit von der Hantelmitte entfernt sind. Deine Ellenbogen befinden sich unter der Hantelstange und deine Handgelenke sind leicht gestreckt. Die Hantel sollte auf deinen Schultern, Schlüsselbeinen und Händen ruhen (Abbildung Seite 118). Drücke die Hantel langsam oder mit moderater Geschwindigkeit in einer geraden Linie über deine Schultern, bis deine Ellenbogen vollständig gestreckt sind. Du musst deinen Kopf leicht nach hinten bewegen, wenn die Hantel in der Auf- und Abwärtsbewegung das Kinn passiert; ansonsten bleibt dein Kopf während der gesamten Übung in neutraler Position. Vermeide es, dich nach hinten zu lehnen oder die Wirbelsäule zu überstrecken, vor allem in der Aufwärtsbewegung.

Pausiere kurz in der oberen Endposition und führe die Hantel anschließend langsam in die Ausgangsposition zurück. Achte darauf, dass die Hantel nicht gegen deine obere Brust oder die vordere Schulterpartie stößt. Atme beim Absenken der Hantel ein und atme aus, wenn sie in der Aufwärtsbewegung den Scheitelpunkt überwindet.

✗ **Fehler**
Dein Griff ist zu breit oder ungleichmäßig.

✓ **Korrektur**
Vergewissere dich, dass deine Hände schulterbreit auseinander und in gleichem Abstand zur Hantelmitte sind.

✗ **Fehler**
Du beginnst die Aufwärtsbewegung, indem du leicht in die Knie gehst (erst eine Flexion, dann eine schnelle Extension).

✓ **Korrektur**
Halte die Knie in der Ausgangsposition vollständig gestreckt und behalte diese Position in der Auf- und Abwärtsbewegung der Hantel bei.

Schulterdrücken stehend

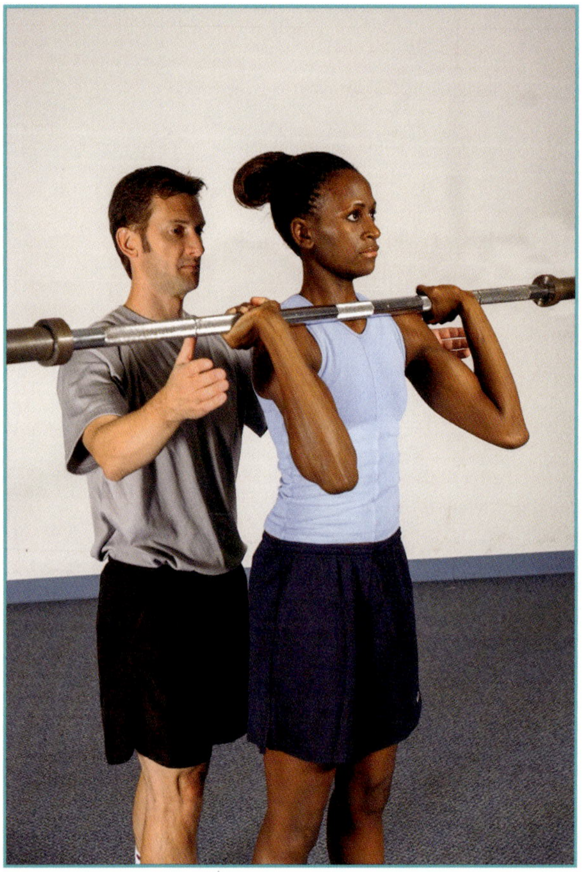

VORBEREITUNG

Trainierender

1. Umfasse die Langhantel mit einem Obergriff; deine Hände sind schulterbreit oder etwas weiter auseinander und gleich weit von der Hantelmitte entfernt.
2. Halte den Kopf aufrecht und richte den Blick gerade nach vorne.
3. Bringe die Ellenbogen unter die Hantelstange und strecke die Handgelenke.
4. Halte die Hantel in den Händen und lege sie auf den Schultern und Schlüsselbeinen ab.

Spotter

1. Stelle dich möglichst dicht hinter deinen Partner, ohne ihn zu berühren.
2. Beobachte die Hantel.
3. Nimm einen schulterbreiten Stand ein.

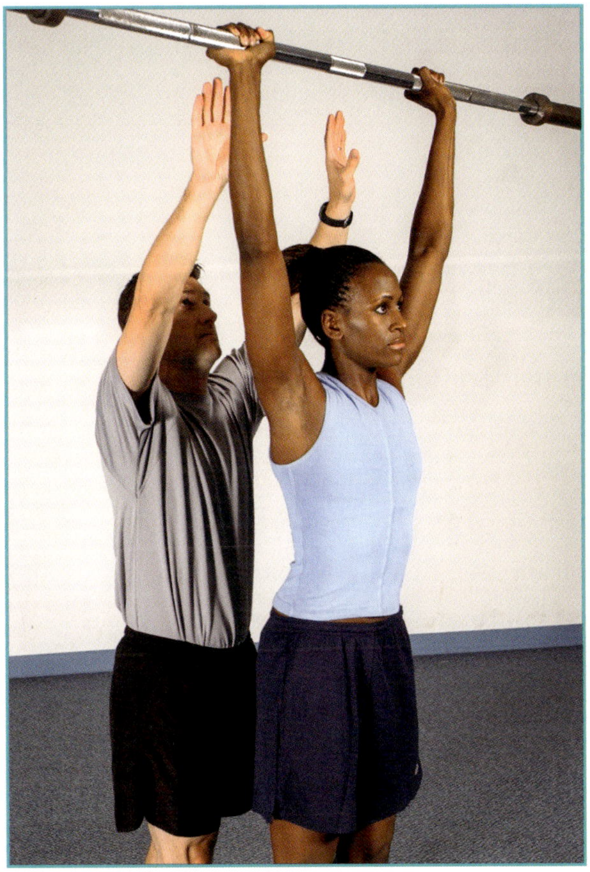

BEWEGUNG

Trainierender

1. Drücke die Hantel gerade nach oben.
2. Halte den Oberkörper aufrecht.
3. Atme aus, wenn du den Scheitelpunkt passierst.
4. Pausiere kurz in der oberen Endposition.
5. Kehre einatmend in die Ausgangsposition zurück.
6. Fahre mit den Auf- und Abwärtsbewegungen fort, bis der Satz abgeschlossen ist.
7. Signalisiere nach der letzten Wiederholung mit »Okay«, dass du fertig bist.

Spotter

1. Halte die Hände nah an der Hantel und beobachte ihre Bewegung.
2. Greife nur ein, wenn es nötig ist.
3. Weise deinen Partner darauf hin, sich nicht zurückzulehnen oder die Luft anzuhalten.

✗ **Fehler**
Du hältst die Augen während der Übung geschlossen.

✔ **Korrektur**
Fixiere ein Objekt, das sich in gerader Linie vor dir befindet, vor allem, wenn du den Scheitelpunkt erreichst.

✗ **Fehler**
Du streckst deine Arme nicht gleichmäßig.

✔ **Korrektur**
Achte darauf, dass sich beide Arme synchron bewegen, indem du dich visuell und mental auf den langsameren Arm konzentrierst.

Der häufigste Fehler beim Schulterdrücken ist, dass die Trainierenden sich mit dem Oberkörper nach hinten lehnen; das passiert normalerweise am Scheitelpunkt. Dies sollte vermieden werden, weil der untere Rücken dabei überlastet wird. Merke dir: *Oberkörper, Kopf und Hantelstange bilden eine gerade, senkrechte Linie.*

Maschinendrücken sitzend

Setze dich in die Cam-Maschine und lehne deinen Rücken gegen das Polster; deine Schultern sind direkt unter den Griffen und deine Füße flach am Boden. Fasse die Griffe mit einem geschlossenen Griff.

In dieser Position drückst du die Griffe langsam und kontrolliert aufwärts, bis deine Ellenbogen ausgestreckt sind. Atme aus, wenn du den Scheitelpunkt überwindest. Halte in der oberen Endposition kurz inne und kehre einatmend in die Ausgangsposition zurück. Viele Trainierende machen beim Maschinendrücken sitzend den Fehler, beim Erreichen des Scheitelpunkts den unteren Rücken zu überstrecken. Der Rücken sollte flach gegen das Poster gedrückt sein, da ein Hohlkreuz den unteren Rücken zu stark belastet. Konzentriere dich darauf, dein Gesäß nicht zu bewegen und bleibe mit deinem unteren Rücken stets in Kontakt mit dem Polster.

✗ **Fehler**
Dein Rücken berührt das Rückenpolster nicht.

✓ **Korrektur**
Rutsche auf dem Sitz ganz nach hinten, bis dein unterer Rücken gegen das Polster gepresst ist.

✗ **Fehler**

Du hältst am Scheitelpunkt die Luft an.

✓ **Korrektur**

Atme aus, sobald sich deine Ellenbogen der gestreckten Position nähern.

Maschinendrücken sitzend

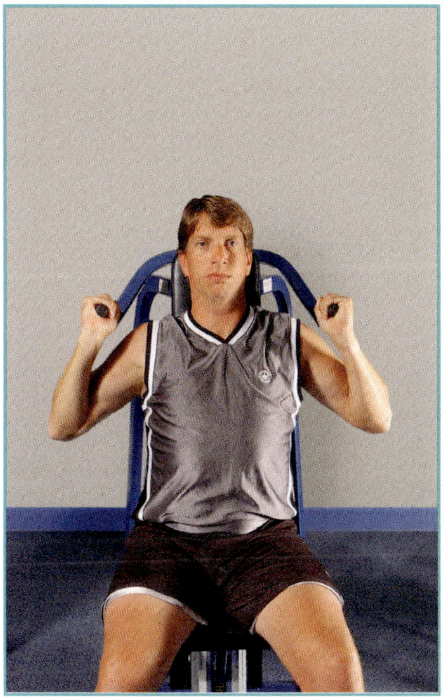

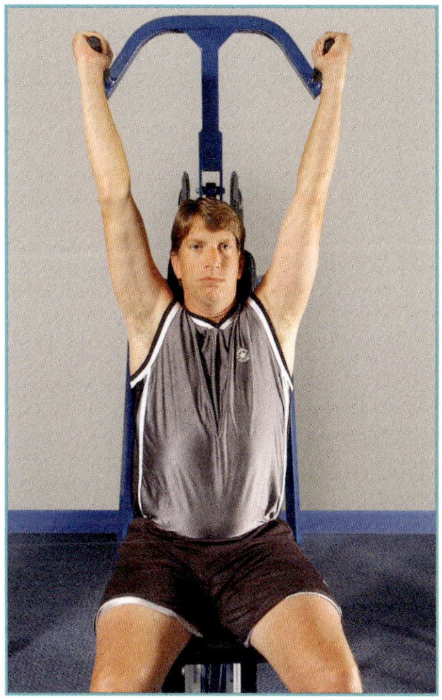

VORBEREITUNG

1. Setze dich in das Gerät und lehne dich mit dem Rücken gegen das Polster.
2. Fasse die Griffe mit einem geschlossenen Griff.
3. Stelle die Füße flach auf den Boden.

BEWEGUNG

1. Drücke aufwärts, bis die Ellenbogen ausgestreckt sind.
2. Vergewissere dich, dass die Ellenbogen direkt unter den Handgelenken sind und dein Oberkörper aufrecht ist.
3. Atme aus, wenn du in der Aufwärtsbewegung den Scheitelpunkt passierst.
4. Halte in der oberen Endposition kurz inne.
5. Kehre einatmend in die Ausgangsposition zurück.
6. Fahre mit den Auf- und Abwärtsbewegungen fort, bis der Satz abgeschlossen ist.

Schulterdrücken an der Maschine

Setze dich mit geradem Rücken so in das Kraftgerät oder in die Kraftstation, dass deine vordere Schulterpartie direkt unter den Griffen ist und deine Füße flach am Boden sind. Fasse die Griffe mit einem geschlossenen und etwas mehr als schulterbreiten Griff.

Drücke die Griffe hoch, bis deine Ellenbogen vollständig gestreckt sind. Deine Schultern befinden sich während der gesamten Übung stets direkt unter den Griffen. Halte den unteren Rücken flach gegen das Polster gepresst. Atme aus, wenn deine Ellenbogen den Scheitelpunkt passieren und fast ausgestreckt sind. Halte in der oberen Endposition mit gestreckten Ellenbogen inne und kehre langsam in die Ausgangsposition zurück.

Die beiden häufigsten Fehler beim Schulterdrücken an der Maschine sind die Überstreckung des unteren Rückens (Hohlkreuz) und das Misslingen, die Griffe auf Schulterhöhe zu senken. Halte den Rücken gerade, indem du einen aufrechten Sitz einnimmst und dabei deine Bauchmuskeln und die Muskeln des unteren Rückens anspannst. Merke dir: *Oberkörper, Kopf und Gesäß bilden eine gerade, senkrechte Linie.*

Wenn du es nicht schaffst, die Griffe in die Ausgangsposition zu senken, nutzt du nicht den vollen Bewegungsumfang deiner Schultermuskulatur, wodurch sie nicht optimal entwickelt wird. Versuche, die Griffe so abzusenken, dass die Steckgewichte den Gewichtsblock nur leicht berühren. Damit die Scheiben nicht aufeinanderprallen, musst du den Schwung der Abwärtsbewegung kontrollieren und auf Schulterhöhe stoppen, bevor du die Griffe in der nächsten Wiederholung wieder nach oben drückst.

✗ **Fehler**
Du hältst die Luft an.

✓ **Korrektur**
Atme aus, wenn die Griffe den Scheitelpunkt erreichen.

Schulterdrücken an der Maschine

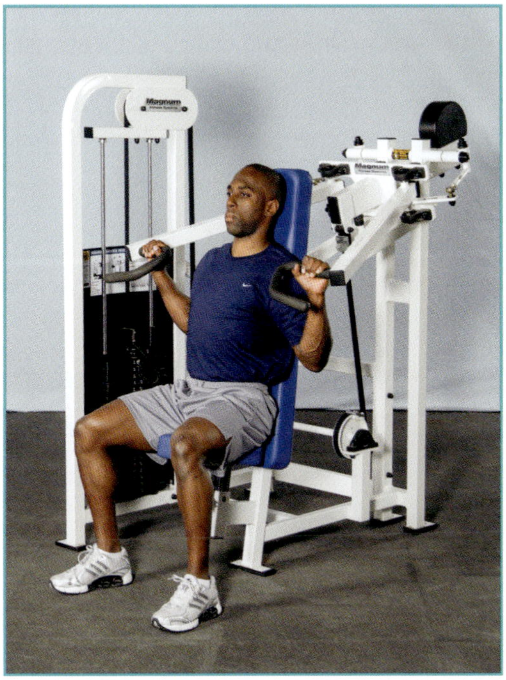

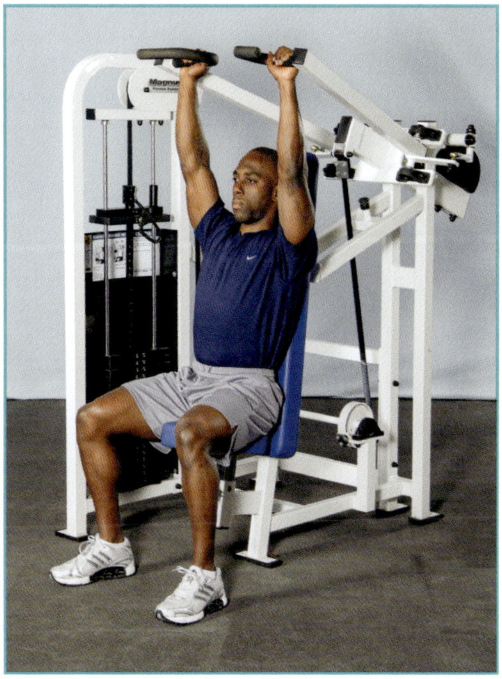

VORBEREITUNG

1. Setze dich mit aufrechtem Oberkörper in die Maschine, damit die Vorderseite deiner Schultern direkt unter den Griffen ist.
2. Fasse die Griffe mit einem geschlossenen, etwa schulterbreiten Griff.
3. Stelle die Füße flach auf den Boden.

BEWEGUNG

1. Drücke die Griffe aufwärts, bis die Ellenbogen vollständig gestreckt sind.
2. Halte den Rumpf aufrecht.
3. Atme in der Aufwärtsbewegung aus.
4. Halte kurz an.
5. Kehre einatmend in die Ausgangsposition zurück.
6. Fahre mit den Auf- und Abwärtsbewegungen fort, bis der Satz abgeschlossen ist.

Aufrechtes Rudern

Solltest du ein routinierter Kraftsportler sein, der für eine zweite Schulterübung bereit ist, kannst du das aufrechte Rudern oder den Landmine-Press in dein Programm aufnehmen.

Das aufrechte Rudern entwickelt auch die Deltamuskeln, unterscheidet sich aber von anderen Schulterübungen, weil man dabei eine Zugbewegung ausführt und den Trizeps nicht beansprucht. Man kann diese Übung mit einer Langhantel, mit Kurzhanteln oder am tiefen Kabelzug absolvieren; in der Abbildung auf Seite 125 wird eine Langhantel benutzt.

Fasse die Langhantel mit einem Obergriff; dabei müssen deine Hände etwa 15 bis 20 Zentimeter auseinander sein. Nimm einen aufrechten Stand ein, halte die Arme gerade und die Füße schulterbreit auseinander; die Hantel ruht auf den Oberschenkeln. (Siehe Stufe 2, Seite 54, für weitere Informationen über das Heben der Hantel vom Boden zu den Oberschenkeln.)

Ziehe die Hantel an Bauch und Brust entlang aufwärts, dabei sind deine Ellenbogen höher als die Handgelenke und zeigen nach außen. Ziehe die Hantel nach oben, bis deine Ellenbogen auf Schulterhöhe sind, und atme aus, wenn sich die Hantel deinen Schultern nähert. Pausiere kurz in der oberen Endposition.

Atme ein, wenn du die Hantel in einer fließenden Bewegung zurück in die Ausgangsposition absenkst. Halte in der unteren Endposition kurz inne, bevor du mit der nächsten Wiederholung beginnst.

✗ **Fehler**
Du lässt die Ellenbogen unter die Handgelenke sinken.

✓ **Korrektur**
Achte darauf, dass die Ellenbogen oben bleiben, wenn du die Hantel hebst.

✗ **Fehler**
Du lässt die Hantel zu schnell in die Ausgangsposition sinken.

✓ **Korrektur**
Halte in der oberen Endposition kurz an und führe die Hantel langsam in die Ausgangsposition zurück.

Aufrechtes Rudern

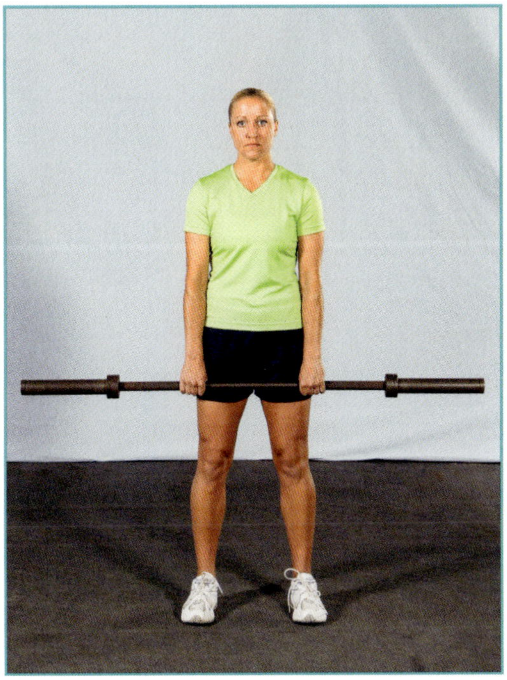

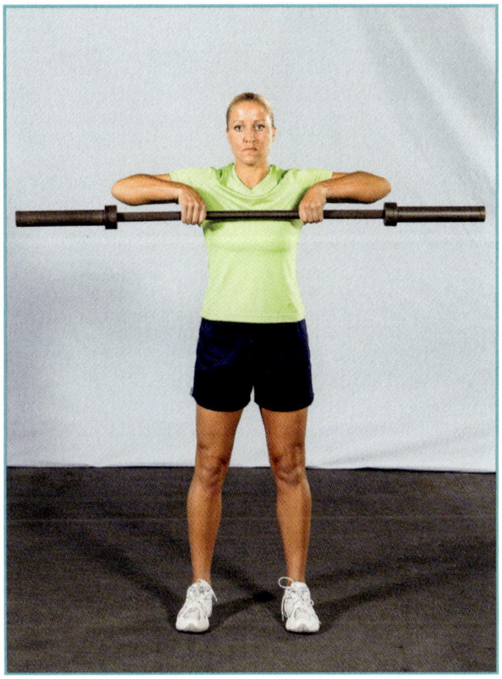

VORBEREITUNG

1. Umfasse die Hantelstange mit einem Obergriff.
2. Die Hände sind 15 bis 20 Zentimeter auseinander.
3. Halte den Oberkörper aufrecht.
4. Nimm einen schulterbreiten Stand ein.
5. Strecke die Ellenbogen vollständig.
6. Die Hantel ruht auf den Oberschenkeln.

BEWEGUNG

1. Ziehe die Hantel am Bauch entlang zur Brust.
2. Die Ellenbogen zeigen nach außen und befinden sich über den Handgelenken.
3. Ziehe so lange weiter, bis die Ellenbogen auf Schulterhöhe sind.
4. Atme aus, wenn sich die Hantel den Schultern nähert.
5. Halte in der oberen Endposition kurz inne.
6. Kehre einatmend in die Ausgangsposition zurück.
7. Fahre mit den Auf- und Abwärtsbewegungen fort, bis der Satz abgeschlossen ist.

Landmine-Press

Der Landmine-Press dient hauptsächlich der Entwicklung der Schultermuskulatur, aber auch der Deltamuskeln und des Trizepses. Da es bei dieser Übung wichtig ist, das Gleichgewicht zu halten, ist sie für erfahrene Sportler besser geeignet. Sie kann stehend oder kniend mit einer Langhantel ausgeführt werden, entweder in einem schulterbreiten Parallelstand oder in Schrittstellung. Für das isolierte Training der Schultermuskeln scheint jedoch der Halbkniestand am besten geeignet zu sein (Abbildung Seite 127).

Nimm einen Halbkniestand ein; dabei ist das hintere Knie auf einem Polster abgelegt und das vordere Knie im 90-Grad-Winkel gebeugt. Der vordere Fuß steht flach auf dem Boden. Halte in dieser Position die am Boden fixierte Langhantel an ihrem freien oberen Ende mit einem Obergriff und hebe sie auf Schulterhöhe. Zu Beginn der Übung musst du die Langhantel direkt vor deinen Unterarm bringen, dich nach vorne lehnen und sie über den Kopf drücken, bis der Ellenbogen ausgestreckt ist. An diesem Punkt sollten das hintere Knie, die Hüfte und die Schulter derselben Körperseite mit dem Kopf und der über Kopf gehaltenen Hand eine gerade Linie bilden. Atme aus, wenn du die Hantel über Kopf drückst. Um in die Ausgangsposition zurückzukehren, beugst du den Ellenbogen langsam, bis die Hand wieder auf Schulterhöhe sinkt. Atme in der Abwärtsbewegung ein. Nachdem du einen Satz abgeschlossen hast, wechselst du vorderes und hinteres Bein und wiederholst die Auf- und Abwärtsbewegungen mit dem anderen Arm.

✗ **Fehler**
Es fällt dir schwer, während der Übung das Gleichgewicht zu halten.

✓ **Korrektur**
Greife die Hantel so, dass Handgelenk, Unterarm und Schulter hinter der Hantel eine gerade Linie bilden.

✗ **Fehler**
Dein Ellenbogen streckt sich am Ende der Über-Kopf-Bewegung nicht vollständig.

✓ **Korrektur**
Konzentriere dich mehr darauf, dich nach vorne zu lehnen, statt gerade nach oben zu drücken.

Landmine-Press

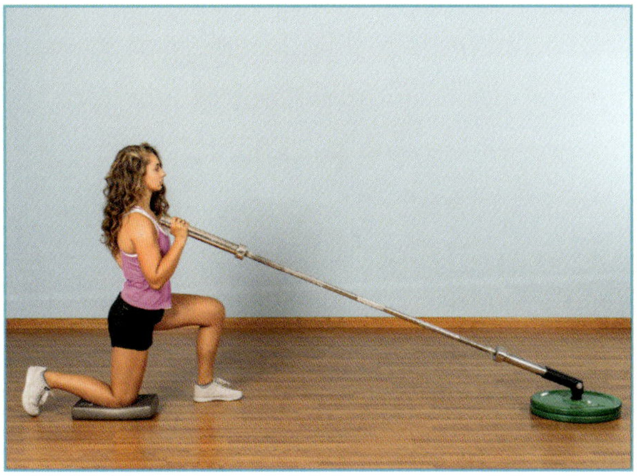

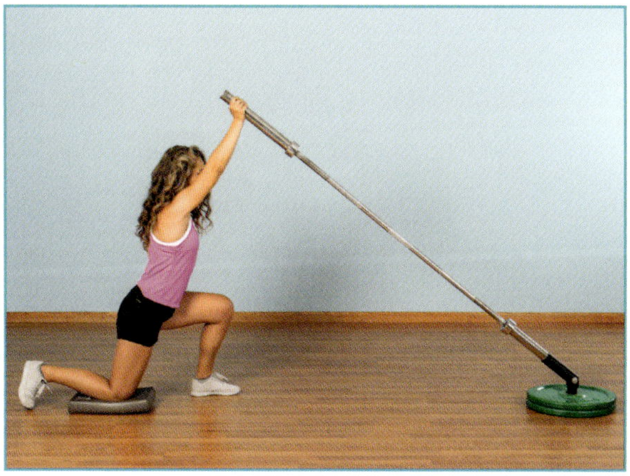

VORBEREITUNG

1. Das untere Ende der Langhantel ist fest am Boden fixiert.
2. Gehe in den Halbkniestand und lege das hintere Knie auf einem Polster ab.
3. Das vordere Knie ist im 90-Grad-Winkel gebeugt, der vordere Fuß steht flach am Boden.
4. Fasse das obere Ende der Langhantel mit Obergriff.
5. Bringe die Langhantel auf Schulterhöhe.

BEWEGUNG

1. Lehne dich nach vorne, während du die Hantel über Kopf drückst.
2. Drücke sie so weit nach oben, bis die Ellenbogen vollständig gestreckt sind.
3. Wenn der Arm über dem Kopf ist, bildest du von der aktiven Hand bis zum hinteren Knie eine gerade Linie.
4. Atme aus, wenn du die Langhantel über Kopf drückst, und atme in der Abwärtsbewegung ein.

Kontrollübung 1: Wähle eine Übung aus

Nachdem du mehr über die Merkmale, Techniken und Ausrüstungen in Erfahrung gebracht hast, die für die verschiedenen Übungen notwendig sind, bist du nun so weit, das Gelernte in die Praxis umzusetzen. Überlege dir, welche Hilfsmittel vor Ort zur Verfügung stehen, ob Spotter verfügbar sind, und wähle eine der folgenden Übungen für dein Programm aus:

- Schulterdrücken stehend (freies Gewicht)
- Maschinendrücken sitzend (Cam-Maschine)
- Schulterdrücken an der Maschine (Kraftgerät oder Kraftstation)

Trage »Schultern« in die Spalte »Muskelgruppe« der Workout-Tabelle ein und schreibe den Namen der Übung in die Spalte »Übung« (siehe Seite 218). Wenn du eine oder beide Zusatzübungen machen willst, das aufrechte Rudern oder den Landmine-Press, trägst du diese unmittelbar nach der gewählten Schulterübung in die Workout-Tabelle ein.

ERFOLGSCHECK

✔ Prüfe, welche Ausrüstung verfügbar ist.
✔ Überlege dir, ob du einen Spotter brauchst und ob eine qualifizierte Person vor Ort ist.
✔ Überlege dir, wie viel Zeit du hast.
✔ Suche dir eine Schulterübung aus und trage sie in die Workout-Tabelle ein.

Kontrollübung 2: Aufwärm- und Testlast für die Basisübungen

Dieser Praxisschritt beantwortet die Frage, welches Hantelgewicht beziehungsweise welche Last du benutzen solltest. Bestimme die Testlast, indem du den zur ausgewählten Schulterübung zugehörigen Koeffizienten bestimmst und in der Formel anwendest, die in der folgenden Tabelle gezeigt wird. (Siehe Stufe 3, Seiten 68–69 für weitere Informationen zur Anwendung dieser Formel.) Runde das ermittelte Gewicht auf das nächstmögliche Hantel- oder Steckgewicht ab. Achte darauf, den für die Übung richtigen Koeffizienten zu benutzen. Verwende als Aufwärmgewicht die Hälfte der Testlast. Diese Lasten werden in den Kontrollübungen 4 und 5 verwendet.

ERFOLGSCHECK

- ✔ Bestimme deine Testlast, indem du dein Körpergewicht mit dem korrekten Koeffizienten multiplizierst.
- ✔ Bestimme dein Aufwärmgewicht, indem du deine Testlast halbierst.
- ✔ Runde deine Test- und Aufwärmlast auf das nächstmögliche Hantel- oder Steckgewicht ab.

Berechnung der Aufwärm- und Testlast für die Schulterübungen

Frau

Übung	Körpergewicht in kg		Koeffizient		Testlast	Aufwärmlast (Testlast ÷ 2)
FG – Schulterdrücken stehend		×	0,22	=		
C – Maschinendrücken sitzend		×	0,25	=		
K – Schulterdrücken an der Maschine		×	0,15	=		

Mann

Übung	Körpergewicht in kg		Koeffizient		Testlast	Aufwärmlast (Testlast ÷ 2)
FG – Schulterdrücken stehend		×	0,38	=		
C – Maschinendrücken sitzend		×	0,40	=		
K – Schulterdrücken an der Maschine		×	0,35	=		

FG = freies Gewicht, C = Cam-Maschine, K = Kraftgerät oder Kraftstation.
Anmerkung: Wenn du ein Mann bist, der über 79,5 Kilogramm wiegt, musst du als Körpergewicht 80 Kilogramm eintragen. Wenn du eine Frau bist, die über 63,5 Kilogramm wiegt, musst du als Körpergewicht 64 Kilogramm eintragen.

Kontrollübung 3: Bestimme die Testlast für das aufrechte Rudern und den Landmine-Press

Wenn du ein routinierter Kraftsportler bist, der das aufrechte Rudern oder den Landmine-Press in sein Programm aufnehmen will, hältst du dich an die folgenden Empfehlungen zur Bestimmung der Testlast. (Siehe Stufe 3, Seiten 68–69 für weitere Informationen.)

Auf der Grundlage deiner Vorerfahrungen und deines Wissens, wie viel Gewicht du heben kannst, wählst du ein Gewicht aus, mit dem du 12 bis 15 Wiederholungen absolvieren kannst. Berechne die Aufwärmlast, indem du die Testlast mit dem Faktor 0,6 multiplizierst, und runde den ermittelten Wert auf das nächstmögliche Hantelgewicht ab (Tabelle Seite 131). Diese Last wird in Kontrollübung 4 verwendet.

ERFOLGSCHECK

- ✔ Wähle ein Gewicht, mit dem du 12 bis 15 Wiederholungen schaffst.
- ✔ Bestimme das Aufwärmgewicht, indem du die Testlast mit dem Faktor 0,6 multiplizierst.
- ✔ Runde das Aufwärmgewicht auf das nächstmögliche Hantelgewicht ab.

Berechnung der Aufwärmlast

Übung	Geschätzte Testlast für 12–15 WH		Koeffizient		Aufwärmlast
FG - aufrechtes Rudern		×	0,6	=	
FG -Landmine-Press		×	0,6	=	

Kontrollübung 4: Übe die korrekte Technik ein

Du absolvierst 15 Wiederholungen mit der Aufwärmlast, die du in Kontrollübung 2 oder 3 bestimmt hast. Falls du ein erfahrener Kraftsportler bist, der das aufrechte Rudern oder den Landmine-Press in sein Programm aufnehmen möchte, setzt du diese Übung an den Schluss.

Sieh dir die Fotos und Übungsbeschreibungen noch einmal an und konzentriere dich auf die korrekte Griffhaltung und Körperposition. Führe die Bewegung langsam und kontrolliert aus und erinnere dich daran, den Scheitelpunkt ausatmend zu überwinden.

Wenn du das Schulterdrücken stehend ausgewählt hast, brauchst du einen Spotter; du wirst bei dieser Übung ebenfalls das Spotten üben müssen.

ERFOLGSCHECK

- ✔ Achte beim Schulterdrücken stehend darauf, bei jeder Wiederholung die Hantel sauber in die Ablage zu bringen.
- ✔ Prüfe das Bewegungsmuster, die Geschwindigkeit und die Atmung.

Kontrollübung 5: Bestimme die Trainingslast

Dieser Praxisschritt hilft dir, eine geeignete Trainingslast zu bestimmen, damit dir die erforderlichen 12 bis 15 Wiederholungen gelingen. Für die Basisübungen absolvierst du mit der in Kontrollübung 2 berechneten Testlast so viele Wiederholungen wie möglich.

Gelingen dir mit der Testlast 12 bis 15 Wiederholungen, verwendest du sie als dein Trainingsgewicht. Trage dieses Gewicht als Trainingslast für diese Übung in die Workout-Tabelle ein (siehe Seite 218). Wenn du keine 12 bis 15 Wiederholungen schaffst, machst du mit Kontrollübung 6 weiter, um die Last anzupassen.

ERFOLGSCHECK

- ✔ Prüfe, ob du die korrekte Last benutzt.
- ✔ Achte bei jeder Wiederholung auf eine korrekte und sichere Technik.

Kontrollübung 6: Nimm bei Bedarf eine Anpassung der Last vor

Falls du keine zwölf Wiederholungen mit der Testlast schaffst, ist die Last zu schwer und du musst sie reduzieren. Gelingen dir hingegen mehr als 15 Wiederholungen, ist die Testlast zu leicht und du musst sie erhöhen.

ERFOLGSCHECK

- ✔ Prüfe, ob du die Tabelle für die Anpassung der Trainingslast korrekt anwendest.
- ✔ Trage deine Trainingslast in die Workout-Tabelle ein (siehe Seite 218).

Anpassung der Trainingslast für die Schulterübungen

Abgeschlossene Wiederholungen	Anpassung
≤7	-6 kg
8–9	-4 kg
10–11	-2 kg
12–15	Keine Anpassung erforderlich

16–17	+2 kg
18–19	+4 kg
≥20	+6 kg

Testlast		Anpassung		Trainingslast
	+		=	

Erfolgscheckliste für Schulterübungen

In dieser Stufe musstest du eine Schulterübung auswählen, für die dir die nötige Ausrüstung zur Verfügung steht und die du durch eine Zusatzübung ergänzen kannst, falls du schon länger Kraftsport betreibst.

Bevor du die nächste Stufe erklimmst

Beantworte die folgenden Fragen ehrlich. Wenn du sie alle mit Ja beantworten kannst, bist du bereit für Stufe 7.

1. Hast du eine Basisübung für den Rücken ausgewählt? Willst du zusätzlich das aufrechte Rudern oder den Landmine-Press in dein Programm aufnehmen?
2. Hast du deine Übungsauswahl in die Workout-Tabelle eingetragen?
3. Hast du die Aufwärm- und Trainingslast für die Übungen bestimmt?
4. Hast du die Trainingslasten in die Workout-Tabelle eingetragen?
5. Hast du die korrekte Technik für die ausgewählten Übungen erlernt?
6. Hast du einen Spotter gefunden? Hast du selbst die korrekten Spotting-Techniken erlernt?

Stufe

7

Übungen für die Oberarme

Übungen, die die beiden Muskelgruppen des Oberarms entwickeln, sind sehr beliebt, vor allem bei Einsteigern, die gerade erst mit dem Krafttraining anfangen. Diese Muskeln sprechen schnell an, wenn sie korrekt trainiert werden, und Veränderungen in diesem Muskelbereich fallen schneller und häufiger auf als Veränderungen an anderen Körperstellen. Der vordere (*anterior*) und hintere (*posterior*) Anteil des Oberarms ist der Bizeps (der traditionelle »Zeig mir deine Muckis«-Muskel) beziehungsweise der Trizeps.

Der Bizeps-Curl mit freiem Gewicht, der alternierende Kurzhantel-Bizeps-Curl oder der ähnliche Hammer-Curl mit Kurzhantel, der Scott-Curl an der Maschine (Cam-Maschine oder Kraftgerät beziehungsweise Kraftstation) und der Bizeps-Curl am tiefen Kabelzug (Kraftgerät oder Kraftstation) sind ideale Übungen, um die Vorderseite der Arme aufzubauen. Sie entwickeln auch die Muskeln auf der Vorderseite des Unterarms.

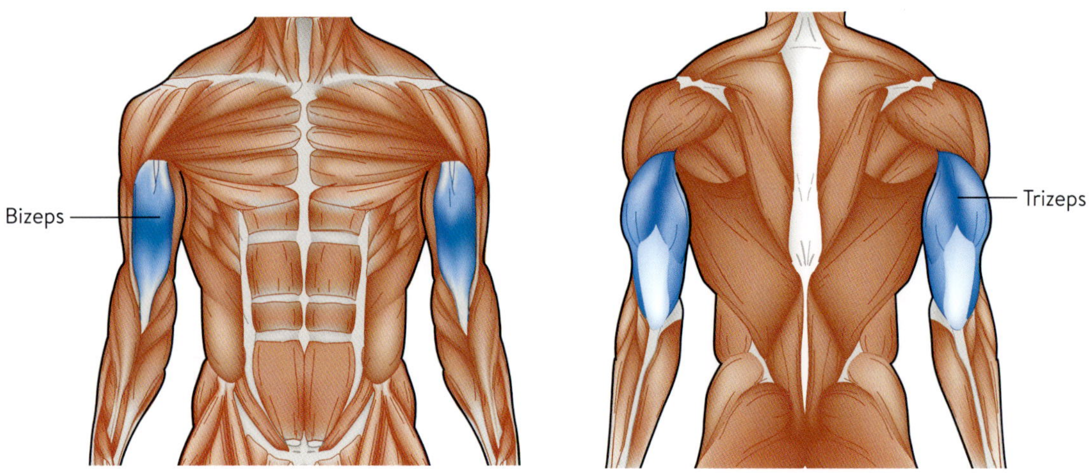

Anatomie der Arme

Das Trizepsstrecken sitzend über Kopf, das Trizepsdrücken im Liegen oder das Kurzhantel-Trizepsdrücken liegend mit neutralem Griff, das Trizepsdrücken an der Maschine (Cam-Maschine oder Kraftgerät beziehungsweise Kraftstation) und der Trizeps-Pushdown (Kraftgerät oder Kraftstation) eignen sich hervorragend für das Training der Oberarmrückseite.

Sind der Bizeps und der Trizeps richtig entwickelt, tragen sie zur Stabilisierung des Ellenbogengelenks bei. Der Aufbau dieser Muskeln wirkt sich positiv auf Aktivitäten aus, die Zug- (Bizeps) oder Druck- und Wurfbewegungen (Trizeps) erfordern.

Übungen für den Bizeps

Wenn du Zugang zu freien Gewichten hast, solltest du den Bizeps-Curl, den alternierenden Bizepscurl oder den Hammer-Curl mit Kurzhanteln auswählen, um die Vorderseite deiner Oberarme zu entwickeln. An einer Maschine mit festem oder variablem Widerstand kannst du zwischen dem Scott-Curl und dem Bizeps-Curl am tiefen Kabelzug wählen.

Bizeps-Curl

Um in die vorbereitende Position zu kommen, fasst du die Hantelstange mit einem gleichmäßigen, etwa schulterbreiten Untergriff (Abbildung Seite 137). Lege deine Oberarme seitlich am Oberkörper an und halte sie mit ausgestreckten Ellenbogen lotrecht zum Boden; die Hantelstange sollte in dieser Position die Vorderseite deiner Oberschenkel berühren. Dein Rücken ist gerade, deine Augen sind nach vorne gerichtet und deine Knie sind leicht gebeugt, um den unteren Rücken zu entlasten.

Leite die Aufwärtsbewegung ein, indem du die Hantel aufwärts in Richtung Schultern hebst, wobei die Ellenbogen und Oberarme lotrecht zum Boden und eng am Rumpf bleiben. Deine Ellenbogen und Oberarme dürfen nicht nach hinten oder zur Seite ausweichen. Dein Körper muss während der gesamten Übung gerade und aufrecht bleiben – er darf nicht wippen, schwingen oder pendeln. Atme aus, wenn sich die Hantel dem Scheitelpunkt nähert, und hebe die Hantel weiter, bis die Ellenbogen maximal gebeugt sind und die Hantel etwa auf Schulterhöhe ist.

✗ **Fehler**
Deine Ellenbogen sind in der vorbereitenden Position leicht gebeugt.

✓ **Korrektur**
Achte auf einen aufrechten Stand, bei dem die Schultern hinten und die Ellenbogen ausgestreckt sind.

Nachdem du die obere Endposition erreicht hast, atmest du ein, während du die Hantel langsam in die Ausgangsposition absenkst. Deine Ellenbogen sollten vollständig gestreckt sein, und du solltest kurz pausieren, bevor du zur nächsten Wiederholung ansetzt.

✗ **Fehler**
Deine Oberarme bewegen sich zurück, wenn du die Hantel hebst.

✓ **Korrektur**
Presse die Innenseiten der Oberarme fest gegen den Rumpf.

✗ **Fehler**
Du holst Schwung, um die Wiederholung abzuschließen.

✓ **Korrektur**
Halte den Oberkörper aufrecht. Falls dieses Problem bestehen bleibt, solltest du dich mit dem Rücken an eine Wand lehnen.

✗ **Fehler**
Deine Handgelenke überstrecken sich in der Aufwärtsbewegung (kippen zurück).

✓ **Korrektur**
Deine Unterarme müssen von den Fingerknöcheln bis zu den Ellenbogen eine gerade Linie bilden.

Bizeps-Curl (Langhantel)

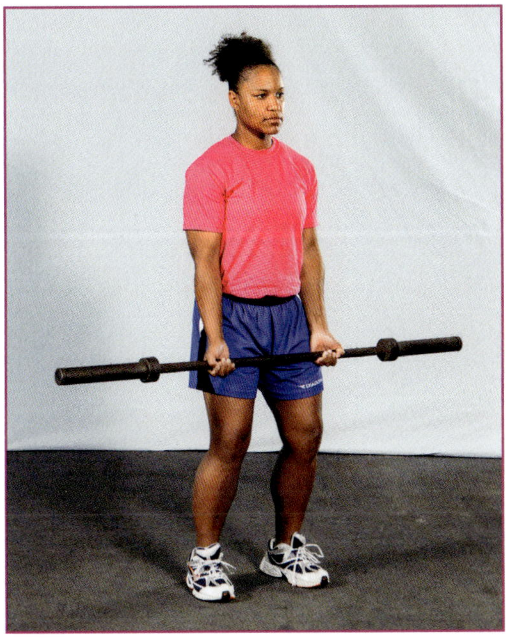

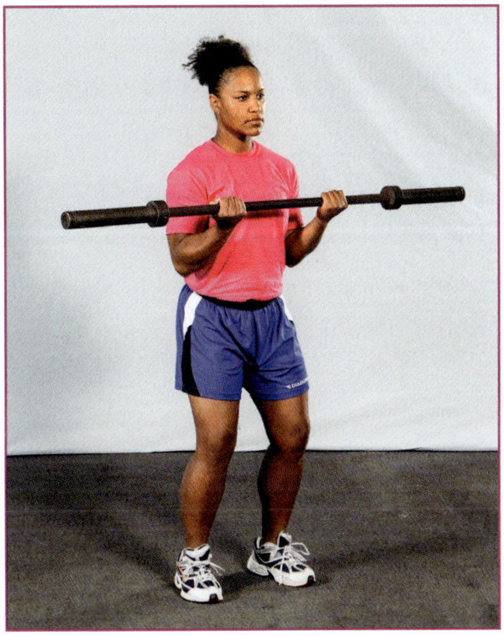

VORBEREITUNG

1. Fasse die Hantelstange mit einem schulterbreiten Untergriff.
2. Halte den Oberkörper aufrecht.
3. Halte den Kopf oben und den Blick gerade nach vorne gerichtet.
4. Halte die Oberarme seitlich gegen den Rumpf gepresst und die Ellenbogen gestreckt.
5. Die Hantel ruht vorne auf deinen Oberschenkeln.

BEWEGUNG

1. Halte die Oberarme lotrecht; sie verändern ihre Position während des Bewegungsablaufs nicht.
2. Halte die Ellenbogen eng am Körper.
3. Nimm mit deinem Körper keinen Schwung und vermeide pendelnde oder ruckartige Bewegungen.
4. Atme aus, wenn sich die Hantel den Schultern nähert.
5. Beuge die Ellenbogen und hebe die Hantel zu den Schultern.
6. Kehre einatmend in die Ausgangsposition zurück.
7. Fahre mit den Auf- und Abwärtsbewegungen fort, bis der Satz abgeschlossen ist.

Scott-Curl an der Maschine

Setze dich an die Maschine und drücke deine Brust gegen das Polster. Bringe deine Ellenbogen auf dem Polster auf dieselbe Höhe wie die Achse der Umlenkrolle und ändere, falls nötig, deine Armposition. Stelle den Sitz so ein, dass deine Ellenbogen ein wenig tiefer als deine Schultern sind, und halte die Füße flach am Boden.

Umfasse die Griffe mit einem Untergriff und beginne die Übung mit ausgestreckten Ellenbogen. Absolviere die Übung, indem du die Griffe möglichst weit nach oben bewegst; pausiere kurz in der oberen Endposition. Atme aus, wenn die Griffe den Scheitelpunkt passieren.

✘ **Fehler**
Deine Ellenbogen sind am Anfang der Übung gebeugt.

✔ **Korrektur**
Beginne die Übung mit ausgestreckten Ellenbogen; stelle den Sitz bei Bedarf tiefer ein.

✘ **Fehler**
Du holst mit dem Oberkörper Schwung, um den Curl zu absolvieren.

✔ **Korrektur**
Halte die Brust gegen das Polster gedrückt und bewege deinen Körper nicht.

✘ **Fehler**
Du erreichst nicht den vollen Bewegungsumfang.

✔ **Korrektur**
Hebe die Griffe, bis deine Hände beinahe deine Schultern berühren.
Atme ein, während du die Griffe langsam in die Ausgangsposition senkst, und überstrecke die Ellenbogen dabei nicht.

✘ **Fehler**
Das Gewicht fällt zu schnell.

✔ **Korrektur**
Senke das Gewicht langsam ab und überstrecke deine Ellenbogen dabei nicht.

Scott-Curl an der Maschine

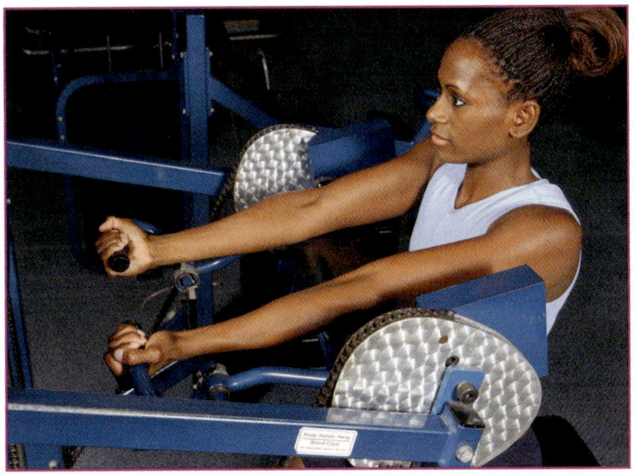

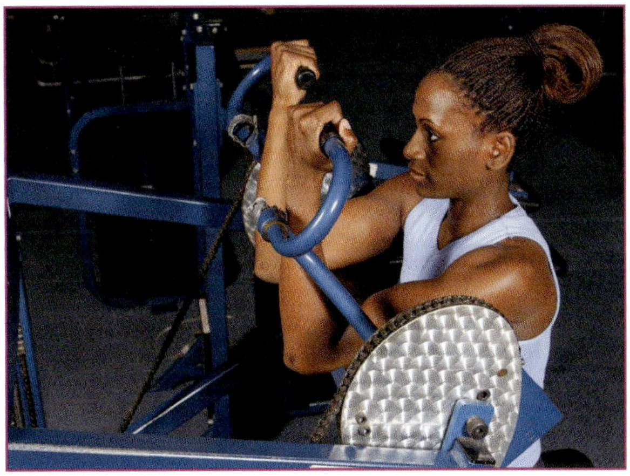

VORBEREITUNG

1. Halte die Brust gegen das Polster gedrückt.
2. Lege die Ellenbogen so auf dem Polster ab, dass sie sich in einer Linie mit der Achse der Maschine befinden.
3. Stelle den Sitz so ein, dass die Ellenbogen etwas tiefer als die Schultern sind.
4. Fasse die Griffe mit einem Untergriff.

BEWEGUNG

1. Hebe durch Beugen der Ellenbogen die Griffe möglichst weit aufwärts.
2. Atme aus, wenn du den Scheitelpunkt überwindest.
3. Halte in der oberen Endposition kurz inne.
4. Kehre einatmend in die Startposition zurück.
5. Fahre mit den Auf- und Abwärtsbewegungen fort, bis der Satz abgeschlossen ist.

Bizeps-Curl am tiefen Kabelzug

Nimm einen aufrechten Stand ein und stelle dich in einem Abstand von etwa 45 Zentimetern mit dem Gesicht zum Kabelzug, der sich in seiner tiefsten Einstellung befindet. Halte den Oberkörper aufrecht, die Schultern hinten und die Brust nach vorne geschoben. Deine Knie sind leicht gebeugt; wenn du mit durchgestreckten Knien anfängst, zieht dich die Stange in der Aufwärtsbewegung nach vorne. Fasse die Stange mit einem Untergriff und beginne die Übung mit ausgestreckten Ellenbogen.

✗ **Fehler**
Deine Ellenbogen sind zu Beginn gebeugt.

✓ **Korrektur**
Strecke die Ellenbogen vor und nach jeder Wiederholung.
Hebe die Hantel durch Beugen der Ellenbogen nach oben, bis sie fast deine Schultern berührt; deine Oberarme dürfen nicht nach hinten oder zur Seite ausweichen. Atme aus, wenn du den Scheitelpunkt überwindest, und atme ein, wenn du die Hantel senkst.

✗ **Fehler**
Die Steckgewichte fallen zu schnell auf den Gewichtsblock.

✓ **Korrektur**
Senke die Stange langsam ab, damit die Steckgewichte den Block nur sachte berühren.

✗ **Fehler**
Du erreichst nicht den vollen Bewegungsumfang.

✓ **Korrektur**
Hebe die Stange, bis sie beinahe deine Schultern berührt, und senke sie, bis die Ellenbogen vollständig gestreckt sind.

Bizeps-Curl am tiefen Kabelzug

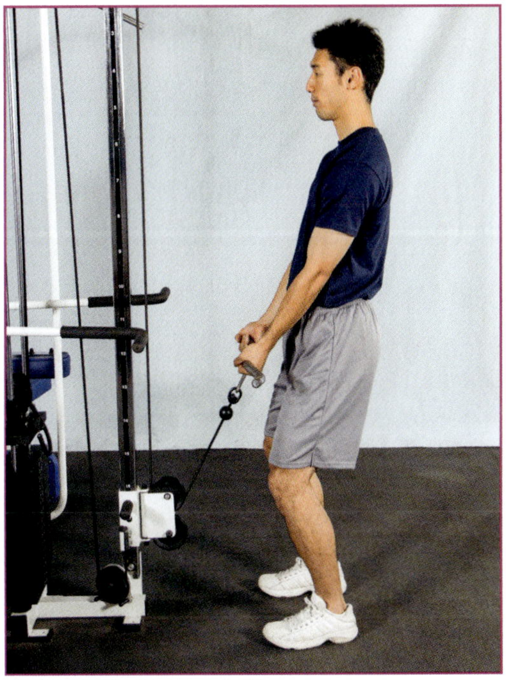

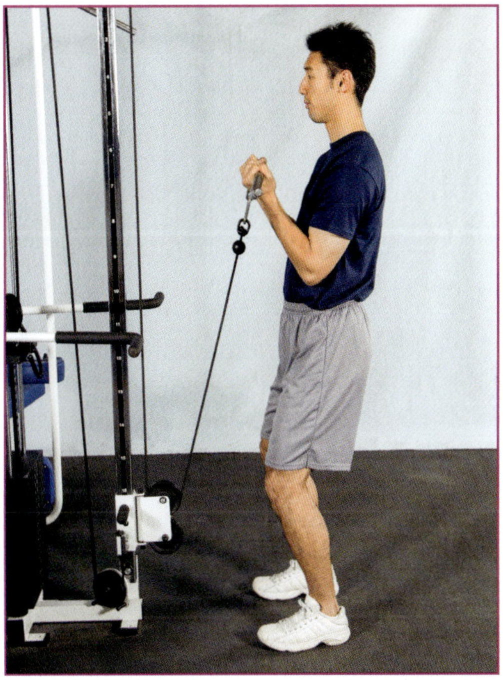

VORBEREITUNG

1. Halte den Oberkörper aufrecht, die Schultern hinten und die Brust nach vorne geschoben.
2. Gehe leicht in die Knie.
3. Fasse die Stange mit einem Untergriff.
4. Strecke die Ellenbogen ganz aus.

BEWEGUNG

1. Beuge die Ellenbogen und hebe die Stange auf Schulterhöhe.
2. Achte darauf, dass sich die Oberarme nicht bewegen.
3. Atme aus, wenn sich die Hantel den Schultern nähert.
4. Pausiere kurz in der oberen Endposition.
5. Kehre einatmend in die Ausgangsposition zurück.
6. Fahre mit den Auf- und Abwärtsbewegungen fort, bis der Satz abgeschlossen ist.

Alternierender Biszeps-Curl mit Kurzhanteln

Eine gängige Zusatzübung für den Bizeps ist der alternierende Biszeps-Curl mit Kurzhanteln. Diese Übung ähnelt dem Biszeps-Curl mit Langhantel, nur dass man dabei abwechselnd den linken und den rechten Arm bewegt und anstelle einer Langhantel zwei Kurzhanteln benutzt; es wird derselbe Muskelbereich beansprucht (Biceps brachii).

Nimm eine Kurzhantel in jede Hand und stelle deine Füße schulterbreit auf; die Knie sind leicht gebeugt. Die Arme hängen seitlich am Körper und die Handflächen zeigen zueinander (das heißt die Kurzhanteln sind parallel); die Ellenbogen sollten vollständig gestreckt sein.

Beuge deinen rechten Arm und führe die Kurzhantel langsam zur Schulter. Während sich die Kurzhantel von der Außenseite deines rechten Beins nach vorne bewegt, drehst du die Hantel so, dass deine Handfläche zum Körper zeigt; dabei bleiben dein Ellenbogen und dein Oberarm lotrecht zum Boden und eng am Körper. Lehne dich während des Curls nicht zurück, und atme aus, wenn sich die Hantel deiner rechten Schulter nähert. Pausiere kurz in der oberen Endposition.

Sobald du die obere Endposition erreicht hast, atmest du ein und senkst die Hantel langsam in die Ausgangsposition. Dabei drehst du das Handgelenk um 90 Grad nach innen, bis der Ellenbogen vollständig gestreckt ist und die Hantel den Oberschenkel erreicht. Wiederhole den Bewegungsablauf mit dem anderen Arm.

✘ Fehler
Dein Ellenbogen schert in der Aufwärtsbewegung nach außen aus.

✔ Korrektur
Drücke Oberarm und Ellenbogen aktiv gegen den Körper, damit sie sich nicht bewegen, wenn du die Hantel nach oben führst.

✘ Fehler
Die Hantel fällt zu schnell in die Ausgangsposition.

✔ Korrektur
Senke die Kurzhantel langsam und kontrolliert ab, bis der Ellenbogen vollständig gestreckt ist.

Alternierender Bizeps-Curl (Kurzhanteln)

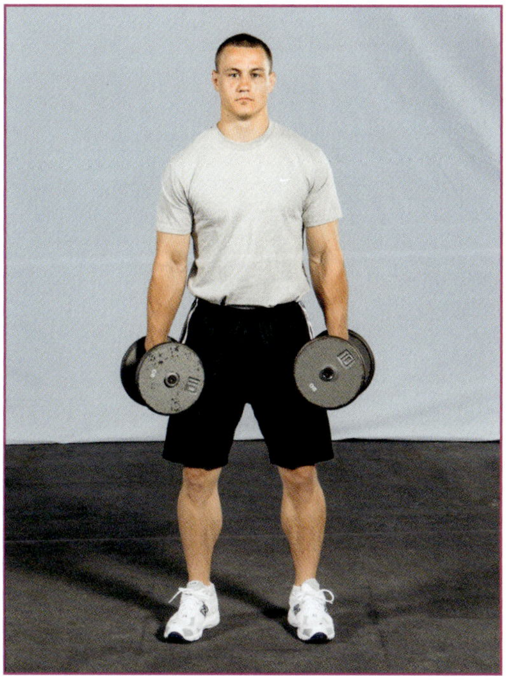

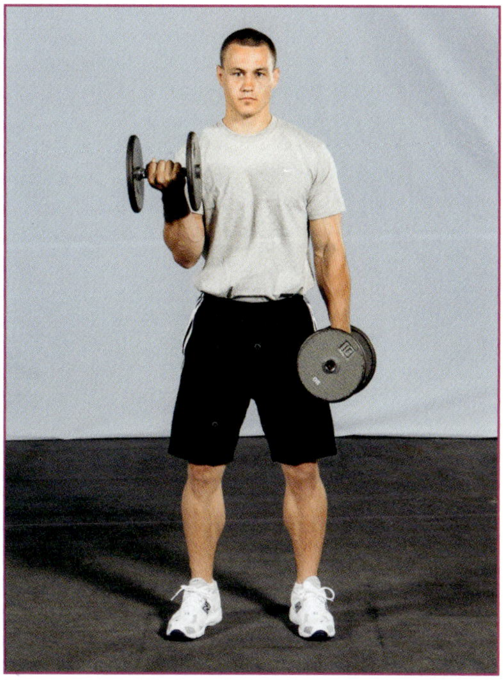

VORBEREITUNG

1. Nimm einen aufrechten, schulterbreiten Stand ein, bei dem beide Füße flach auf dem Boden stehen.
2. Die Kurzhanteln hängen seitlich am Körper.
3. Die Ellenbogen beginnen, sich vollständig zu strecken.

BEWEGUNG

1. Fange mit dem rechten Arm an und hebe die Hantel langsam zur rechten Schulter.
2. Sobald die Hantel vor das rechte Bein kommt, beginnst du, sie zu drehen.
3. Beuge den Arm immer weiter und drehe die Hantel in der Aufwärtsbewegung nach außen, bis die Handfläche in der oberen Endposition zu dir zeigt.
4. Bewege die Oberarme und den Körper nicht.
5. Atme aus, wenn sich die Hantel den Schultern nähert.
6. Kehre einatmend in die Ausgangsposition zurück.
7. Wiederhole den Bewegungsablauf mit dem linken Arm.

Hammer-Curl mit Kurzhanteln

Eine andere beliebte Übung zur Entwicklung des Bizepses ist der Hammer-Curl mit Kurzhanteln. Die Bewegung dieser Übung weist eine starke Ähnlichkeit mit dem alternierenden Bizeps-Curl auf, nur dass man hier die Hantel durchgehend in neutralem Griff hält und erst alle Wiederholungen auf einer Seite macht, bevor man den Arm wechselt.

Umfasse mit der rechten Hand eine Kurzhantel mit geschlossenem, neutralem Griff (Handflächen zeigen zueinander). Nimm einen aufrechten, schulterbreiten Stand mit leicht gebeugten Knien ein, halte den rechten Ellenbogen vollständig gestreckt und die Hantel wie in der Abbildung auf Seite 145 dargestellt auf Oberschenkelhöhe.

Während der rechte Oberarm lotrecht zum Boden steht und am Körper anliegt, beugst du den Ellenbogen und hebst den Unterarm zur rechten Schulter. Halte stets den neutralen Griff bei und achte darauf, dass der andere Arm sich nicht bewegt.

Indem du den Ellenbogen langsam unter Beibehaltung des neutralen Griffs streckst, kehrt die Hantel in die Ausgangsposition zurück. Du solltest in der Aufwärtsbewegung ausatmen und in der Abwärtsbewegung einatmen. Nachdem du den Satz auf der rechten Seite abgeschlossen hast, wiederholst du die Übung auf der linken Seite.

✗ Fehler
Dein Handgelenk dreht sich nach außen, sodass aus dem neutralen ein Untergriff wird (Handfläche zeigt zum Körper).

✔ Korrektur
Konzentriere dich auf die Beibehaltung des neutralen Griffs (Daumennagel zeigt erst nach unten, dann nach oben).

✗ Fehler
Der aktive Ellenbogen bewegt sich während der Übung vom Körper weg.

✔ Korrektur
Konzentriere dich darauf, den Ellenbogen durchgehend gegen den Rumpf (Rippen) zu pressen.

Hammer-Curl (Kurzhanteln)

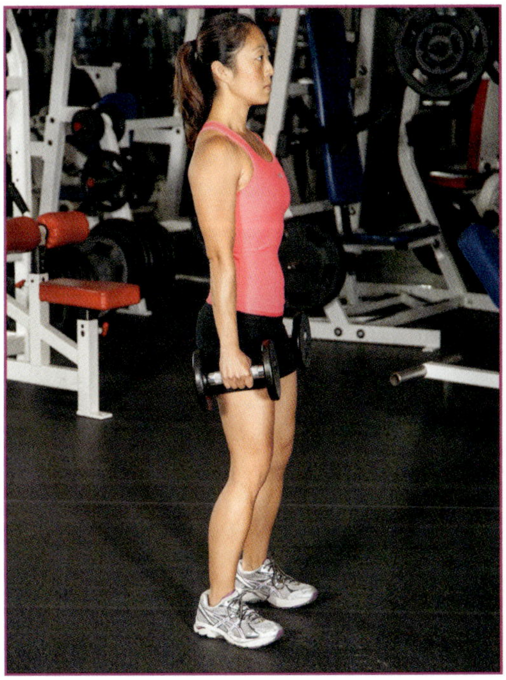

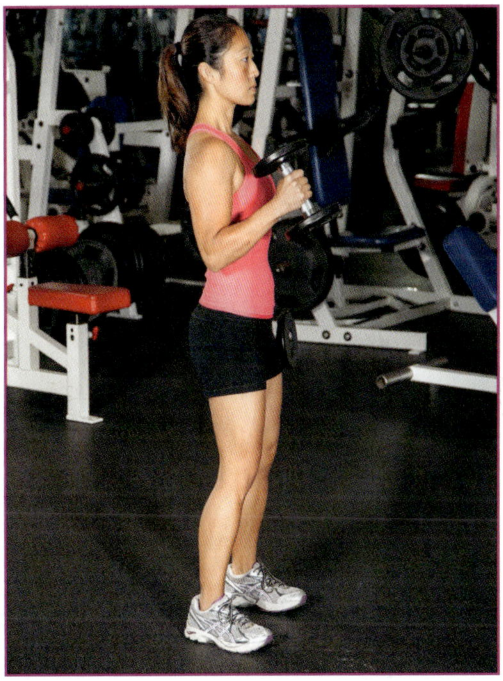

VORBEREITUNG

1. Nimm einen aufrechten, schulterbreiten Stand ein, beuge die Knie leicht und bleibe mit beiden Füßen flach auf dem Boden.
2. Fasse die Hanteln mit neutralem Griff und lass die Arme seitlich am Körper hängen.
3. Strecke den rechten Ellenbogen ganz aus und bewege nicht den linken Ellenbogen.

BEWEGUNG

1. Beginne mit dem rechten Arm und hebe die Hantel langsam und halbkreisförmig zur rechten Schulter.
2. Halte den Körper aufrecht und die Knie leicht gebeugt.
3. Behalte in der Auf- und Abwärtsbewegung den neutralen Griff bei.
4. Atme aus, wenn sich die Hantel der Schulter nähert.
5. Kehre einatmend in die Ausgangsposition zurück.
6. Wiederhole den Bewegungsablauf mit dem linken Arm.

Übungen für den Trizeps

Mit freien Gewichten kannst du das Trizepsstrecken sitzend über Kopf, das Trizepsdrücken im Liegen oder das Kurzhantel-Trizepsdrücken liegend mit neutralem Griff absolvieren, um die Rückseite deiner Oberarme zu entwickeln. Wenn du Zugang zu einer Maschine mit festem oder variablem Widerstand hast, kannst du auch das Trizepsdrücken an der Maschine oder den Trizeps-Pushdown wählen.

Trizepsstrecken sitzend über Kopf

Setze dich mit aufrechtem Oberkörper ans Fußende einer Trainingsbank, sodass dein Gesäß auf dem Polster aufliegt und die Füße schulterbreit auf dem Boden stehen. In dieser Position gibst du dem Spotter mit »Okay« zu verstehen, dass er dir die Langhantel reichen soll. Fasse die Hantel mit einem engen Obergriff, sodass die Hände 15 bis 20 Zentimeter auseinander sind. Bewege die Hantel in eine Position über deinen Kopf, bis die Ellenbogen gestreckt sind; wichtig ist, dass sich deine Handgelenke direkt über den Ellenbogen befinden.

VORSICHT: Verwende für das Trizepsstrecken sitzend über Kopf keine lange Langhantel. Eine SZ-Stange ist sicherer, weil sie kürzer ist und es damit leichter fällt, während des Bewegungsablaufs das Gleichgewicht zu halten.

Ohne die lotrechte Haltung deiner Oberarme zu verändern, beugst du die Ellenbogen, um die Hantel langsam hinter den Kopf zu bringen. Atme ein, während du die Hantel senkst. Halte die Oberarme parallel zueinander; sie dürfen sich nicht vom Körper wegbewegen.

Halte in der unteren Endposition kurz inne und kehre in die Ausgangsposition zurück, indem du die Ellenbogen streckst, um die Hantel wieder hochzudrücken. Auch hier gilt: Die Oberarme dürfen sich nicht bewegen und die Ellenbogen dürfen nicht ausscheren. Atme aus, wenn sich die Hantel der oberen Endposition nähert. Gib dem Spotter nach der letzten Wiederholung mit »Okay« zu verstehen, dass du fertig bist, und übergib ihm die Hantel.

✘ **Fehler**
Deine Hände sind zu weit auseinander.

✔ **Korrektur**
Die Griffweite darf 20 Zentimeter nicht überschreiten.

✘ **Fehler**
Du senkst die Hantel nur bis zum Scheitel.

✔ **Korrektur**
Führe die Übung vor einem Spiegel aus. Vergewissere dich, dass du die Hantel hinter deinen Kopf bringst.

✘ **Fehler**
Deine Ellenbogen scheren aus, wenn du die Hantel über den Kopf hebst.

✔ **Korrektur**
Halte die Oberarme dicht an den Ohren und lass die Ellenbogen nach vorne zeigen.

Trizepsstrecken sitzend über Kopf (Langhantel)

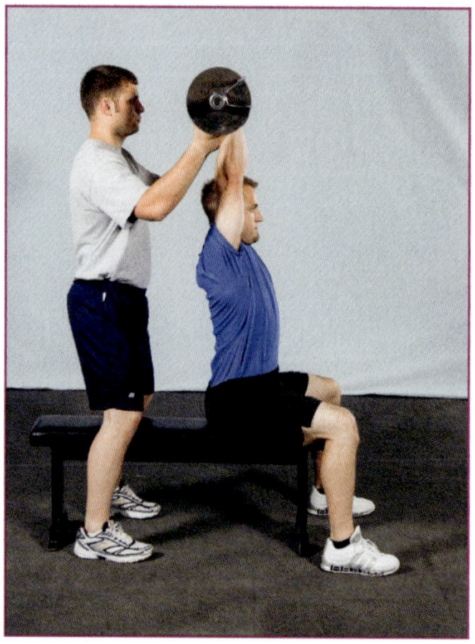

VORBEREITUNG

Trainierender

1. Setze dich mit aufrechtem Oberkörper auf die Bank und stelle die Füße flach auf den Boden.
2. Signalisiere dem Spotter »Okay«.
3. Übernimm die Hantel vom Spotter.
4. Fasse die Hantel mit einem engen Obergriff; dabei sind die Hände 15 bis 20 Zentimeter auseinander und gleich weit von der Hantelmitte entfernt.

Spotter

1. Fasse die Hantel mit einem breiten Griff.
2. Stelle dich direkt hinter deinen Partner, die Bank befindet sich zwischen deinen Beinen.
3. Reagiere auf sein »Okay«.
4. Übergib ihm die Hantel.
5. Führe die Hantel in die Ausgangsposition, in der sie dein Partner mit gestreckten Ellenbogen über dem Kopf hält.
6. Lass die Hantel vorsichtig los.

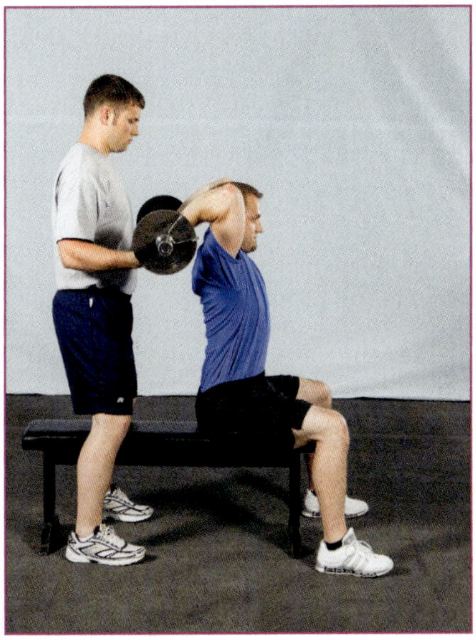

BEWEGUNG

Trainierender

1. Senke die Hantel hinter den Kopf.
2. Lass die Ellenbogen gerade nach vorne zeigen.
3. Atme in der Abwärtsbewegung ein.
4. Pausiere kurz in der unteren Endposition.
5. Drücke die Hantel aufwärts, indem du die Ellenbogen vollständig streckst.
6. Halte die Ellenbogen dicht an den Ohren und achte darauf, dass sie nach vorne zeigen.
7. Atme aus, wenn die Hantel den Scheitelpunkt passiert.
8. Fahre mit den Ab- und Aufwärtsbewegungen fort, bis der Satz abgeschlossen ist.
9. Gib dem Spotter bei der letzten Wiederholung mit »Okay« zu verstehen, dass du fertig bist.

Spotter

1. Halte die Hände unter der Hantelstange, um den Kopf deines Partners zu schützen.
2. Verfolge die Bewegung der Hantel genau.
3. Greife nur ein, wenn es nötig ist.
4. Fasse die Hantel nach der letzten Wiederholung mit einem breiten Griff.
5. Stelle die Hantel wieder auf dem Boden ab.

Als Spotter fasst du die Hantel mit einem breiten Griff, hebst sie vom Boden, stellst dich dicht hinter deinen auf der Bank sitzenden Partner und lässt ihn die Hantel zwischen deinen Händen ergreifen. Wenn du das Signal »Okay« hörst, führst du die Hantel über seinen Kopf, bis seine Ellenbogen gerade sind. Probe eine möglichst fließende Übergabe.

Folge den Ab- und Aufwärtsbewegungen der Hantel. Sobald sich die Ellenbogen deines Partners bei der letzten Wiederholung strecken und du sein »Okay« hörst, hilfst du ihm, indem du die Hantel mit einem breiten Griff übernimmst und auf dem Boden abstellst.

Trizepsdrücken an der Maschine

Setze dich in die Maschine und lehne dich mit dem Rücken und der Brust gegen die entsprechenden Polster. Stelle den Sitz so ein, dass deine Ellenbogen tiefer als die Schultern und deine Füße flach am Boden sind; die Ellenbogen sollten in einer Linie mit der Achse der Maschine sein. Positioniere deine Oberarme so, dass sie auf dem Armpolster parallel zueinander sind. Fasse die Griffe mit einem geschlossenen, neutralen Griff.

Drücke in dieser Position mit deinen Händen nach unten, bis die Ellenbogen gestreckt sind. Achte darauf, dass deine Oberarme dabei stets auf dem Polster bleiben. Pausiere kurz in der gestreckten Position und kehre dann langsam in die Ausgangsposition zurück. Atme aus, während du den Scheitelpunkt überwindest, und atme in der Aufwärtsbewegung ein.

✗ **Fehler**

Deine Oberarme und Ellenbogen heben sich von den Polstern.

✔ **Korrektur**

Drücke deine Oberarme und Ellenbogen gegen die Polster. Verwende, falls nötig, ein leichteres Gewicht.

Trizepsdrücken an der Maschine

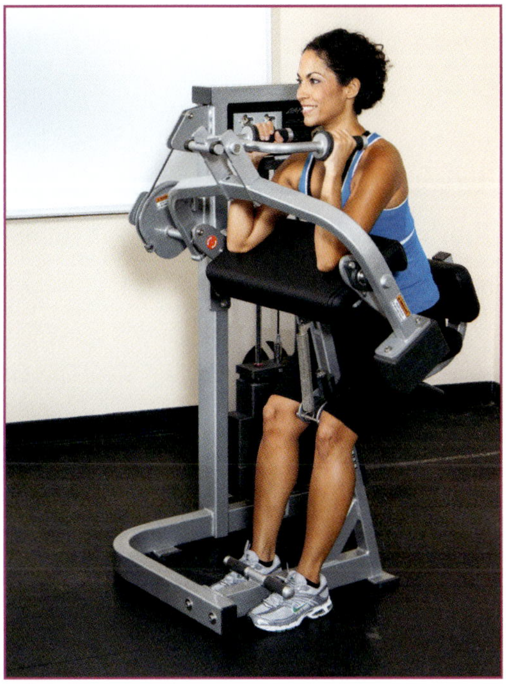

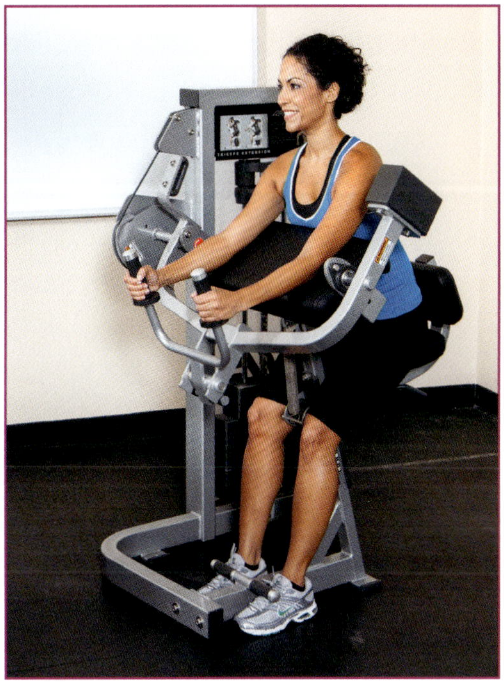

VORBEREITUNG

1. Setze dich so in die Maschine, dass dein unterer Rücken und deine Brust am entsprechenden Polster aufliegen.
2. Stelle den Sitz so ein, dass die Ellenbogen tiefer als die Schultern sind.
3. Lege die Arme so auf das Armpolster, dass sie parallel zueinander sind.
4. Fasse die Griffe mit einem geschlossenen, neutralen Griff.

BEWEGUNG

1. Strecke die Ellenbogen.
2. Halte die Oberarme auf dem Armpolster und lass die Ellenbogen nach vorne zeigen.
3. Atme am Scheitelpunkt aus.
4. Pausiere kurz in der unteren Endposition, in der die Ellenbogen gestreckt sind.
5. Kehre einatmend in die Ausgangsposition zurück.
6. Fahre mit den Vor- und Rückwärtsbewegungen fort, bis der Satz abgeschlossen ist.

Trizeps-Pushdown

Nimm einen aufrechten, etwa schulterbreiten Stand ein. Umfasse die Stange mit engem Obergriff, sodass die Hände 15 bis 20 Zentimeter auseinander sind. Drücke die Stange nach unten, beuge die Ellenbogen und presse die Oberarme fest gegen die Rippen. In der Anfangsposition befindet sich die Stange auf Brusthöhe.

Strecke nun die Ellenbogen, bis sie gerade sind und die Stange deinen Körper berührt; die Ellenbogen müssen vollständig gestreckt sein. Halte kurz an und bringe die Stange dann langsam zur Brust zurück, ohne die Oberarme und den Oberkörper zu bewegen. Atme aus, wenn du den Scheitelpunkt überwindest, und atme bei der Rückkehr in die Ausgangsposition ein.

Wenn du die Hantel wieder auf Brusthöhe senkst, darf sie sich nicht zu schnell bewegen, da eine höhere Geschwindigkeit zu Technikfehlern führt und die Ellenbogen überlastet werden. Führe die Hantel langsam und kontrolliert in die Ausgangsposition zurück.

✗ **Fehler**
Deine Oberarme bewegen sich vom Körper weg.

✔ **Korrektur**
Presse deine Oberarme seitlich gegen den Oberkörper. Pausiere kurz, wenn du die Ellenbogen ausgestreckt beziehungsweise gebeugt hast.

✗ **Fehler**
Die Stange steigt über die Schultern.

✔ **Korrektur**
Du solltest mit der Stange auf Brusthöhe beginnen, sie sollte die Schultern nicht übersteigen. Merke dir: *Die Fingerknöchel bleiben unter den Schultern.*

✗ **Fehler**
Dein Oberkörper beugt sich nach vorne, wenn du die Stange nach unten drückst.

✔ **Korrektur**
Achte auf eine stabile, aufrechte Haltung von Kopf, Schultern, Hüften und Füßen, die zusammen eine gerade Linie bilden. Verwende, falls nötig, ein leichteres Gewicht.

Trizeps-Pushdown

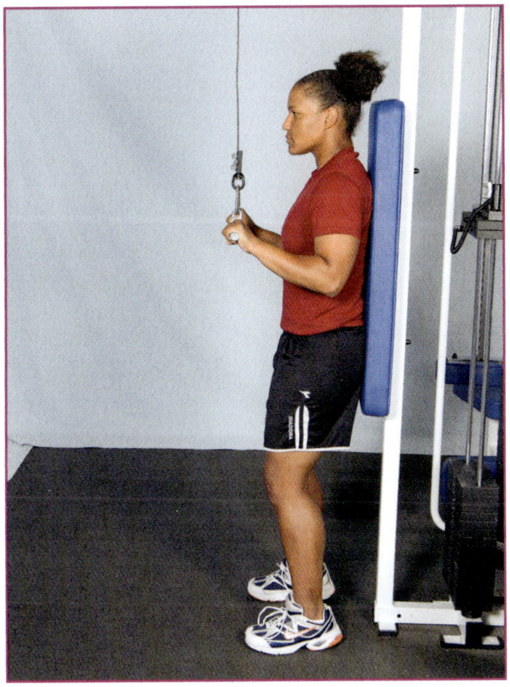

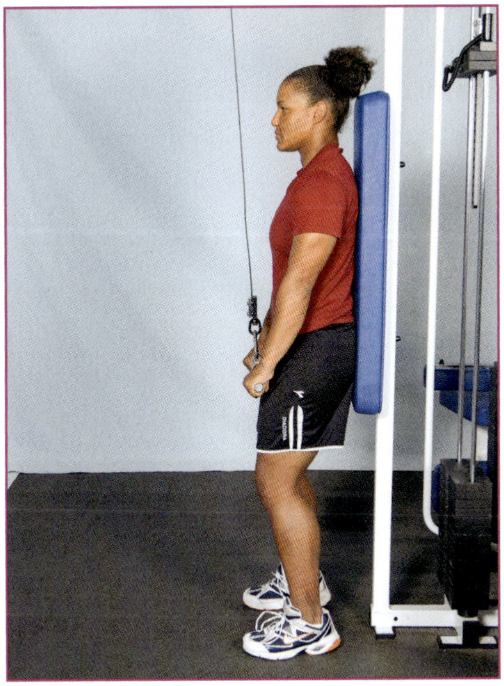

VORBEREITUNG

1. Nimm einen aufrechten Stand ein.
2. Die Füße sind schulterbreit auseinander.
3. Fasse die Stange mit engem Obergriff.
4. Presse die Oberarme gegen die Rippen.
5. Halte die Stange in der Ausgangsposition auf Brusthöhe.

BEWEGUNG

1. Strecke die Ellenbogen, bis die Stange den Körper berührt.
2. Oberarme oder Oberkörper dürfen sich nicht bewegen.
3. Atme am Scheitelpunkt aus.
4. Pausiere kurz, wenn die Ellenbogen ganz gestreckt sind.
5. Kehre einatmend in die Ausgangsposition zurück.
6. Fahre mit den Ab- und Aufwärtsbewegungen fort, bis der Satz abgeschlossen ist.

Trizepsdrücken liegend

Wenn du ein erfahrener Kraftsportler bist, der für eine zweite Trizepsübung bereit ist, kannst du das Trizepsdrücken im Liegen in dein Programm aufnehmen. Wie beim Trizepsstrecken sitzend über Kopf brauchst du für diese Übung einen Spotter. Es handelt sich um eine Druckübung, die in Rückenlage – normalerweise auf einer flachen Trainingsbank – ausgeführt wird.

Lege dich rücklings auf eine Bank, sodass Kopf, Schultern und Gesäß auf der Bank aufliegen und beide Füße flach und schulterbreit auf dem Boden stehen; du hast somit fünf Kontaktpunkte. In dieser Position gibst du mit »Okay« dem Spotter zu verstehen, dass er dir die Hantel übergeben soll. Fasse die Hantel mit einem Obergriff, bei dem die Hände etwa 20 Zentimeter auseinander und in gleichem Abstand von der Hantelmitte entfernt sind. Bringe die Hantel über deine Brust und halte inne, wenn die Ellenbogen gerade und die Handgelenke über deinen Ellenbogen sind.

VORSICHT: Verwende für das Trizepsdrücken liegend keine lange Langhantel. Eine kürzere SZ-Stange ist sicherer, weil man mit ihr leichter die Balance halten kann.

Während die Oberarme reglos und lotrecht zum Boden bleiben, beugst du die Ellenbogen, um die Hantel langsam hinter deinen Kopf zu führen; atme ein, während du die Hantel senkst. Deine Ellenbogen zeigen gerade nach oben; sie dürfen sich nicht nach außen bewegen (ihre genaue Position hängt von der Länge deiner Unterarme ab).

Pausiere kurz in der unteren Endposition und kehre in die Ausgangsposition zurück, indem du die Ellenbogen streckst, um die Hantel wieder in die Ausgangsposition zu heben. Die Oberarme dürfen sich nicht bewegen, die Ellenbogen nicht ausscheren; atme aus, wenn sich die Hantel der oberen Endposition nähert. Gib dem Spotter nach der letzten Wiederholung mit »Okay« zu verstehen, dass du fertig bist, und übergib ihm die Hantel.

Als Spotter musst du fünf bis 15 Zentimeter hinter dem Kopfende der Bank stehen. Unter Anwendung der in Stufe 2 beschriebenen Technik (siehe Seite 53) fasst du die Hantel mit einem breiten Griff, hebst sie vom Boden, stellst dich hinter deinen Partner und lässt ihn die Hantel hinter seinem Kopf zwischen deinen Händen fassen. Wenn du sein »Okay« hörst, führst du die Hantel in die Ausgangsposition, in der er sie mit geraden Ellenbogen über der Brust hält. Bevor du die Hantel loslässt, prüfst du noch einmal, ob die Ellenbogen deines Partners völlig gerade sind; übe eine möglichst reibungslose, zügige Übergabe. Wenn die Übergabe zu weit vorne oder hinten erfolgt, beeinträchtigt dies die stabile Position deines Partners auf der Bank und führt zu einer schlechten Übungsausführung, die im schlimmsten Fall eine Verletzung nach sich zieht.

Verfolge die Abwärtsbewegung mit offenen Händen und bleibe wachsam. Konzentriere dich auf den Aufstieg in die Ausgangsposition. Sobald sich die Ellenbogen deines Partners nach der letzten Wiederholung strecken und du sein »Okay« hörst, hilfst du ihm, indem du die Hantel mit breitem Griff fasst und auf dem Boden abstellst.

✘ **Fehler**
Deine Ellenbogen bewegen sich nach außen und nach vorne.

✔ **Korrektur**
Konzentriere dich darauf, die Oberarme während der Übung nicht zu bewegen.

✘ **Fehler**
Deine Oberarme stehen während der Übung nicht lotrecht zum Boden.

✔ **Korrektur**
Achte darauf, dass die Ellenbogen während des gesamten Bewegungsablaufs nach oben zeigen.

Trizepsdrücken liegend (Langhantel)

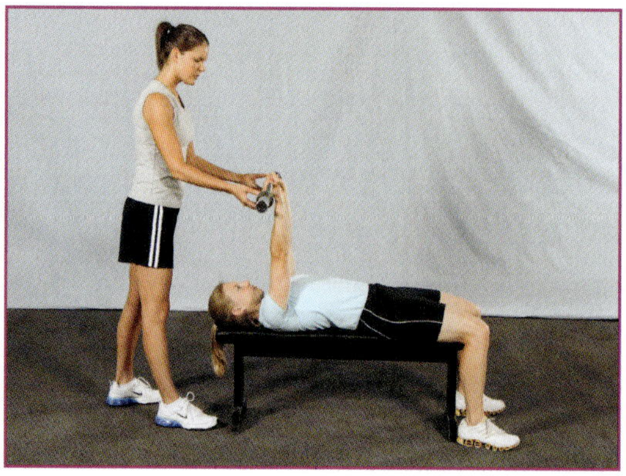

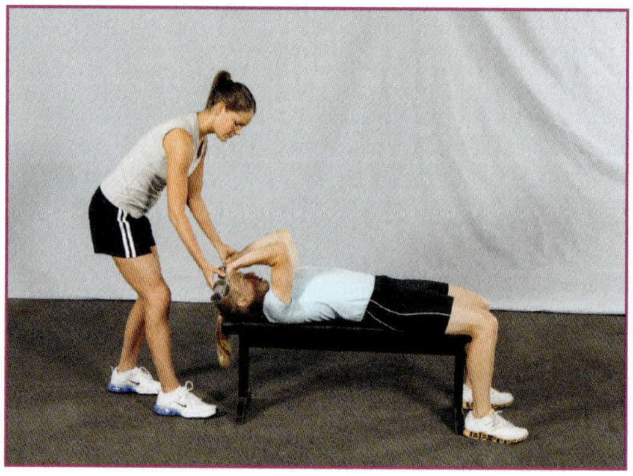

VORBEREITUNG

Trainierender

1. Stelle fünf Kontaktpunkte her: Kopf, Schultern, Gesäß auf der Bank; beide Füße am Boden.
2. Signalisiere dem Spotter mit »Okay«, dass du bereit bist.
3. Übernimm die Hantel mit einem etwa 20 Zentimeter breiten Obergriff vom Spotter und achte darauf, dass deine Hände gleich weit von der Hantelmitte entfernt sind.
4. Bringe die Hantel über die Brust und halte die Ellenbogen gerade.

Spotter

1. Umfasse die Hantel mit breitem Griff.
2. Stelle dich in einem Abstand von 5 bis 15 cm hinter das Kopfende der Bank.
3. Reagiere auf das »Okay« des Partners.
4. Übergib ihm die Hantel.
5. Bringe die Hantel über die Brust deines Partners, bis seine Ellenbogen gerade sind.
6. Lass die Hantel los.

BEWEGUNG

Trainierender

1. Bewege deine Oberarme nicht.
2. Die Ellenbogen zeigen gerade nach oben, nicht vom Körper weg.
3. Senke die Hantel einatmend langsam ab.
4. Halte in der unteren Endposition kurz inne.
5. Drücke die Ellenbogen aufwärts, bis sie gestreckt sind.
6. Atme in der Aufwärtsbewegung aus.
7. Pausiere kurz in der oberen Endposition
8. Signalisiere bei der letzten Wiederholung, dass der Spotter die Hantel nehmen soll.

Spotter

1. Halte die Hände unter der Langhantel, um den Kopf deines Partners zu schützen.
2. Verfolge die Bewegungsbahn der Hantel genau.
3. Greife nur ein, wenn es nötig ist.
4. Übernimm die Hantel nach der letzten Wiederholung mit einem breiten Griff.
5. Stelle sie auf dem Boden ab.

Trizepsdrücken liegend mit Kurzhanteln und neutralem Griff

Wenn du ein routinierter Kraftsportler bist, der für eine weitere Trizepsübung bereit ist, kannst du dir überlegen, das Trizepsdrücken liegend mit Kurzhanteln und neutralem Griff in dein Programm aufzunehmen. Wie beim Trizepsdrücken im Liegen brauchst du für diese Übung einen Spotter. Es handelt sich um eine Druckübung, die in Rückenlage – normalerweise auf einer Trainingsbank – absolviert wird. Der Unterschied zum Trizepsdrücken im Liegen besteht darin, dass du bei dieser Übung mit neutralem Griff trainierst, um den Trizeps besser zu isolieren.

Setze dich auf die Bank und stelle die Kurzhanteln auf die Oberschenkel auf. Lehne dich mit dem Oberkörper zurück, bis du rücklings auf der Bank liegst, und hebe die Kurzhanteln auf die Brust. Achte darauf, dass Kopf, Schultern und Gesäß Kontakt zur Bank haben und beide Füße schulterbreit auseinander und flach am Boden sind, um fünf Kontaktpunkte herzustellen. Fasse die Hanteln mit neutralem Griff (Daumennägel zeigen zur Schulter) und drücke sie gerade nach oben; die Handgelenke sollten direkt über den Ellenbogen sein und die Arme wie in Abbildung Seite 159 lotrecht zum Boden stehen. Der Spotter sollte bereit sein und dir bei Bedarf helfen, die Kurzhanteln in die Ausgangsposition mit geraden Ellenbogen zu bringen. Wenn du in der Ausgangsposition bist, gibst du ihm mit »Okay« zu verstehen, dass du bereit bist. Seine Hände sollten nah bei deinen Handgelenken sein, wenn du mit der Bewegung beginnst.

Behalte den neutralen Griff bei und halte die Oberarme reglos und lotrecht zum Boden; beuge nun langsam die Ellenbogen, um die Kurzhanteln zum Kopf zu senken; atme in der Absenkphase ein. Deine Ellenbogen müssen gerade nach oben zeigen; sie dürfen nicht zur Seite ausweichen. Fahre damit fort, die Kurzhanteln zu senken, bis sie deinen Kopf erreichen (der genaue Endpunkt hängt von der Länge deiner Unterarme ab).

Pausiere kurz in der tiefsten Position (nahe der Stirn) und bringe die Kurzhanteln wieder in die Ausgangsposition zurück, indem du die Bewegung in umgekehrter Reihenfolge ausführst und die Ellenbogen langsam streckst. Bewege die Oberarme nicht, die Ellenbogen dürfen nicht ausscheren. Atme aus, wenn sich die Hanteln der oberen Endposition nähern. Gib deinem Spotter nach der letzten Wiederholung mit »Okay« zu verstehen, dass du fertig bist. Senke die Hanteln zuerst auf die Brust, dann auf die Oberschenkel und richte dich auf.

Als Spotter solltest du fünf bis 15 Zentimeter hinter dem Kopfende der Bank mit leicht gebeugten Knien und geradem Rücken stehen. Du solltest bereit sein, einzugreifen und die Handgelenke deines Partners zu fassen, wenn dieser in der Aufwärtsphase die Kurzhanteln in die Ausgangsposition zu drücken versucht. Sobald du sein »Okay« hörst, bringst du deine Hände unter die Hanteln, ohne sie zu berühren, während sie in den einzelnen Wiederholungen zur Stirn gesenkt und anschließend wieder in die Ausgangsposition gehoben werden. Teile deinem Partner mit, ob die Kurzhanteln nah genug an der Stirn sind. Wenn du sein »Okay« hörst, das heißt der Satz zu Ende ist, und du prüfst, ob die Kurzhanteln in der Ausgangsposition mit geraden Ellenbogen sind, ist deine Aufgabe als Spotter abgeschlossen.

✗ **Fehler**
Deine Ellenbogen scheren aus und bewegen sich nach vorne.

✓ **Korrektur**
Halte die Ellenbogen parallel und lass sie gerade nach oben zeigen.

✗ **Fehler**
Du senkst die Hanteln nicht tief genug.

✓ **Korrektur**
Bitte den Spotter darum, dich in eine Position zu führen, die näher an deiner Stirn ist.

Trizepsdrücken liegend mit Kurzhanteln und neutralem Griff

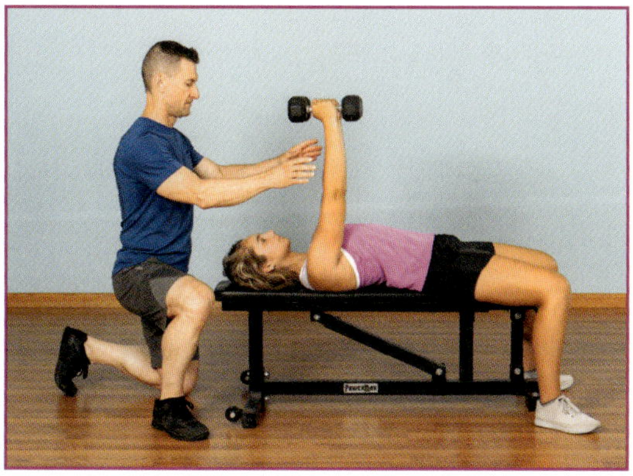

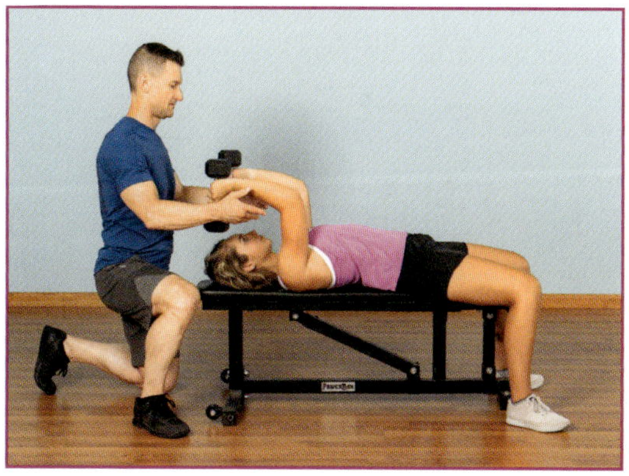

VORBEREITUNG

Trainierender

1. Setze dich ans Fußende der Bank, halte die Hanteln auf den Oberschenkeln und lege dich hin Bringe die Hanteln zur Brust.
2. Stelle fünf Kontaktpunkte her: Kopf, Schultern und Gesäß auf der Bank; beide Füße am Boden.
3. Hebe die Hanteln durch Strecken der Ellenbogen über die Brust.
4. Signalisiere dem Spotter »Okay«.

Spotter

1. Knie dich in einem Abstand von 5 bis 15 Zentimetern hinter das Kopfende der Bank.
2. Hilf dem Trainierenden im Notfall, indem du seine Handgelenke fasst und die Hanteln in die Ausgangsposition bringst.
3. Reagiere auf sein Okay-Signal und bringe deine Hände unter die Kurzhanteln.

BEWEGUNG

Trainierender

1. Achte darauf, die Oberarme nicht zu bewegen.
2. Lass die Ellenbogen gerade nach oben zeigen; sie dürfen nicht ausscheren.
3. Senke die Hanteln langsam und atme ein.
4. Pausiere kurz in der tiefsten Position.
5. Drücke die Hantel aufwärts, um die Ellenbogen zu strecken.
6. Atme in der Aufwärtsbewegung aus.
7. Halte inne, wenn die Ellenbogen gerade sind.
8. Fahre mit den Ab- und Aufwärtsbewegungen fort, bis der Satz abgeschlossen ist.
9. Signalisiere dem Spotter, dass du fertig bist.

Spotter

1. Verfolge die Hanteln genau.
2. Greife nur ein, wenn es nötig ist.

Kontrollübung 1: Wähle zwei Übungen aus

Nachdem du mehr über die Merkmale, Techniken und Ausrüstungen in Erfahrung gebracht hast, die für die verschiedenen Übungen notwendig sind, bist du nun so weit, das Gelernte in die Praxis umzusetzen. Überlege dir, welche Hilfsmittel vor Ort zur Verfügung stehen, ob Spotter verfügbar sind, und wähle eine Bizeps- und eine Trizepsübung für dein Programm aus:

Bizeps

- Bizeps-Curl (mit Langhantel)
- Scott-Curl an der Maschine (Cam-Maschine oder Kraftgerät beziehungsweise Kraftstation)
- Bizeps-Curl am tiefen Kabelzug (Kraftgerät oder Kraftstation)

Trizeps

- Trizepsstrecken sitzend über Kopf (mit Langhantel)
- Trizepsdrücken sitzend an der Maschine (Cam-Maschine oder Kraftgerät beziehungsweise Kraftstation)
- Trizeps-Pushdown (Kraftgerät oder Kraftstation)

Trage zuerst »Bizeps«, dann »Trizeps« in die Spalte »Muskelgruppe« der Workout-Tabelle ein und schreibe jeweils den Namen der Übung in die Spalte »Übung« (siehe Seite 218). Wenn du eine oder mehrere Zusatzübungen machen willst, das heißt den alternierenden Bizeps-Curl mit Kurzhanteln, den Hammer-Curl mit Kurzhanteln, das Trizepsdrücken liegend oder das Trizepsdrücken liegend mit Kurzhanteln und neutralem Griff, trägst du diese unmittelbar nach der gewählten Schulterübung in die Workout-Tabelle ein.

ERFOLGSCHECK

- ✔ Prüfe, welche Ausrüstung verfügbar ist.
- ✔ Überlege dir, ob du einen Spotter brauchst und ob eine qualifizierte Person vor Ort ist.
- ✔ Überlege dir, wie viel Zeit du hast.
- ✔ Suche dir eine Bizeps- und eine Trizepsübung aus und trage sie in die Workout-Tabelle ein.

Kontrollübung 2: Aufwärm- und Testlast für die Basisübungen

Dieser Praxisschritt beantwortet die Frage, welches Hantelgewicht beziehungsweise welche Last du benutzen solltest. Bestimme die Testlast, indem du den zur ausgewählten Armübung zugehörigen Koeffizienten bestimmst und in der Formel anwendest, die in der folgenden Tabelle gezeigt wird. (Siehe Stufe 3, Seiten 68–69, für weitere Informationen zur Anwendung dieser Formel.) Runde das ermittelte Gewicht auf das nächstmögliche Hantel- oder Steckgewicht ab. Achte darauf, den für die Übung richtigen Koeffizienten zu benutzen. Verwende als Aufwärmlast die Hälfte der Testlast. Diese Lasten werden in den Kontrollübungen 4 und 5 verwendet.

ERFOLGSCHECK

- ✔ Bestimme deine Testlast, indem du dein Körpergewicht mit dem korrekten Koeffizienten multiplizierst.
- ✔ Bestimme dein Aufwärmgewicht, indem du deine Testlast halbierst.
- ✔ Runde deine Test- und Aufwärmlast auf das nächstmögliche Hantelgewicht ab.

Berechnung der Aufwärm- und Testlast für die Armübungen

Bizeps für Frauen

Übung	Körpergewicht in kg		Koeffizient		Testlast	Aufwärmlast (Testlast ÷ 2)
FG – Bizeps-Curl		×	0,23	=		
C/K – Scott-Curl		×	0,12	=		
K – Bizeps-Curl am tiefen Kabelzug		×	0,15	=		

Bizeps für Männer

Übung	Körpergewicht in kg		Koeffizient		Testlast	Aufwärmlast (Testlast ÷ 2)
FG – Bizeps-Curl		×	0,30	=		
C/K – Scott-Curl		×	0,20	=		
K – Bizeps-Curl am tiefen Kabelzug		×	0,25	=		

Trizeps für Frauen

Übung	Körpergewicht in kg		Koeffizient		Testlast	Aufwärmlast (Testlast ÷ 2)
FG – Trizepsstrecken sitzend über Kopf		×	0,12	=		
C/K– Trizepsdrücken		×	0,13	=		
K – Trizeps-Pushdown		×	0,19	=		

Trizeps für Männer

Übung	Körpergewicht in kg		Koeffizient		Testlast	Aufwärmlast (Testlast ÷ 2)
FG – Trizepsstrecken sitzend über Kopf		×	0,21	=		
C/K –Trizepsdrücken		×	0,35	=		
K – Trizeps-Pushdown		×	0,32	=		

FG = freies Gewicht, C = Cam-Maschine, K = Kraftgerät oder Kraftstation.
Anmerkung: Wenn du ein Mann bist, der über 79,5 Kilogramm wiegt, musst du als Körpergewicht 80 Kilogramm eintragen. Wenn du eine Frau bist, die über 63,5 Kilogramm wiegt, musst du als Körpergewicht 64 Kilogramm eintragen.

Kontrollübung 3: Bestimme die Testlast

Wenn du ein erfahrener Kraftsportler bist, der den alternierenden Bizeps-Curl mit Kurzhanteln oder den Hammer-Curl mit Kurzhanteln als Bizepsübung oder das Trizepsdrücken liegend oder das Trizepsdrücken liegend mit Kurzhantel und neutralem Griff als Trizepsübung in sein Programm aufnehmen will, hältst du dich an die folgenden Empfehlungen, um deine Testlast zu bestimmen. (Siehe Stufe 3, Seiten 68–69 für weitere Informationen.)

Auf der Grundlage deiner Vorerfahrungen und deines Wissens, wie viel Gewicht du heben kannst, wählst du ein Gewicht aus, mit dem du 12 bis 15 Wiederholungen schaffst. Berechne die Aufwärmlast, indem du die Testlast mit dem Faktor 0,6 multiplizierst, und runde den ermittelten Wert auf das nächstmögliche Hantelgewicht ab (Tabelle unten); dieses Gewicht wird in Kontrollübung 4 verwendet.

ERFOLGSCHECK

- ✔ Wähle ein Gewicht, mit dem du 12 bis 15 Wiederholungen schaffst.
- ✔ Bestimme das Aufwärmgewicht, indem du die Testlast mit dem Faktor 0,6 multiplizierst.
- ✔ Runde die Aufwärmlast auf das nächstmögliche Hantelgewicht ab.

Berechnung der Aufwärmlast

Übung	Geschätzte Testlast für 12–15 WH				Aufwärmlast
FG – alternierender Bizeps-Curl mit KH		×	0,6	=	
FG – Hammer-Curl mit KH		×	0,6	=	
FG – Trizepsdrücken liegend		×	0,6	=	
FG – Trizepsdrücken liegend mit KH und neutralem Griff		×	0,6	=	

Kontrollübung 4: Übe die korrekte Technik ein

Du absolvierst 15 Wiederholungen mit der Aufwärmlast, die du in Kontrollübung 2 (für den Bizeps: Bizeps-Curl, Scott-Curl oder Bizeps-Curl am tiefen Kabelzug; für den Trizeps: Trizeps-Pushdown) oder Kontrollübung 3 (für den Bizeps: alternierender Bizeps-Curl oder Hammer-Curl mit Kurzhanteln; für den Trizeps: Trizepsdrücken liegend oder Trizepsdrücken liegend mit Kurzhanteln und neutralem Griff) bestimmt hast. Wenn du ein erprobter Kraftsportler bist, der den alternierenden Bizeps-Curl mit Kurzhanteln, den Hammer-Curl mit Kurzhanteln, das Trizepsdrücken liegend oder das Trizepsdrücken liegend mit Kurzhanteln und neutralem Griff in sein Programm aufnehmen will, setzt du diese Übung an den Schluss.

Sieh dir die Fotos und Übungsbeschreibungen noch einmal an und konzentriere dich auf die korrekte Griffhaltung und Körperposition. Präge dir das Bewegungsmuster von Anfang bis Ende gut ein. Führe die Bewegung langsam und kontrolliert aus und erinnere dich daran, den Scheitelpunkt ausatmend zu überwinden. Bitte eine qualifizierte Person, deine Technik zu prüfen und gegebenenfalls zu korrigieren.

Wenn du das Trizepsstrecken sitzend über Kopf, das Trizepsdrücken liegend oder das Trizepsdrücken liegend mit Kurzhanteln und neutralem Griff ausgewählt hast, brauchst du einen Spotter; du wirst bei dieser Übung auch das Spotten üben müssen. Finde einen Partner, mit dem du die Übung abwechselnd in der Rolle des Trainierenden beziehungsweise des Helfers durchgehen kannst.

Statt 15 Wiederholungen in Folge zu machen, solltest du die Langhantel oder die Kurzhanteln nach jeder Wiederholung zum Einüben auf dem Boden abstellen, um die Einnahme der richtigen Spotting-Position und den korrekten Umgang mit der Langhantel beziehungsweise den Kurzhanteln einzuüben. Wechselt euch ab, damit ihr die Möglichkeit habt, die Techniken zu entwickeln, die für eine korrekte Ausführung der Spotting-Techniken erforderlich sind. Bitte eine fachkundige Person, deine Ausführung der Basistechniken zu prüfen und gegebenenfalls zu korrigieren.

ERFOLGSCHECK

- ✔ Achte beim Trizepsstrecken sitzend über Kopf, Trizepsdrücken liegend oder Trizepsdrücken liegend mit Kurzhanteln und neutralem Griff darauf, dass alle Spotting-Techniken, also auch die Übergabe und Ablage, korrekt ausgeführt werden.
- ✔ Bei allen Übungen sind die Bewegungsmuster, die Geschwindigkeit und die Atmung korrekt.

Kontrollübung 5: Bestimme die Trainingslast

Dieser Praxisschritt hilft dir, eine geeignete Trainingslast zu bestimmen, damit du die erforderlichen 12 bis 15 Wiederholungen schaffst. Für die Basisübungen absolvierst du mit der in Kontrollübung 2 berechneten Testlast so viele Wiederholungen wie möglich. Achte darauf, die Wiederholungen technisch korrekt auszuführen.

Wenn du mit der Testlast 12 bis 15 Wiederholungen schaffst, verwendest du sie als dein Trainingsgewicht. Trage dieses Gewicht als Trainingslast für diese Übung in die Workout-Tabelle ein (siehe Seite 218). Wenn dir keine 12 bis 15 Wiederholungen gelingen, machst du mit Kontrollübung 6 weiter, um die Last anzupassen.

ERFOLGSCHECK

- ✔ Prüfe, ob du die korrekte Last benutzt.
- ✔ Achte bei jeder Wiederholung auf eine korrekte und sichere Technik.

Kontrollübung 6: Nimm bei Bedarf eine Anpassung der Last vor

Wenn du keine zwölf Wiederholungen mit der Testlast schaffst, ist das Gewicht zu schwer und du musst es reduzieren. Wenn du hingegen mehr als 15 Wiederholungen schaffst, ist die Testlast zu leicht und du musst sie erhöhen. In der folgenden Tabelle siehst du, welche Anpassung du vornehmen und welche Formel du dabei anwenden musst.

ERFOLGSCHECK

✔ Prüfe, ob du die Tabelle für die Anpassung der Trainingslast korrekt anwendest.
✔ Trage deine Trainingslast in die Workout-Tabelle ein (siehe Seite 218).

Anpassung der Trainingslast für die Armübungen

Abgeschlossene Wiederholungen	Anpassung
≤7	-6 kg
8–9	-4 kg
10–11	-2 kg
12–15	Keine Anpassung erforderlich
16–17	+2 kg
18–19	+4 kg
≥20	+6 kg

Testlast		Anpassung		Trainingslast
	+		=	

Erfolgscheckliste für Armübungen

In dieser Stufe musstest du eine Übung für den Bizeps und eine Übung für den Trizeps auswählen, für die dir jeweils die nötige Ausrüstung zur Verfügung steht und die du durch eine Zusatzübung ergänzen kannst, falls du schon eine Weile trainierst. Die korrekte Griffhaltung, die richtige Körperposition, das angemessene Bewegungs- und Atemmuster sowie die geeigneten Aufwärm- und Trainingslasten werden deinen Erfolg maximieren.

Nachdem du deine Trainingslast bestimmt und in deine Workout-Tabelle eingetragen hast, bist du bereit für Stufe 8. In dieser Stufe lernst du Übungen für die Entwicklung der Beinmuskeln kennen (mehrgelenkige oder eingelenkige Übungen).

Bevor du die nächste Stufe erklimmst

Beantworte die folgenden Fragen ehrlich. Wenn du sie alle mit Ja beantworten kannst, bist du bereit für Stufe 8.

1. Hast du jeweils eine Basisübung für den Bizeps und Trizeps ausgewählt? Wenn du ein erfahrener Kraftsportler bist: Willst du zusätzlich den alternierenden Bizeps-Curl oder den Hammer-Curl mit Kurzhanteln (Bizeps) oder das Trizepsdrücken liegend oder das Trizepsdrücken liegend mit Kurzhanteln und neutralem Griff (Trizeps) in dein Programm aufnehmen?
2. Hast du deine Übungsauswahl in die Workout-Tabelle eingetragen?
3. Hast du die Aufwärm- und Trainingslast für die ausgewählten Übungen bestimmt?
4. Hast du die Trainingslast in die Workout-Tabelle eingetragen?
5. Hast du die korrekte Technik für die ausgewählten Übungen erlernt?
6. Falls die Übung einen Spotter erfordert: Hast du eine qualifizierte Person gefunden, die diese Rolle übernehmen kann? Hast du selbst die korrekten Spotting-Techniken erlernt?

Stufe

8

Übungen für die Beine

Übungen zur Entwicklung der Oberschenkel und der Hüften gelten aufgrund der großen Muskelmasse, die an den Bewegungen beteiligt ist, als sehr anstrengend. Der Körperbereich, der mit diesen Übungen trainiert wird, wird manchmal auch als *Powerzone* bezeichnet. Zu diesen Muskeln – die die größten im ganzen Körper sind – zählen der Quadrizeps (Oberschenkelvorderseite), die ischiocrurale Muskulatur (die Muskeln auf der Rückseite des Oberschenkels, vor allem der zweiköpfige Beinbizeps) und die drei Glutealmuskeln (Gesäßmuskeln). Sie sind dafür verantwortlich, dass wir rennen, springen, schnell anlaufen und abstoppen sowie Seit-, Rückwärts-, Druck-, Zug-, Dreh- und Trittbewegungen ausführen können, außerdem stabilisieren sie den Oberkörper bei den meisten Bewegungen. Es ist offensichtlich, dass diese Muskeln entwickelt werden müssen, und sie sollten nicht zugunsten der besser sichtbaren Muskeln des Oberkörpers vernachlässigt werden.

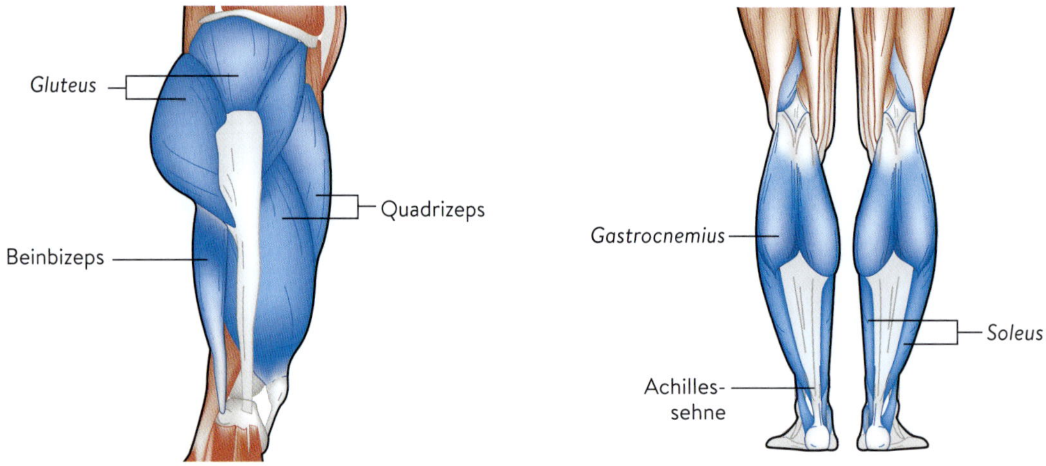

Anatomie der Beine

Die Übungen in dieser Stufe sind mehrgelenkige oder eingelenkige Übungen. An einer Mehrgelenksübung (auch komplexe Übung genannt) sind zwei oder mehr Körpergelenke beteiligt, die während der Bewegung ihren Winkel verändern. Bei den Mehrgelenksübungen in dieser Stufe handelt es sich um den Ausfallschritt mit freiem Gewicht, das Beinpressen, die Nackenkniebeuge und die Bulgarische Kniebeuge. Sie eignen sich hervorragend, um alle großen Muskeln der Oberschenkel und Hüften zu entwickeln.

Bei einigen Zusatzübungen bewegt sich nur ein Gelenk (eine sogenannte Eingelenksübung oder Isolationsübung); diese konzentrieren sich auf einen Muskel oder Körperbereich. Das Beinstrecken an der Maschine trainiert den Quadrizeps, das Beinbeugen liegend an der Maschine den Beinbizeps und die beiden Varianten des Wadenhebens trainieren die Rückseite der Unterschenkel (die Waden).

Mit freien Gewichten empfehlen wir dir als Beinübung den Ausfallschritt, die Nackenkniebeuge oder die Bulgarische Kniebeuge. Um die Waden zu isolieren, kannst du das Wadenheben sitzend oder stehend an der Maschine in dein Programm aufnehmen. Wenn du Zugang zu einer Maschine mit festem oder variablem Widerstand hast, solltest du das Beinpressen auswählen.

Mehrgelenksübungen

Mehrgelenksübungen zeichnen sich dadurch aus, dass man gleichzeitig die Knie- und Hüftgelenke beugen muss. Der Quadrizeps streckt die Knie, der Beinbizeps beugt die Knie und streckt mithilfe der Gesäßmuskeln die Hüften.

Die komplexen Übungen, die in dieser Stufe beschrieben werden, tragen zur Stabilisierung der Knie und der Hüften bei, versehen die Muskeln mit einem Polster zum Schutz der Hüfte und formen zugleich den Unterkörper. Die Kraft in den Beinen und Hüften, die durch diese Übungen aufgebaut wird, ist vor allem für Leistungssportler vorteilhaft.

Ausfallschritt

Nimm einen schulterbreiten Stand ein, richte deinen Blick gerade nach vorne, halte den Kopf oben, die Schultern hinten und den Rücken gerade; lehne deinen Oberkörper nicht nach vorne. Behalte diese aufrechte Haltung während der gesamten Übung bei.

Die Bewegung beginnt mit einem kontrollierten Schritt nach vorne, den du mit deinem dominanten Bein machst; achte darauf, dass dein Schritt weder zu groß noch zu klein ist. Sobald du den Schritt gemacht hast, senkst du die Hüften (bewege dich abwärts, nicht vorwärts), damit die Oberseite deines vorderen Oberschenkels parallel zum Boden und das vordere Knie direkt über dem Fußgelenk steht. Dein vorderer Fuß sollte gerade nach vorne zeigen, während das hintere Knie leicht gebeugt ist, ohne den Boden zu berühren.

Nachdem du kurz pausierst hast, um dein Gleichgewicht zu finden, stößt du dich mit dem vorderen Fuß ab und kehrst mit einer fließenden Bewegung in die Ausgangsposition zurück. Setze nicht den Oberkörper ein, um Schwung zu holen und dich zurückzubewegen. Halte im aufrechten Stand kurz an und mache anschließend mit dem anderen Fuß einen Schritt nach vorne. Absolviere nun abwechselnd mit dem linken und dem rechten Fuß Ausfallschritte, bis der Satz abgeschlossen ist. Vielleicht wirst du anfangs deinen vorderen Fuß mit kleinen Schritten an deinen Körper heranziehen müssen, um wieder in die Ausgangsposition zurückzukehren. Mit zunehmender Kraft und besserem Gleichgewichtsgefühl wirst du diese Behelfsbewegung nicht mehr benötigen.

VORSICHT: Der Ausfallschritt ist eine relativ schwierige Übung, da Balance nötig ist. Probiere zuerst einige Ausfallschritte ohne Gewicht, um deinen Gleichgewichtssinn zu schulen. Wenn du dich an die Vor- und Rückwärtsbewegung gewöhnt und deine Balance verbessert hast, kannst du anfangen, Kurzhanteln zu benutzen (eine in jeder Hand); wenn dir auch das keine Probleme mehr bereitet, kannst du zur Langhantel wechseln (siehe Abbildung Seite 171).

Ausfallschritt

VORBEREITUNG

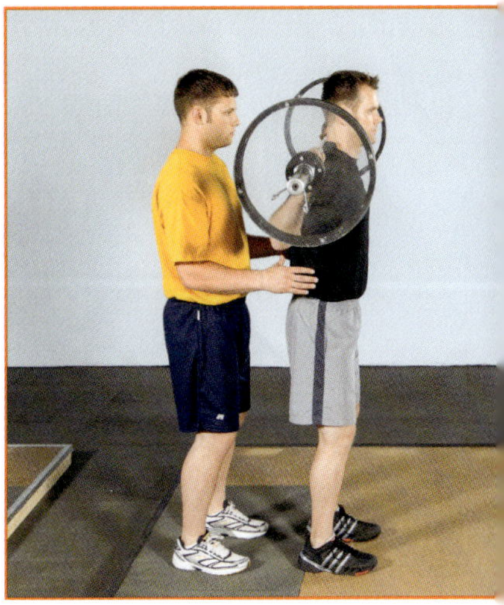

1. Nimm einen aufrechten Stand ein und richte deinen Blick gerade nach vorne.
2. Halte den Kopf oben, die Schultern hinten, die Brust nach vorne geschoben und den Rücken gerade.
3. Die Füße sollten schulterbreit auseinander sein.

VORWÄRTSBEWEGUNG

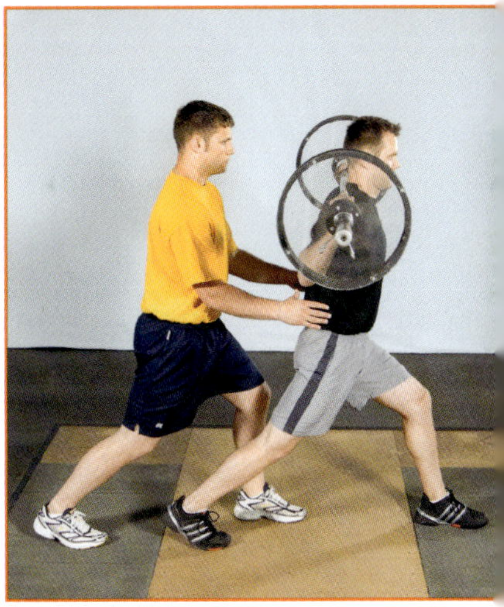

1. Atme ein und mache einen kontrollierten Schritt nach vorne.
2. Halte den Oberkörper aufrecht.
3. Mache keinen zu großen oder zu kleinen Schritt.
4. Pausiere kurz in der Schrittstellung.

ABWÄRTSBEWEGUNG UND RÜCKKEHR IN DIE AUSGANGSPOSITION

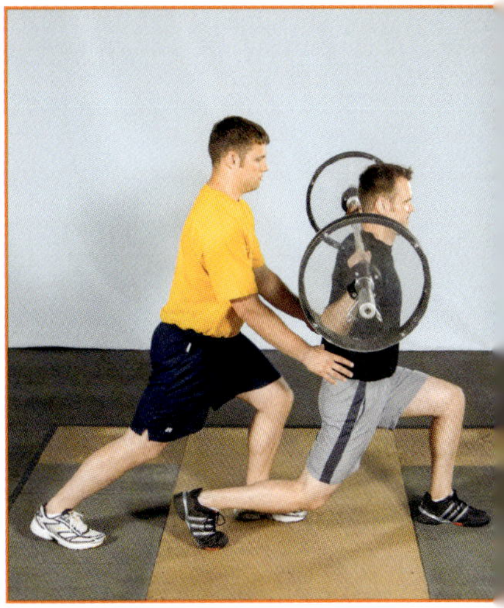

1. Senke deine Hüften, bis die Oberseite des vorderen Oberschenkels parallel zum Boden steht.
2. Das Knie bleibt über dem Fußgelenk.
3. Beuge dein hinteres Bein, ohne mit dem Knie den Boden zu berühren.
4. Pausiere kurz in der unteren Endposition.
5. Stoße dich mit dem vorderen Fuß ab und atme gleichzeitig aus, um in die Ausgangsposition zurückzukehren.
6. Halte den Oberkörper aufrecht.
7. Pausiere kurz im aufrechten Stand, bevor du die Bewegung auf der anderen Seite wiederholst.
8. Fahre mit den Vor- und Rückwärtsbewegungen fort, bis der Satz abgeschlossen ist.

✗ **Fehler**
Dein Ausfallschritt ist zu kurz oder zu lang.

✔ **Korrektur**
Platziere den vorderen Fuß so auf den Boden, dass sich das Knie direkt über dem Fußgelenk befindet, wenn du die Hüften senkst. Vielleicht musst du mit kleinen Schritten anfangen und jeden Schritt ein wenig vergrößern, bis der Oberschenkel des vorderen Beins parallel zum Boden und das hintere Bein lotrecht zum Boden steht..

✗ **Fehler**
Du lehnst dich in der Vor- und/oder Abwärtsbewegung mit dem Oberkörper nach vorne.

✔ **Korrektur**
Konzentriere dich darauf, den Oberkörper aufrecht und den Blick gerade nach vorne gerichtet zu halten. Wenn deine Hüften nicht beweglich genug sind, um in der Übung die aufrechte Position zu halten, darfst du sie in der Schrittstellung nicht so tief absenken. Vergiss außerdem nicht, die in Stufe 2 beschriebenen Dehnübungen für den Unterkörper zu absolvieren.

Beinpressen an der Maschine

Für diese Übung benötigst du eine Maschine mit festem Widerstand (ein Kraftgerät oder eine Kraftstation), obwohl es für das Beinpressen auch Cam-Maschinen gibt. Setze dich in die Maschine und stelle den Sitz so ein, dass deine Knie im 90-Grad-Winkel gebeugt sind. Wenn dir das schwerfällt, kannst du einen Spiegel benutzen oder jemanden bitten, dich zu korrigieren, bis du die 90 Grad erreichst. Setze dich aufrecht hin, halte deinen unteren Rücken gegen das Polster gedrückt, drehe die Zehen leicht nach außen und platziere die Füße flach und etwa schulterbreit auf die Fußplatte. Fasse die Griffe, um deinen Körper zu stabilisieren.

Leite die Vorwärtsbewegung ein, indem du dich mit deinen Beinen wegdrückst und die Knie streckst, während dein Oberkörper aufrecht bleibt. Die Knie dürfen in der Streckbewegung nicht in eine X-Bein-Position kommen und zueinander zeigen; ihr Abstand muss während des Bewegungsablaufs immer gleich bleiben. Bewege nicht deinen Oberkörper, wenn du die Beine streckst, und drücke die Knie am

Ende der Bewegung nicht gewaltsam durch. Atme aus, wenn du die Beine nach vorne drückst.

Um in die Ausgangsposition zurückzukehren, ziehst du die Beine wieder an den Körper heran, ohne dass sich dein Gesäß vom Sitz hebt oder das Steckgewicht auf den Gewichtsblock prallt. Während der Rückwärtsbewegung, die langsam und kontrolliert erfolgen sollte, atmest du ein.

✗ **Fehler**
Deine Füße liegen nicht flach auf der Fußplatte auf.

✔ **Korrektur**
Konzentriere dich darauf, mit dem Mittelfuß oder der hinteren Fußhälfte zu drücken.

✗ **Fehler**
Du lehnst dich mit dem Oberkörper nach vorne.

✔ **Korrektur**
Drücke deinen Rücken und deine Hüften gegen die Rückenlehne.

✗ **Fehler**
Die Knie bewegen sich aufeinander zu, wenn du das Gewicht nach vorne presst.

✔ **Korrektur**
Halte während der Bewegung deine Knie über den Füßen; der Abstand der Knie zueinander sollte in der Vorwärtsbewegung gleich bleiben.

Beinpressen an der Maschine

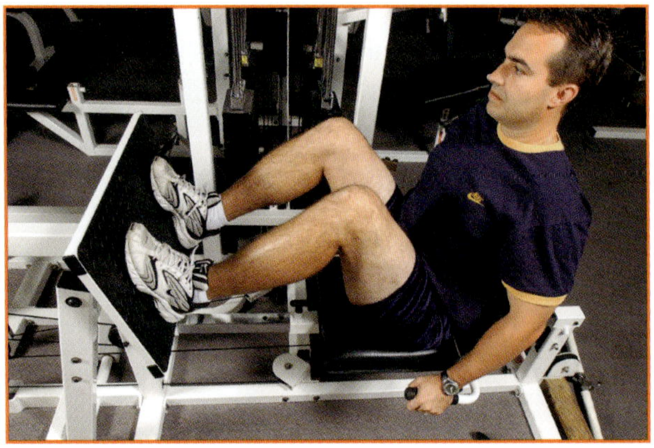

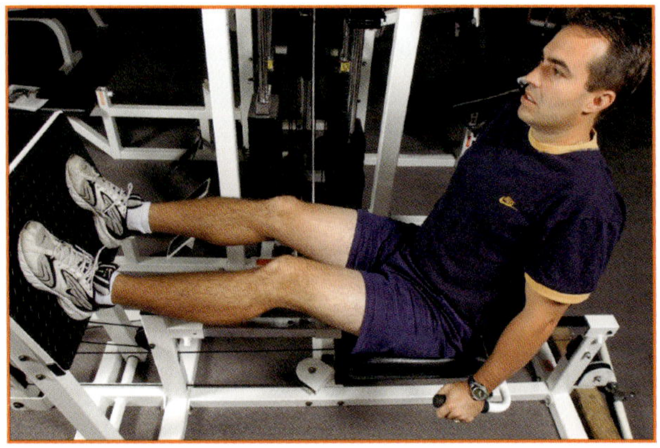

VORBEREITUNG

1. Setze dich mit aufrechtem Oberkörper in die Maschine und halte den Rücken gegen das Polster gedrückt.
2. Stelle den Sitz so ein, dass deine Beine im 90-Grad-Winkel gebeugt sind.
3. Stelle die Füße flach auf die Fußplatte, die Zehen zeigen leicht nach außen.
4. Die Füße sollten etwas mehr als schulterbreit auseinander sein.
5. Umfasse die Griffe.

BEWEGUNG

1. Drücke die Fußplatte von dir weg, indem du die Hüften und Knie streckst.
2. Verändere nicht deine Körperposition.
3. Achte darauf, dass sich die Knie nicht annähern.
4. Vermeide es, dich auf dem Sitz zu winden; der Oberkörper darf sich nicht bewegen.
5. Atme in der Vorwärtsbewegung aus.
6. Pausiere kurz in der vollständig gestreckten Position, ohne die Knie durchzudrücken.
7. Kehre einatmend in die Ausgangsposition zurück.
8. Fahre mit den Vor- und Rückwärtsbewegungen fort, bis der Satz abgeschlossen ist.

Beim Beinpressen sind die meisten Fehler auf ein falsches Bewegungstempo zurückzuführen; viele Trainierende pressen zu schnell und drücken am Schluss die Knie durch. Die Gefahr dabei ist, dass man die Knie überstreckt und sich verletzt. Kontrolliere das Tempo deiner Vorwärtsbewegung und halte kurz vor dem Durchstrecken mit der Bewegung inne. Ein weiterer gängiger Fehler besteht darin, dass man sich passiv in die Ausgangsposition fallen lässt. So, wie du die Geschwindigkeit deiner Vorwärtsbewegung kontrolliert hast, musst du dich auch langsam und kontrolliert bewegen, um in die Ausgangsposition zurückzukehren.

Nackenkniebeuge

Die letzte Mehrgelenksübung ist die Nackenkniebeuge. Diese Übung beansprucht alle großen Muskeln des Unterkörpers – Quadrizeps, Beinbizeps und Gesäßmuskeln. Zusätzlich werden viele Oberkörpermuskeln rekrutiert, die dafür sorgen, dass der Rücken flach und aufrecht bleibt (man also keinen Rundrücken macht), damit die Hantel auf den Schultern bleibt und der untere Rücken ausreichend gestützt ist.

Die Nackenkniebeuge ist wegen der aufrechten, flachen Rückenhaltung (die dafür sorgt, dass der untere Rücken entlastet wird) und der Position der Hantel auf dem oberen Rücken sowie des Gleichgewichts, das während des gesamten Bewegungsablaufs erforderlich ist, eine anspruchsvolle Übung, die einen Spotter erfordert. Beim Erlernen dieser Kniebeuge übt man normalerweise zuerst mit einem Holzstab, um die korrekte Körperhaltung, Hantelposition und Balance zu entwickeln. Nachdem man die Technik beherrscht, beginnt man zunächst mit einer leeren Langhantel, die man erst später mit Scheiben bestückt. Vergiss nicht, die Scheiben mit Verschlüssen zu sichern.

Stelle dich in ein Squat-Rack; deine Füße sind flach auf dem Boden und stehen etwas mehr als schulterbreit auseinander. Fasse die Hantel mit einem etwas mehr als schulterbreiten Obergriff. Tauche unter die Stange und lege sie mithilfe eines Spotters über deine Schultern auf den oberen Rücken, unterhalb deines Nackens. Bleibe mit den Hüften direkt unter der Hantel, schiebe deine Brust nach vorne, ziehe die Schultern nach hinten und halte den Kopf oben.

In dieser Position signalisierst du deinem Helfer, dass du bereit bist. Richte dich langsam auf, um die Hantel aus der Ablage zu heben, halte kurz inne und gehe ein oder zwei Schritte zurück, um dich vom Rack zu entfernen. Nimm nun einen etwas mehr als schulterbreiten Stand ein und drehe die Zehen leicht nach außen. Positioniere deine Hüften wieder direkt unter die Hantel, wobei die Brust nach vorne geschoben ist, die Schultern hinten sind und der Kopf oben ist. Sammle dich kurz, bevor du in die Knie gehst.

Für die Abwärtsbewegung führst du langsam eine Kniebeuge aus. Lehne dich mit dem Oberkörper nicht nach vorne; halte ihn aufrecht und den Rücken flach. Die Füße bleiben mit den Fußsohlen komplett am Boden, die Knie sind über den Füßen. Atme in der Abwärtsbewegung ein und gehe so tief herab, bis deine Oberschenkel parallel zum Boden sind.

✘ **Fehler**
Die Langhantel ist zu weit oben auf deinem Nacken.

✔ **Korrektur**
Die Langhantel sollte etwas tiefer, an der Nackenbasis beziehungsweise am oberen Rücken positioniert werden. Du solltest in der Lage sein, deinen Kopf oben zu halten, auch wenn die Hantel quer auf den Schultern liegt.

✘ **Fehler**
Du senkst deinen Kopf und richtest deinen Blick auf den Boden.

✔ **Korrektur**
Neige deinen Kopf ein wenig zurück und richte deinen Blick leicht aufwärts, wobei deine Brust nach vorne geschoben ist und deine Schultern hinten sind; sieh aber nicht zur Decke.

✘ **Fehler**
Die Knie ragen über deine Füße hinaus oder zeigen zueinander.

✔ **Korrektur**
Achte darauf, dass die Fersen stets den Kontakt zum Boden halten, senke dich notfalls nicht so tief ab.

Leite die Aufwärtsbewegung ein, indem du dich mit den Beinen vom Boden wegdrückst. Halte den Kopf oben und schiebe die Brust nach vorne. Atme aus, während du den Scheitelpunkt überwindest, deine Hüften und Knie streckst und in die Ausgangsposition zurückkehrst. Signalisiere dem Spotter mit »Okay«, dass du die letzte Wiederholung abgeschlossen hast. Pausiere kurz und gehe einige Schritte vorwärts, bis die Hantel ins Rack kommt. Bleibe stehen und beuge langsam die Knie, um die Hantel in die Ablage zu legen. Vergewissere dich, dass deine Hüften direkt unter der Hantelstange bleiben, die Brust nach vorne geschoben ist, die Schultern hinten sind und der Kopf oben bleibt. Lass die Hantel erst los, wenn sie sicher in der Ablage ist.

Als Spotter solltest du möglichst nah hinter deinem Partner stehen, ohne ihn zu berühren. Du kannst auch mit einem zweiten Helfer arbeiten; dann steht jeweils einer an einem Ende der Hantelstange. Um dem Trainierenden zu helfen, die Hantel aus dem Rack zu heben, fasst du sie mit einem geschlossenen Griff. Sobald er »Okay« sagt, hilfst du ihm, die Hantel aus der Ablage zu heben und ein oder zwei Schritte rückwärts zu gehen; dabei bewegt er sich synchron mit dir nach hinten, um aus dem Rack zu treten. Bevor du die Hantel loslässt, musst du dich vergewissern, dass er die Hantel unter Kontrolle hat. Übe diesen Ablauf gut ein, damit du deinem Partner helfen kannst, ohne gegen ihn oder die Hantel zu prallen – beides kann dazu führen, dass du das Gleichgewicht verlierst oder die Hantel zu Boden fällt.

Sobald die Abwärtsphase beginnt, machst du gemeinsam mit deinem Partner eine Kniebeuge und folgst der Bewegung der Hantel mit offenen Händen, halte dabei den Rücken flach. In der Aufwärtsphase steigst du ebenfalls auf, und deine geöffneten Hände befinden sich immer noch unter der Hantelstange.

Sobald du mit deinem Partner bei der letzten Wiederholung aufsteigst, bereitest du dich darauf vor, die Hantel ins Rack zu bringen. Nachdem er sein »Okay« gegeben hat, hilfst du ihm, indem du die Hantel mit einem geschlossenen Griff fasst und einige Schritte vorwärts gehst, um sie ins Rack zu legen. Prüfe, ob die Hantel sicher in der Ablage ist, bevor du sie loslässt.

Nackenkniebeuge

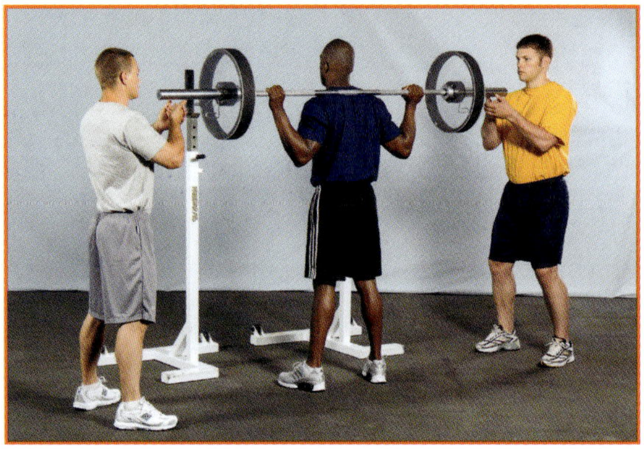

VORBEREITUNG

Trainierender

1. Umfasse die Hantel mit einem etwas mehr als schulterbreiten Obergriff.
2. Lege die Hantel unterhalb des Nackens auf die Schultern.
3. Stelle dich mit den Hüften direkt unter die Hantelstange, die Brust ist nach vorne geschoben, die Schultern sind hinten, der Kopf ist oben.
4. Nimm einen etwas mehr als schulterbreiten Stand ein.
5. Signalisiere dem Spotter »Okay«.
6. Richte dich langsam auf, um die Hantel aus der Ablage zu heben.
7. Gehe ein oder zwei Schritte rückwärts.
8. Positioniere die Hüften wieder direkt unter die Hantelstange – die Brust ist nach vorne geschoben, die Schultern sind hinten, der Kopf ist oben.
9. Nimm wieder einen etwas mehr als schulterbreiten Stand ein.

Spotter

1. Stelle dich dicht hinter deinen Partner (oder an ein Ende der Hantelstange, sofern ein zweiter Spotter anwesend ist).
2. Verwende einen geschlossenen Griff.
3. Reagiere auf das »Okay« deines Partners.

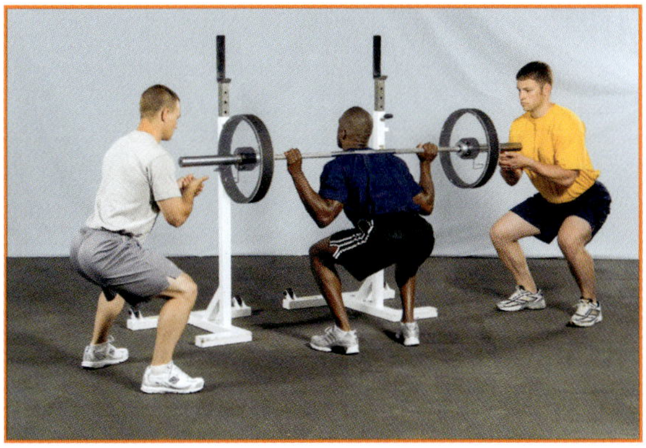

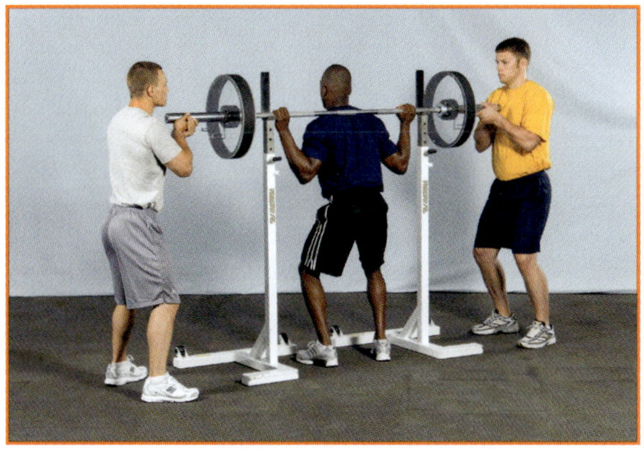

BEWEGUNG

Trainierender

1. Führe langsam eine Kniebeuge aus.
2. Halte den Rücken flach und aufrecht.
3. Die Füße sind vollflächig am Boden, die Knie direkt über den Füßen.
4. Senke dich ab, bis deine Oberschenkel parallel zum Boden sind.
5. Atme in der Abwärtsbewegung ein.
6. Pausiere kurz in der tiefsten Position.
7. Drücke dich mit den Beinen hoch.
8. Halte den Kopf weiterhin oben und die Brust nach vorne geschoben.
9. Atme aus, wenn du den Scheitelpunkt überwindest.
10. Fahre fort, bis der Satz abgeschlossen ist.
11. Signalisiere bei der letzten Wiederholung »Okay«.

Spotter

1. Gehe mit deinem Partner in die Knie.
2. Folge mit offenen Händen.
3. Greife nur ein, wenn es nötig ist.

ABLAGE DER HANTEL INS RACK

Trainierender

1. Gehe ein bis zwei Schritte vorwärts, bis die Hantel ins Rack kommt.
2. Achte darauf, dass sich deine Hüften direkt unter der Hantel befinden, wobei die Brust nach vorne geschoben ist, die Schultern hinten sind und der Kopf oben ist.

Spotter

1. Fasse die Hantel mit einem geschlossenen Griff.
2. Gehe synchron mit deinem Partner ein bis zwei Schritte vorwärts.
3. Führe die Hantel auf die Pfosten zu.
4. Sage »Okay«, wenn die Hantel sicher in der Ablage ist.

Bulgarische Kniebeuge

Die Bulgarische Kniebeuge ist eine fortgeschrittene Übung, weil für ihre korrekte Ausführung (zur Entlastung des unteren Rückens) eine aufrechte Position mit flachem Rücken sowie ein gewisses Maß an Balance nötig ist. Normalerweise übt man die Bulgarische Kniebeuge zunächst ohne Hanteln. Sobald man in der Ab- und Aufwärtsbewegung die Balance halten kann und weiß, wann man ein- und ausatmen muss, kann man die Übung mit Kurzhanteln versuchen.

Nimm eine Kurzhantel in jede Hand und halte sie mit neutralem, geschlossenem Griff. Stelle dich im Abstand von circa einem Ausfallschritt mit dem Rücken zu einer kniehohen Bank oder einem kniehohen Kasten und lass die Arme seitlich am Körper hängen. Während du den Spann des rechten Fußes auf der Bank ablegst, bleibt der linke Fuß flach am Boden. Die Knie sind leicht gebeugt, die Schultern hinten, Brust und Kopf aufgerichtet. Der untere Rücken ist leicht eingerollt, der Oberkörper während der gesamten Übung gerade und aufrecht. Senke dich in dieser Position durch Beugen der Hüften und Knie ab, bis der linke Oberschenkel parallel zum Boden steht. Bleibe mit dem linken Fuß durchgehend flach am Boden und mit dem Spann des rechten Fußes auf der Bank; achte darauf, dass das linke Knie über dem linken Fuß bleibt. Atme in der Abwärtsbewegung ein.

Um in die Ausgangsposition zurückzukehren, streckst du das linke Knie und die linke Hüfte, ohne deine aufrechte Körperhaltung zu verändern – das rechte Knie und die rechte Hüfte werden sich ganz von selbst strecken. Atme in der Aufwärtsbewegung aus. Sobald der Satz abgeschlossen ist, hebst du den rechten Fuß von der Bank, wechselst vorderes und hinteres Bein und absolvierst den nächsten Satz.

✗ **Fehler**
Dein linkes Knie schert aus und befindet sich nicht direkt über dem Fuß.

✔ **Korrektur**
Achte darauf, das vordere Knie direkt über dem vorderen Fuß zu halten.

✗ **Fehler**
Du verlierst das Gleichgewicht, weil sich deine Schultern nach vorne bewegen.

✔ **Korrektur**
Halte die Schultern hinten, den Kopf oben und den vorderen Fuß flach am Boden.

Bulgarische Kniebeuge

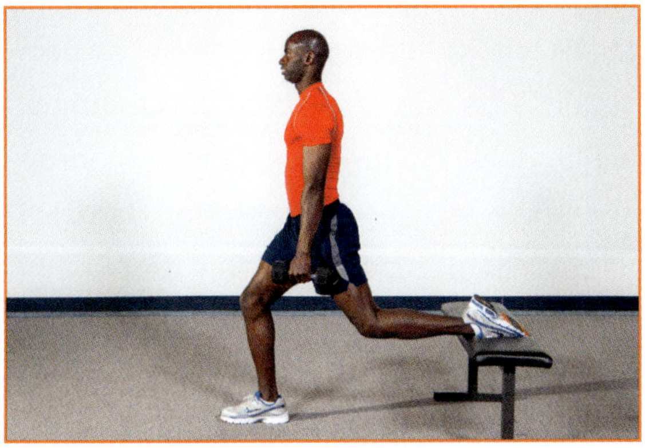

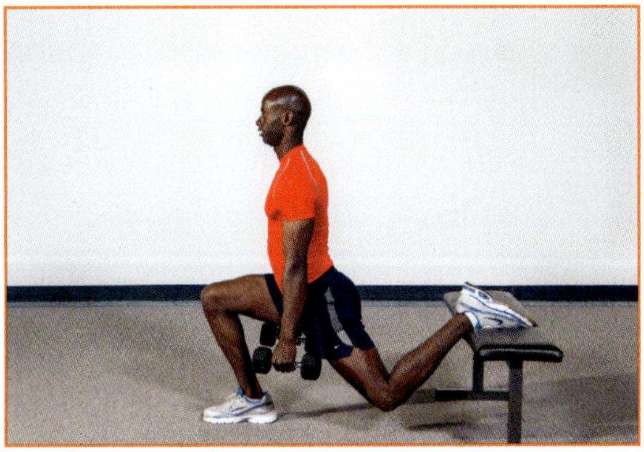

VORBEREITUNG

1. Stelle dich (etwa einen Ausfallschritt entfernt) mit dem Rücken zu einer kniehohen Bank.
2. Stelle den rechten Fuß flach auf den Boden.
3. Hebe das hintere Bein und lege den Fuß mit dem Spann auf der Bank ab.
4. Beuge die Knie leicht, halte die Schultern hinten, die Brust nach vorne geschoben und den Blick geradeaus gerichtet.

BEWEGUNG

1. Leite die Abwärtsbewegung ein, indem du die Hüften und Knie beugst.
2. Halte den Oberkörper aufrecht.
3. Bleibe mit dem rechten Fuß am Boden und mit dem linken Spann auf der Bank.
4. Atme in der Abwärtsbewegung ein.
5. Senke dich ab, bis der rechte Oberschenkel parallel zum Boden steht.
6. Kehre ausatmend in die Ausgangsposition zurück.
7. Fahre mit den Ab- und Aufwärtsbewegungen fort, bis der Satz abgeschlossen ist.
8. Wechsle die Beinposition und wiederhole die Übung auf der anderen Seite.

Eingelenksübungen

Wenn du ein erfahrener Kraftsportler bist, der bereit ist, ein anspruchsvolleres Beinprogramm zu absolvieren, kannst du dir überlegen, eine oder mehrere Zusatzübungen für die Beine auszuführen. Wähle zunächst eine Eingelenksübung aus, um die Mehrgelenksübung, die du bereits machst, zu ergänzen. Viele Trainierende nehmen das Beinstrecken (für den Quadrizeps) und das Beinbeugen an der Maschine (für den Beinbizeps) in ihr Programm auf, wenn sie bereits Ausfallschritte oder Beinpressen machen. Wenn du später noch besser trainiert bist, kannst du diese beiden Übungen auch durch die Nackenkniebeuge oder die Bulgarische Kniebeuge ersetzen. Das Wadenheben (stehend oder sitzend an der Maschine) kann jederzeit ergänzt werden.

Beinstrecken an der Maschine

Setze dich in die Maschine und lehne dich mit dem Rücken gegen das Polster. Blicke gerade nach vorne und halte den Kopf oben. Klemme deine Fußgelenke hinter die Fußrolle und halte mit dem Spann Kontakt zum Polster. Fasse die Sitzkante oder die Griffe der Maschine. Strecke langsam die Knie, achte dabei auf einen möglichst großen Bewegungsbereich. Atme aus, während du die Knie streckst, und halte in der oberen Endposition kurz inne. Senke das Gewicht langsam ab und kehre in die Ausgangsposition zurück. Halte dich am Sitz oder an den Griffen fest, damit dein Gesäß flach auf dem Sitz aufliegt. Atme beim Absenken des Gewichts ein. Das Steckgewicht darf am Ende der Bewegung nicht auf den Gewichtsblock prallen. Pausiere kurz, bevor du zur nächsten Wiederholung ansetzt.

✗ **Fehler**
Die Kniekehlen ragen über die vordere Sitzkante.

✔ **Korrektur**
Prüfe, ob deine Knie auf einer Linie mit der Achse der Maschine sind und stelle, wenn möglich, die Position des Rückenpolsters so ein, dass die Kniekehlen die vordere Sitzkante berühren.

Beinstrecken an der Maschine

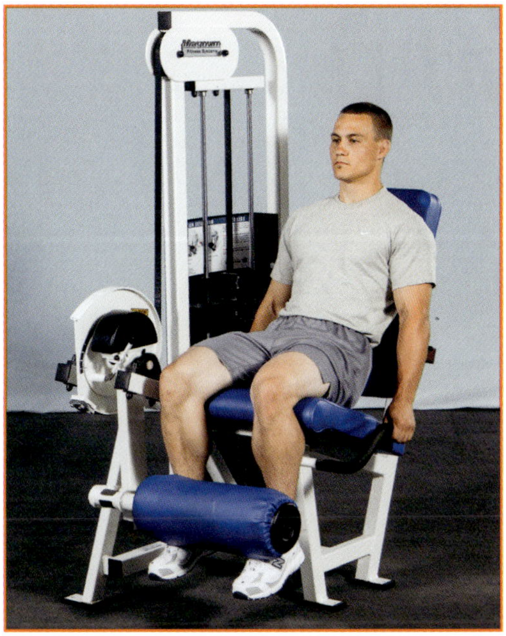

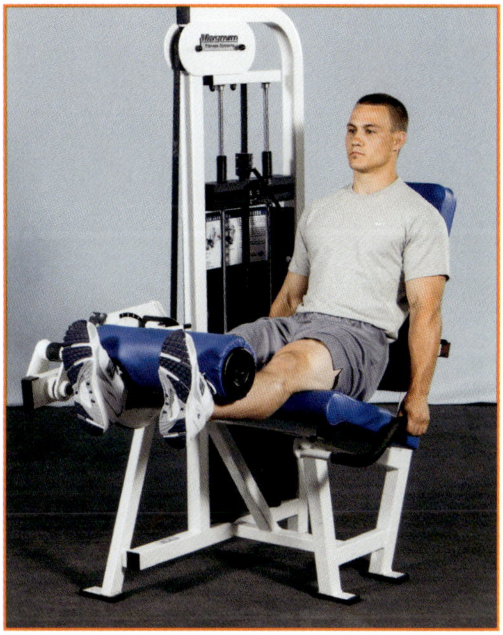

VORBEREITUNG

1. Setze dich in die Maschine.
2. Bringe die Fußgelenke hinter die Fußrolle.
3. Drücke die Spanne deiner Füße gegen das Polster.
4. Halte den Rücken aufrecht und gegen das Polster gedrückt.
5. Halte den Kopf oben und den Blick gerade nach vorne gerichtet.
6. Fasse die Sitzkante oder die Griffe.

BEWEGUNG

1. Strecke langsam die Knie, bis die Beine gerade sind.
2. Atme in der Streckbewegung aus.
3. Halte in der oberen Endposition mit gestreckten Knien kurz inne.
4. Kehre einatmend in die Ausgangsposition zurück.
5. Bleibe mit deinem Gesäß auf dem Sitz.
6. Fahre mit den Auf- und Abwärtsbewegungen fort, bis der Satz abgeschlossen ist.

Beinbeugen an der Maschine

Lege dich bäuchlings auf die Maschine; Oberschenkel, Hüften, Bauch und Brust liegen auf der Bank auf, deine Knie sollten über das Oberschenkelpolster oder die Bank hinausragen. Klemme deine Fußgelenke unter die Fußrolle, sodass deine Achillessehnen das Polster berühren. Fasse die Kante der Bank oder die Griffe der Maschine. Beuge langsam deine Knie, um die Fersen möglichst nah ans Gesäß zu ziehen. Atme in der Beugebewegung aus und halte in der oberen Endposition kurz an. Senke das Gewicht langsam ab und kehre in die Ausgangsposition zurück. Halte deine Hüften und deine Brust in Kontakt zur Bank, indem du die Griffe oder Kanten der Bank festhältst. Atme in der Absenkphase ein. Das Steckgewicht darf in der unteren Endposition nicht auf den Gewichtsblock prallen. Pausiere kurz, bevor du die nächste Wiederholung beginnst.

✗ **Fehler**
Deine Hüften heben sich von der Bank, während du die Knie beugst.

✓ **Korrektur**
Vergewissere dich, dass deine Knie auf einer Linie mit der Achse der Maschine sind und halte Hüften und Brust in Kontakt zur Bank.

Beinbeugen an der Maschine

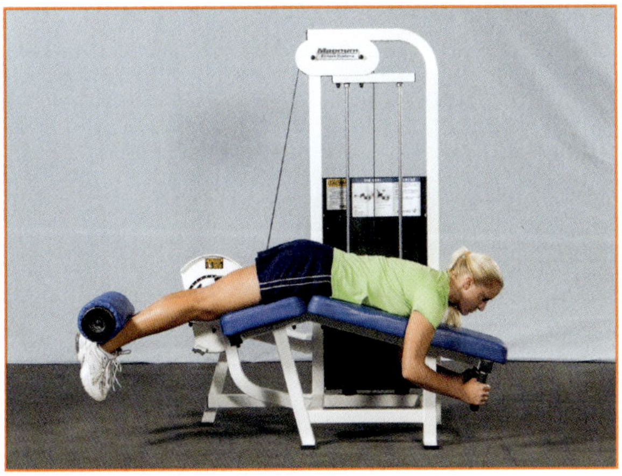

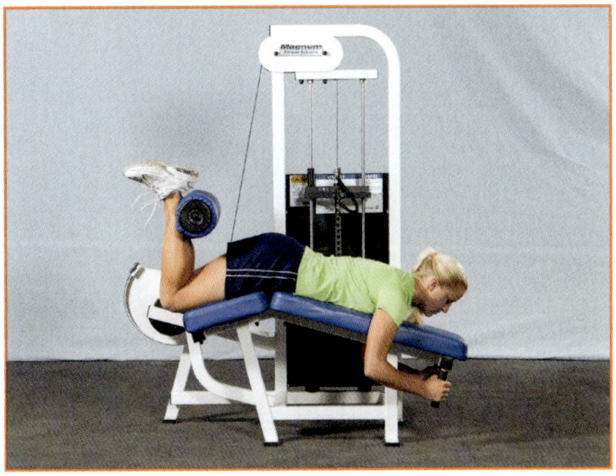

VORBEREITUNG

1. Lege dich bäuchlings auf die Bank.
2. Oberschenkel, Hüften, Bauch und Brust liegen auf der Bank auf.
3. Die Knie liegen nicht auf, sondern sind frei beweglich.
4. Klemme die Fußgelenke unter die Rolle.
5. Bringe die Achillessehnen in Kontakt zum Polster.
6. Fasse die Kante der Bank oder die Griffe.

BEWEGUNG

1. Ziehe die Unterschenkel langsam in Richtung Gesäß, bis die Knie maximal gebeugt sind.
2. Halte die Hüften auf der Bank.
3. Atme aus, während du die Beine beugst.
4. Pausiere kurz in der gebeugten, oberen Endposition.
5. Kehre einatmend in die Ausgangsposition zurück.
6. Bleibe mit der Brust auf der Bank.
7. Fahre mit den Auf- und Abwärtsbewegungen fort, bis der Satz abgeschlossen ist.

Wadenheben stehend an der Maschine

Diese Druckübung nutzt die Plantarflexion des Fußgelenks, um die Wadenmuskeln, den Soleus und den Gastrocnemius zu trainieren. Das Wadenheben stehend an der Maschine kann mit einer Langhantel auf den Schultern, ein oder zwei Kurzhanteln oder nur mit dem Körpergewicht ausgeführt werden.

Bringe deine Schultern unter die Schulterpolster und nimm einen hüftbreiten Stand ein, sodass die Fußballen auf der Kante der Stufe stehen. Halte den Oberkörper aufrecht und die Knie gerade, aber strecke sie nicht durch. Richte deinen Blick gerade nach vorne, um das Gleichgewicht zu halten. Lass deine Fersen unter die Stufe sinken; du solltest in den Waden eine leichte Dehnung, aber keinen Schmerz spüren. Das ist die Ausgangsposition.

Stelle dich langsam auf die Zehen, um die Fersen möglichst weit anzuheben. Atme in der Aufwärtsphase aus und pausiere kurz in der oberen Endposition.

Bringe die Fersen langsam in die Ausgangsposition zurück, dabei sinken die Fersen wieder unter die Stufe, bis du in der leicht gedehnten Position bist. Behalte eine aufrechte Körperhaltung bei und lasse die Knie gerade; atme beim Absenken der Fersen ein.

✘ **Fehler**
Deine Knie beugen und strecken sich während der Bewegung.

✔ **Korrektur**
Halte die Knie während der Übung gerade – ohne sie durchzustrecken.

✘ **Fehler**
In der Aufwärtsphase drehen sich deine Fußgelenke nach außen oder deine Knie scheren seitlich aus.

✔ **Korrektur**
Drücke dich bewusst mit den Fußballen hoch und richte deinen Fokus speziell auf die Großzehenballen beider Füße.

Wadenheben stehend an der Maschine

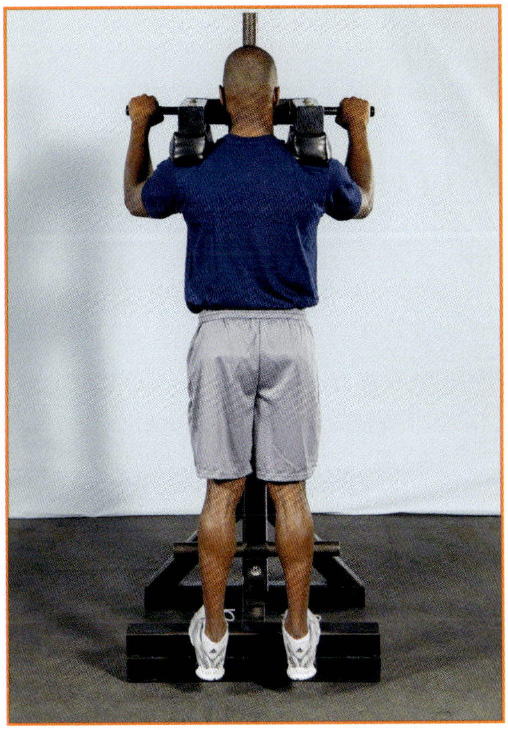

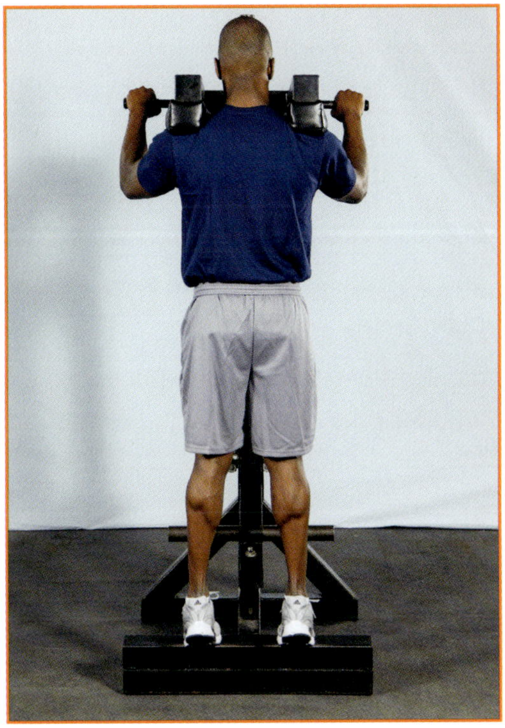

VORBEREITUNG

1. Bringe deine Schultern unter die Schulterpolster.
2. Nimm einen etwa hüftbreiten Stand ein und stelle beide Fußballen an die Stufenkante.
3. Halte deinen Körper aufrecht und die Knie gerade.
4. Lass die Fersen unter die Stufe sinken, bis sie leicht gedehnt sind.

BEWEGUNG

1. Drücke dich mit den Fußballen hoch, um die Fersen möglichst weit nach oben zu bringen.
2. Atme in der Aufwärtsbewegung aus.
3. Halte die Knie gerade.
4. Pausiere kurz in der oberen Endposition.
5. Kehre einatmend in die Ausgangsposition ein.
6. Halte Oberkörper und Knie gerade.
7. Fahre mit den Auf- und Abwärtsbewegungen fort, bis der Satz abgeschlossen ist.

Wadenheben sitzend an der Maschine

Beim Wadenheben sitzend an der Maschine findet wie in der vorigen Übung eine Plantarflexion der Fußgelenke statt. Beide Übungen trainieren die Wadenmuskeln, aber das Wadenheben stehend beansprucht den Gastrocnemius stärker, wohingegen das Wadenheben sitzend mehr auf den Soleus abzielt.

Setze dich in die Maschine; die Oberschenkel sind hüftbreit auseinander und haben direkt über den Knien Kontakt zum Polster. Positioniere die Fußballen möglichst nah an den Körper, ohne sie von der Fußplatte zu lösen. Bringe die Fußgelenke in eine Plantarflexion (das heißt, drücke die Zehen gegen die Platte nach unten), damit sich das Kniepolster leicht hebt und die Sicherung entriegelt wird. Halte den Oberkörper aufrecht und senke die Fersen ab, bis sie in einer leicht gedehnten Position sind – das ist die Ausgangsposition. Atme aus, während du die Fußgelenke hebst, und lass die Fersen wie in der Abbildung auf Seite 189 möglichst weit aufsteigen.

✗ **Fehler**
Du senkst die Fersen vor der nächsten Wiederholung nicht tief genug ab.

✔ **Korrektur**
Achte darauf, dass du eine leichte Dehnung der Wadenmuskeln spürst, bevor du mit den Ballen gegen die Fußplatte drückst.

✗ **Fehler**
Du hebst die Fersen nicht hoch genug, wenn du gegen die Fußplatte drückst.

✔ **Korrektur**
Konzentriere dich darauf, die Wadenmuskeln maximal anzuspannen.

Wadenheben sitzend an der Maschine

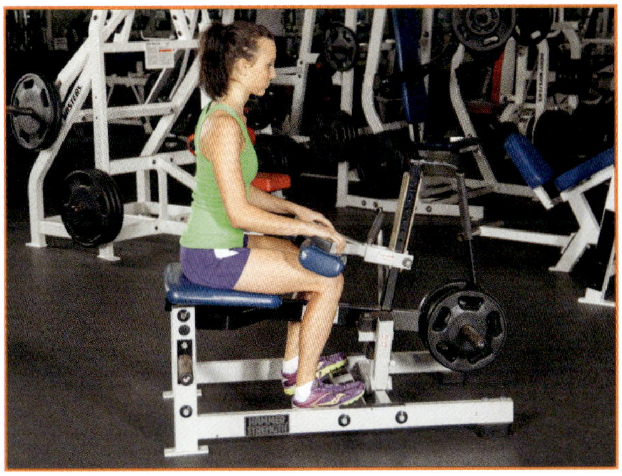

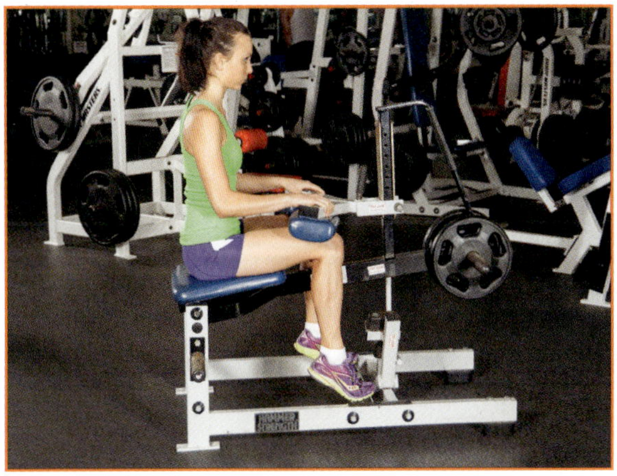

VORBEREITUNG

1. Setze dich in die Maschine, die Oberschenkel sind hüftbreit auseinander und die Knie unter dem Polster.
2. Stelle die Fußballen auf der Fußplatte ab.
3. Beuge die Fußgelenke leicht, um die Sicherung zu entriegeln.
4. Lass die Fersen unter die Stufe in eine angenehme, leichte Dehnung sinken.

BEWEGUNG

1. Stelle dich unter Beibehaltung eines aufrechten Oberkörpers auf die Zehen und hebe die Fersen möglichst weit nach oben.
2. Atme in der Aufwärtsbewegung aus.
3. Lass die Fersen in die leichte Dehnung der Ausgangsposition zurückkehren.
4. Atme in der Abwärtsbewegung ein.

Kontrollübung 1: Wähle eine Übung aus

Nachdem du mehr über die Merkmale, Techniken und Ausrüstungen in Erfahrung gebracht hast, die für die verschiedenen Übungen notwendig sind, bist du nun so weit, das Gelernte in die Praxis umzusetzen. Wähle eine der folgenden Übungen für dein Programm aus:

- Ausfallschritt (freies Gewicht)
- Beinpressen an der Maschine (Cam-Maschine oder Kraftgerät beziehungsweise Kraftstation)

Trage »Beine« in die Spalte »Muskelgruppe« der Workout-Tabelle ein und schreibe den Namen der Übung in die Spalte »Übung« (siehe Seite 218).

ERFOLGSCHECK

✔ Prüfe, welche Ausrüstung verfügbar ist.
✔ Überlege dir, ob du einen Spotter benötigst.
✔ Suche dir eine Beinübung aus und trage sie in die Workout-Tabelle ein.

Kontrollübung 2: Aufwärm- und Testlast für die Basisübungen

Bestimme die Testlast, indem du den zur ausgewählten Beinübung zugehörigen Koeffizienten bestimmst und in der Formel anwendest, die in der nachfolgenden Tabelle gezeigt wird. (Siehe Stufe 3, Seiten 68–69 für weitere Informationen zur Anwendung dieser Formel.) Runde das ermittelte Gewicht auf das nächstmögliche Hantel- oder Steckgewicht ab. Achte darauf, den für die Übung richtigen Koeffizienten zu benutzen. Verwende als Aufwärmgewicht die Hälfte der Testlast, diese Lasten werden in den Kontrollübungen 4 und 5 verwendet.

ERFOLGSCHECK

- ✔ Bestimme deine Testlast, indem du dein Körpergewicht mit dem korrekten Koeffizienten multiplizierst.
- ✔ Bestimme dein Aufwärmgewicht, indem du deine Testlast halbierst.
- ✔ Runde deine Test- und Aufwärmlast auf das nächste Hantelgewicht ab.

Berechnung der Aufwärm- und Testlast für die Beinübungen

Frau

Übung	Körpergewicht in kg		Koeffizient		Testlast	Aufwärmlast (Testlast ÷ 2)
FG – Ausfallschritt		×	(siehe VORSICHT)	=		
C/K – Beinpressen		×	1,00	=		

Mann

Übung	Körpergewicht in kg		Koeffizient		Testlast	Aufwärmlast (Testlast ÷ 2)
FG – Ausfallschritt		×	(siehe VORSICHT)	=		
C/K – Beinpressen		×	1,30	=		

FG = freies Gewicht, C = Cam-Maschine, K = Kraftgerät oder Kraftstation.
Anmerkung: Wenn du ein Mann bist, der über 79,5 Kilogramm wiegt, musst du als Körpergewicht 80 Kilogramm eintragen. Wenn du eine Frau bist, die über 63,5 Kilogramm wiegt, musst du als Körpergewicht 64 Kilogramm eintragen.

VORSICHT: Statt beim Ausfallschritt eine bestimmte Last zu benutzen, solltest du mehrere Wochen an deiner Balance arbeiten. Steigere das Hantelgewicht allmählich, bis du 12 bis 15 Wiederholungen schaffst. Die Aufwärmlast sollte in allen Workouts leicht bleiben.

Kontrollübung 3: Bestimme die Testlast

Wenn du ein routinierter Kraftsportler bist und weitere Übungen aufnehmen willst, hältst du dich an die folgenden Empfehlungen, um deine Testlast zu bestimmen.

Auf der Grundlage deiner Vorerfahrungen und deines Wissens, wie viel Gewicht du heben kannst, wählst du ein Gewicht aus, mit dem du 12 bis 15 Wiederholungen ausführen kannst. Berechne die Aufwärmlast, indem du die Testlast mit dem Faktor 0,6 multiplizierst, und runde den ermittelten Wert auf das nächstmögliche Hantel- oder Steckgewicht ab.

ERFOLGSCHECK

- ✔ Wähle ein Gewicht, mit dem dir 12 bis 15 Wiederholungen gelingen.
- ✔ Bestimme das Aufwärmgewicht, indem du die Testlast mit 0,6 multiplizierst.
- ✔ Runde die Aufwärmlast auf das nächstmögliche Hantel- oder Steckgewicht ab.

Berechnung der Aufwärmlast

Übung	Geschätzte Testlast für 12–15 WH		Koeffizient		Aufwärmlast
FG – Nackenkniebeuge		×	0,6	=	
FG – Bulgarische Kniebeuge		×	0,6	=	
C/K – Beinstrecken		×	0,6	=	
C/K – Beinbeugen		×	0,6	=	
K – Wadenheben stehend		×	0,6	=	
K – Wadenheben sitzend		×	0,6	=	

FG = freies Gewicht, C = Cam-Maschine, K = Kraftgerät oder Kraftstation.

Anmerkung: Wenn du ein Mann bist, der über 79,5 Kilogramm wiegt, musst du als Körpergewicht 80 Kilogramm eintragen. Wenn du eine Frau bist, die über 63,5 Kilogramm wiegt, musst du als Körpergewicht 64 Kilogramm eintragen.

VORSICHT: Statt bei der Bulgarischen Kniebeuge eine bestimmte Last zu benutzen, solltest du mehrere Wochen an deiner Balance arbeiten. Steigere das Hantelgewicht allmählich, bis dir 12 bis 15 Wiederholungen gelingen. Die Aufwärmlast sollte in allen Workouts leicht bleiben.

Kontrollübung 5: Bestimme die Trainingslast

Dieser Praxisschritt hilft dir, eine geeignete Trainingslast zu bestimmen, damit du die erforderlichen 12 bis 15 Wiederholungen schaffst. Für das Beinpressen an der Maschine absolvierst du mit der in Kontrollübung 2 berechneten Testlast so viele Wiederholungen wie möglich. Wenn dir mit der Testlast 12 bis 15 Wiederholungen gelingen, verwendest du sie als dein Trainingsgewicht. Trage dieses Gewicht als Trainingslast für diese Übung in die Workout-Tabelle ein (siehe Seite 218). Wenn du keine 12 bis 15 Wiederholungen schaffst, machst du mit Kontrollübung 6 weiter, um die Last anzupassen.

ERFOLGSCHECK

- ✔ Prüfe, ob du die korrekte Last benutzt.
- ✔ Achte bei jeder Wiederholung auf eine korrekte und sichere Technik.

Kontrollübung 6: Nimm bei Bedarf eine Anpassung der Last vor

Wenn dir keine zwölf Wiederholungen mit der Testlast gelingen, ist die Last zu schwer und du musst sie reduzieren. Wenn du hingegen mehr als 15 Wiederholungen schaffst, ist die Testlast zu leicht und du musst sie erhöhen.

ERFOLGSCHECK

- ✔ Prüfe, ob du die Tabelle für die Anpassung der Trainingslast korrekt anwendest.
- ✔ Trage deine Trainingslast in die Workout-Tabelle ein (siehe Seite 218).

Anpassung der Trainingslast für die Beinübungen

Abgeschlossene Wiederholungen	Anpassung
≤7	-6 kg
8–9	-4 kg
10–11	-2 kg
12–15	Keine Anpassung erforderlich
16–17	+2 kg
18–19	+4 kg
≥20	+6 kg

Testlast		Anpassung		Trainingslast
	+		=	

Erfolgscheckliste für Beinübungen

In dieser Stufe musstest du eine Beinübung auswählen, für die dir die nötige Ausrüstung zur Verfügung steht und die du durch eine Zusatzübung ergänzen kannst, falls du schon länger trainierst. Die korrekte Griffhaltung, die richtige Körperposition, das angemessene Bewegungs- und Atemmuster sowie die geeigneten Aufwärm- und Trainingslasten werden deinen Erfolg maximieren.

Nachdem du deine Trainingslast bestimmt und in deine Workout-Tabelle eingetragen hast, bist du bereit für Stufe 9. In dieser Stufe lernst du Übungen für die Entwicklung der Muskeln des unteren Rückens, des Rumpfes und der Bauchmuskeln kennen (die zusammen oft als *Core* bezeichnet werden).

Bevor du die nächste Stufe erklimmst

Beantworte die folgenden Fragen ehrlich. Wenn du sie alle mit Ja beantworten kannst, bist du bereit für Stufe 9.

1. Hast du eine Basisübung für den Rücken ausgewählt? Wenn du ein erfahrener Kraftsportler bist: Willst du zusätzlich die Nackenkniebeuge, die Bulgarische Kniebeuge, das Beinstrecken an der Maschine, das Beinbeugen an der Maschine, das Wadenheben stehend oder das Wadenheben sitzend in dein Programm aufnehmen?
2. Hast du deine Übungsauswahl in die Workout-Tabelle eingetragen?
3. Hast du die Aufwärm- und Trainingslast für die ausgewählten Übungen bestimmt?
4. Hast du die Trainingslasten in die Workout-Tabelle eingetragen?
5. Hast du die korrekte Technik für die ausgewählten Übungen erlernt?
6. Falls die Übung einen Spotter erfordert: Hast du eine qualifizierte Person gefunden, die diese Rolle übernehmen kann? Hast du selbst die korrekten Spotting-Techniken erlernt?

Stufe

9

Übungen für den Core

Die Core-Muskeln, also die Muskeln der Körpermitte, befinden sich in drei Hauptbereichen – an der Vorderseite des Rumpfes, den Seiten und am unteren Rücken – hierzu zählen der *Rectus abdominis*, der *Transversus abdominis*, die innere und die äußere schräge Bauchmuskulatur sowie der Rückenstrecker. Der *Rectus abdominis* und der *Transversus abdominis* sind die Muskeln, die die Vorderseite des Rumpfes hauptsächlich stabilisieren. Sie unterstützen und schützen die inneren Organe und arbeiten mit den Muskeln des unteren Rückens zusammen, um die Wirbelsäule aufzurichten und zu stützen. Die schrägen Bauchmuskeln befinden sich seitlich am Rumpf und winden sich um die Taille. Die Fasern der übereinanderliegenden inneren und äußeren schrägen Bauchmuskeln verlaufen in entgegengesetzte Richtungen. Der *Erector spinae* oder Rückenstrecker ist eine Ansammlung von Muskeln unterschiedlicher Länge und Dicke, die von knapp unterhalb des Nackens bis zum unteren Ende des unteren Rückens verlaufen.

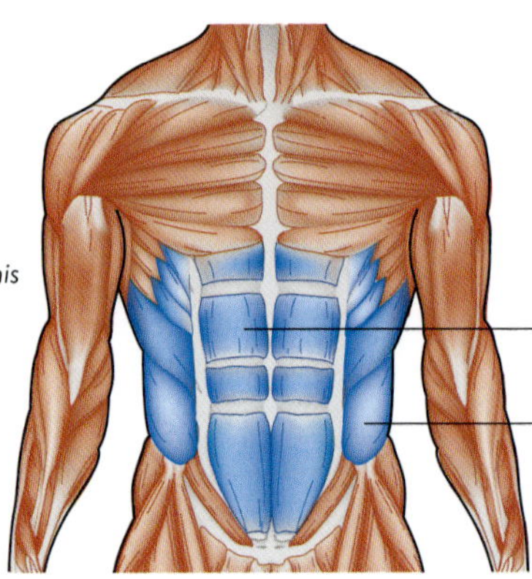

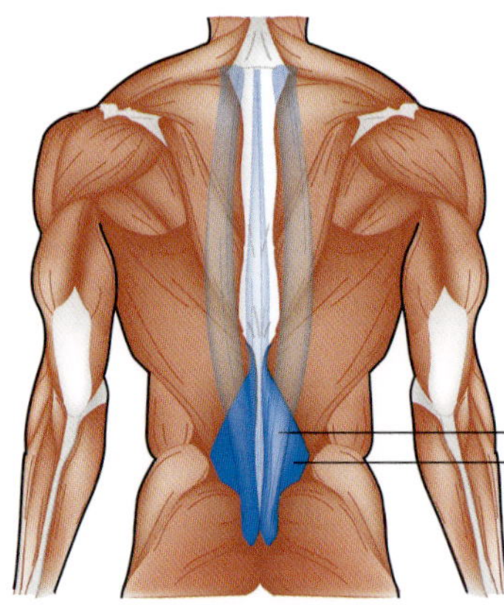

Manche Quellen zählen auch die Muskeln des oberen Rumpfes zum Core, etwa den Latissimus dorsi, den Trapezius und die Muskeln, die die Hüften umgeben, wie das Gesäß (Gluteus) und die Hüftbeuger. Da die Muskeln des oberen Rumpfes und der Hüften in den anderen Stufen behandelt werden, werden sie an dieser Stelle nicht abgedeckt.

Die Core-Muskeln sind für dreidimensionale Bewegungen verantwortlich. Im Stehen oder Sitzen wird dein Rumpf durch die geraden und die querverlaufenden Bauchmuskeln nach vorne gebeugt (als verneigte man sich vor jemandem). Deine inneren und äußeren schrägen Bauchmuskeln drehen deinen Oberkörper von einer Seite zur anderen, sie helfen dir, deinen Körper schräg nach vorne zu strecken, und sie ermöglichen seitliche Rumpfbeugen, während dein Rückenstrecker beim Zurücklehnen deines Oberkörpers aktiv wird.

Wenn du in Rückenlage bist, heben die geraden und die querverlaufenden Bauchmuskeln deinen Ober- oder Unterkörper vom Boden; in Seitenlage drehen deine inneren und äußeren schrägen Bauchmuskeln deinen Ober- oder Unterkörper von einer Seite zur anderen und heben deine Hüften; in Bauchlage heben die Rückenstrecker deinen Ober- oder Unterkörper vom Boden.

In Stufe 1 wurde bereits darauf hingewiesen, dass es viele Hilfsmittel gibt, die man bei Rumpfübungen benutzen kann. Das zweifellos gängigste Übungsgerät ist der Physioball, ein mit Luft gefüllter Ball aus Vinyl und Nylon mit einem Durchmesser von 55 bis 75 Zentimetern, der oft auch als Pezziball, Fitnessball, Swissball oder Sitzball bezeichnet wird. Wenn du eine Übung mit Physioball auswählst, musst du sicherstellen, dass er vollständig aufgepumpt ist (er sollte sich unter Druck sehr prall und fest anfühlen); die für dich geeignete Ballgröße findest du in der Tabelle auf Seite 42. Wenn du auf dem (voll aufgepumpten) Ball sitzt und deine Füße flach am Boden sind, sollten deine Oberschenkel parallel zum Boden stehen.

Die Übungen in dieser Stufe sind der Crunch mit Physioball, der Seitstütz, der seitliche Crunch, das Rückenstrecken, der Crunch an der Maschine und das Rückenstrecken an der Maschine. Für den Crunch und das Rückenstrecken sind ein Physioball nötig; achte darauf, die für dich richtige Größe zu wählen. Der Seitstütz und der seitliche Crunch sind Körpergewichtsübungen, du brauchst dafür keine Ausrüstung. Wenn du Zugang zu Kraftgeräten hast, kannst du auch den Crunch an der Maschine oder das Rückenstrecken an der Maschine wählen, um die geraden und die querverlaufenden Bauchmuskeln oder den Rückenstrecker zu trainieren. Diese Geräte können unterschiedlich aussehen, achte also auf die auf den Maschinen angebrachten Übungsanweisungen oder bitte einen Mitarbeiter der Trainingseinrichtung um Hilfe, wenn die Anweisungen in dieser Stufe nicht auf die vorhandenen Geräte anwendbar sind.

VORSICHT: Wir empfehlen, die Wiederholungszahl zu erhöhen (auf maximal 25), um die Muskelausdauer und den Muskeltonus zu verbessern. Vergewissere dich jedoch, dass die Qualität nicht unter der Quantität leidet – sorge für eine stets korrekte Technik.

Crunch mit Physioball

Bereite dich auf diese Übung vor, indem du dich mit der unteren Rückenhälfte auf den Physioball legst. In dieser Position sollten deine Füße hüftbreit auseinander und flach am Boden sein, damit deine Oberschenkel und Hüften sowie deine untere Bauchpartie etwa parallel zum Boden sind. Verschränke die Arme vor der Brust oder hinter dem Kopf (ohne am Nacken zu ziehen).

Beginne die Aufwärtsbewegung, indem du deinen Rumpf gewissermaßen aufrollst (»curlst«) und damit die Schulterblätter vom Ball hebst, atme dabei aus. Diese Bewegung sollte langsam und kontrolliert erfolgen; nimm keinen Schwung, indem du mit Kopf, Armen oder Schultern ausholst. Pausiere kurz in der oberen, maximalen Crunch-Position. Die Füße bleiben am Boden und deine Oberschenkel und Hüften bewegen sich nicht.

Nach der kurzen Pause in der oberen Endposition folgt die Abwärtsbewegung. Atme ein, während du dich in die Ausgangsposition senkst. Dein unterer Rücken sollte durchgehend den Kontakt zum Ball halten, während deine Füße flach am Boden bleiben.

Die meisten Fehler, die beim Crunch auftreten, sind darauf zurückzuführen, dass man es nicht schafft, auf dem Ball eine stabile Körperposition zu halten. Solltest du die Übung nicht sicher und korrekt ausführen können, ist deine Rumpfmuskulatur wahrscheinlich noch nicht stark genug. In diesem Fall empfiehlt es sich, die Übung auf einer Yogamatte am Boden auszuführen. Diese modifizierte Übung wird auch als Sit-up mit gebeugten Knien bezeichnet; deine Füße sollten hierfür flach am Boden und die Knie in einem Winkel von 90 bis 110 Grad gebeugt sein. Ansonsten ist die Übungstechnik mit dem Crunch identisch.

Crunch mit Physioball

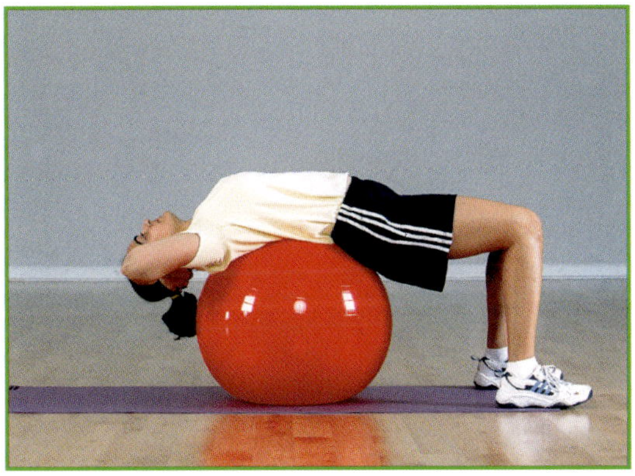

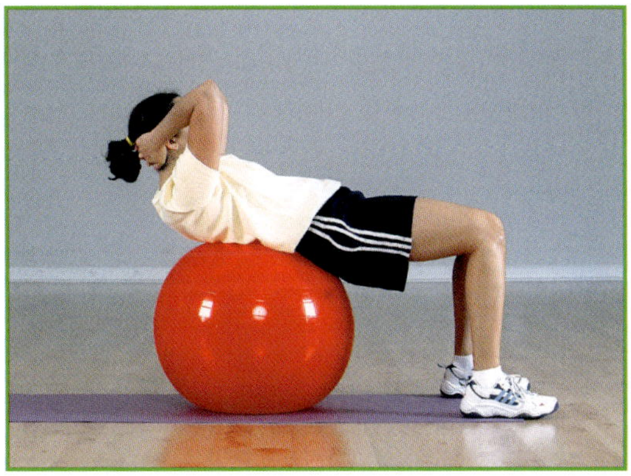

VORBEREITUNG

1. Lege dich mit der unteren Rückenhälfte auf den Ball.
2. Stelle die Füße flach auf den Boden.
3. Oberschenkel, Hüften und unterer Bauch sind etwa parallel zum Boden.
4. Verschränke die Hände vor der Brust oder hinter dem Kopf, ohne am Nacken zu ziehen.

BEWEGUNG

1. Ziehe zuerst das Kinn an die Brust.
2. Rolle anschließend den Rumpf auf, um die Schulterblätter vom Ball zu heben.
3. Vermeide ruckartige Bewegungen mit Kopf, Armen oder Schultern, um den Oberkörper nach oben zu bringen.
4. Atme in der Aufwärtsbewegung aus.
5. Pausiere kurz in der oberen Endposition.
6. Kehre einatmend in die Ausgangsposition zurück.
7. Halte in der unteren Endposition kurz inne.
8. Fahre mit den Auf- und Abwärtsbewegungen fort, bis der Satz abgeschlossen ist.

✗ **Fehler**
Der Physioball rollt hin und her oder du rutschst bei der Übungsausführung von ihm herunter.

✓ **Korrektur**
Stelle die Füße weiter auseinander, damit die Standfläche größer wird.

Seitstütz

Es gibt viele Varianten des Unterarmstütz, aber wenn der Fokus auf den inneren und den äußeren schrägen Bauchmuskeln liegen soll, ist der Seitstütz das Mittel der Wahl.

Für diese Übung legst du dich auf die rechte Seite, wobei nur dein rechter Unterarm, deine rechte Hüfte und dein rechtes Bein Kontakt zum Boden haben. Lege die linke Hand auf die linke Hüfte oder hinter den Kopf. Platziere dein linkes Bein vor dein rechtes, sodass die Innenkante deines linken Schuhs vor deinem rechten Fuß den Boden berührt.

Verwende die Außenkante deines rechten Schuhs und die Innenkante deines linken Schuhs als Fixpunkte und starte die Aufwärtsphase, indem du deine Core-Muskulatur anspannst, um die Hüften gerade nach oben zu heben, bis dein Körper eine gerade Linie bildet. Atme aus, während du deinen Körper vom Boden hebst und dich auf dem rechten Unterarm abstützt. Kopf, Schultern, Hüften oder Knie dürfen sich nicht nach vorne oder nach hinten bewegen. Um die Übung schwieriger zu gestalten, kannst du das linke Bein und den linken Fuß auf das rechte Bein beziehungsweise den rechten Fuß legen, damit du nur noch einen Fixpunkt hast (nämlich die Außenkante deines rechten Schuhs).

Die Abwärtsphase folgt nach einer kurzen Pause in der oberen Endposition. Entspanne deine Core-Muskulatur, um die Hüften und den Oberkörper in die Ausgangsposition zu senken, atme vor der nächsten Wiederholung ein. Für den nächsten Satz legst du dich auf die linke Seite, wobei nun der linke Unterarm und die linke Seite deiner Hüften und Beine den Boden berühren. Wiederhole die Übung abwechselnd auf der linken und der rechten Seite.

Wenn dir diese Übung mit der Zeit zu leichtfällt, kannst du den Schwierigkeitsgrad erhöhen, indem du die obere Endposition zehn Sekunden oder länger hältst.

✗ Fehler
Deine Hüften sacken in der oberen Endposition nach unten.

✔ Korrektur
Spanne deine Core-Muskeln an, um den Körper von Kopf bis Fuß fest und gerade zu halten.

Seitstütz

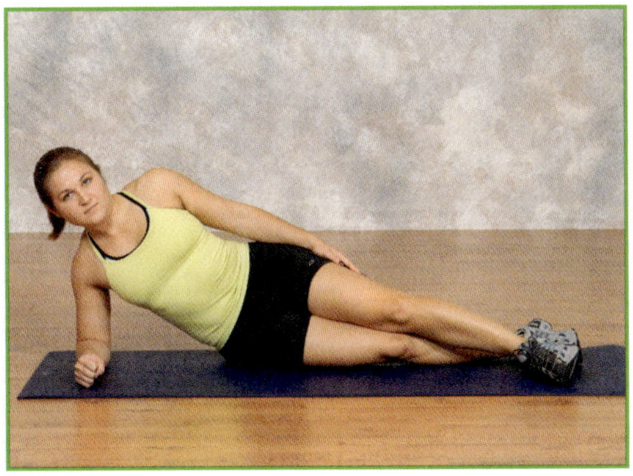

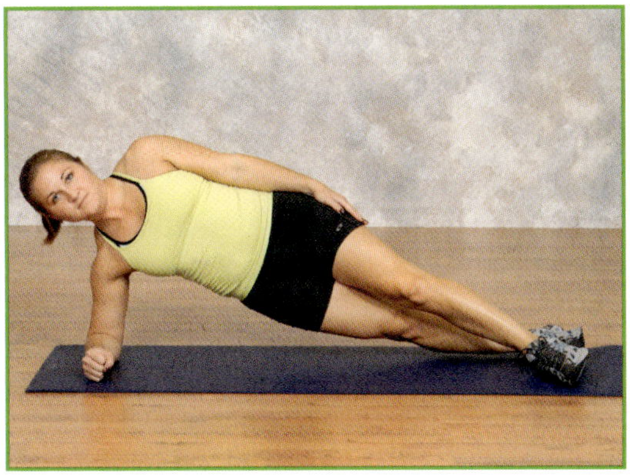

VORBEREITUNG

1. Lege dich auf die rechte Seite; der rechte Unterarm, die rechte Hüfte und das rechte Bein haben Kontakt zum Boden.
2. Positioniere dein linkes Bein vor dein rechtes Bein, sodass die Innenkante des linken Schuhs vor dem rechten Fuß auf dem Boden liegt.
3. Lege die linke Hand auf die linke Hüfte oder hinter den Kopf.

BEWEGUNG

1. Spanne die Core-Muskeln an, um die Hüften gerade nach oben zu heben.
2. Die Außenkante des rechten Schuhs und die Innenkante des linken Schuhs verändern ihre Position am Boden nicht.
3. Drücke dich hoch, bis dein ganzer Körper eine gerade, schräg zum Boden verlaufende Linie bildet.
4. Atme in der Aufwärtsphase aus.
5. Pausiere kurz in der oberen Endposition.
6. Entspanne die Core-Muskeln, um die Hüften zu senken und den Rumpf in die Ausgangsposition zurückzubringen.
7. Atme in der Abwärtsphase ein.
8. Pausiere kurz in der unteren Endposition.
9. Fahre mit den Auf- und Abwärtsbewegungen fort, bis der Satz abgeschlossen ist.
10. Wechsle für den nächsten Satz auf die linke Seite.

Seitlicher Crunch

Diese Übung hat ein ähnliches Bewegungsmuster wie der traditionelle Sit-up, nur dass man hier die Schultern in der Aufwärtsphase nicht gerade nach vorne, sondern abwechselnd quer vor den Körper bringt.

Lege dich für diese Übung auf den Rücken und stelle die Füße flach auf den Boden. Deine Knie sollten in einem Winkel von 90 bis 110 Grad gebeugt und die Hände vor der Brust gekreuzt oder hinter dem Kopf verschränkt sein (ohne dass du am Nacken ziehst).

Beginne die Aufwärtsphase, indem du das Kinn zur Brust ziehst und die Bauchmuskeln anspannst, um die Schultern vom Boden zu heben. Atme aus und drehe dabei deinen Rumpf so, dass sich deine rechte Schulter (oder dein rechter Ellenbogen) auf das linke Knie zubewegt. Pausiere kurz in der oberen Endposition. Halte den unteren Rücken flach am Boden und bewege deine Beine und Füße nicht.

Bringe deinen Oberkörper nun wieder in die gerade Ausgangsposition zurück. Lass das Kinn an der Brust, bis deine Schultern den Boden berühren, atme in der Abwärtsphase ein. Drehe dich bei der nächsten Wiederholung in die andere Richtung, sodass diesmal die linke Schulter (oder der linke Ellenbogen) zum rechten Knie geht. Wechsle bei jeder Wiederholung die Seite.

Die meisten Fehler, die bei dieser Übung auftreten, haben etwas mit dem Bewegungstempo zu tun. Vielleicht neigst du dazu, dich ruckartig aufzurichten und dich in die Ausgangsposition fallen zu lassen. Deshalb solltest du darauf achten, dich in der Auf- und Abwärtsphase langsam und kontrolliert zu bewegen.

Seitlicher Crunch

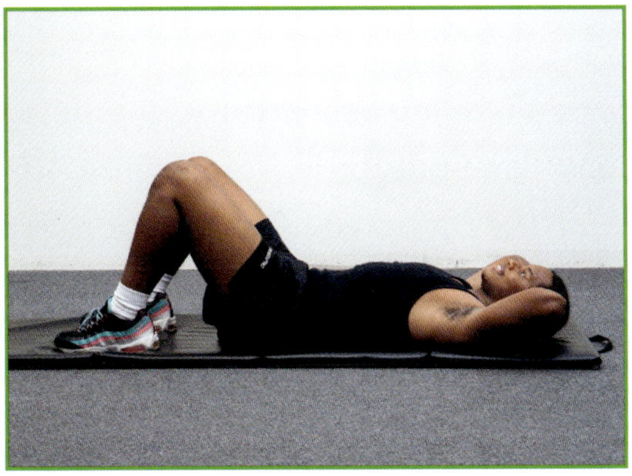

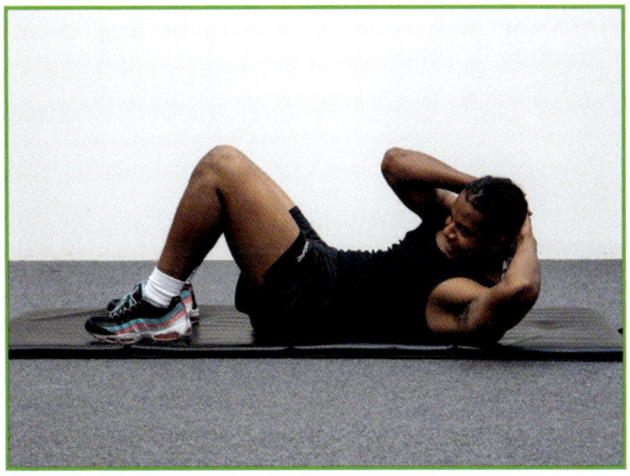

VORBEREITUNG

1. Lege dich rücklings auf den Boden.
2. Stelle die Füße flach auf den Boden.
3. Beuge die Knie in einem Winkel von 90 bis 110 Grad.
4. Kreuze die Hände vor der Brust oder verschränke sie hinter dem Kopf, ohne am Nacken zu ziehen.

BEWEGUNG

1. Ziehe zuerst das Kinn zur Brust.
2. Drehe umgehend den Oberkörper, damit sich die rechte Schulter beziehungsweise der rechte Ellenbogen auf das linke Knie zubewegt.
3. Drehe deinen Oberkörper weiter nach oben, um die Schulterblätter vom Boden zu heben.
4. Atme in der Aufwärtsphase aus.
5. Pausiere kurz in der oberen Endposition.
6. Strecke deinen Oberkörper und kehre in die Ausgangsposition zurück.
7. Atme in der Abwärtsphase ein.
8. Pausiere kurz in der unteren Endposition.
9. Wechsle bei jeder Wiederholung die Seite.

✗ **Fehler**
Dein Gesäß hebt sich unmittelbar vor der Aufwärtsbewegung vom Boden.

✓ **Korrektur**
Sorge dafür, dass zu Beginn jeder Wiederholung Kopf, Schultern, oberer Rücken und unterer Rücken Kontakt zum Boden halten. Während du deinen Oberkörper drehst und aufrichtest, bewegt sich dein übriger Körper nicht.

Rückenstrecken mit Physioball

Lege dich bäuchlings auf den Physioball; dein Nabel sollte sich auf dem höchsten Punkt des Balls befinden. In dieser Position sollten deine Füße mindestens 45 Zentimeter auseinander, die Knie gerade und die Fußballen flach am Boden sein. Verschränke deine Hände hinter dem Kopf.

Bevor du die Aufwärtsphase einleitest, solltest du sicherstellen, dass deine Fußballen fest auf dem Boden stehen; behalte diese Position während der gesamten Übung bei. Hebe den Oberkörper beim Ausatmen langsam vom Ball, bis dein Rücken vollständig gestreckt ist und deine Brust frei in der Luft steht. In der oberen Endposition sollten Kopf, Schultern, Hüften, Knie und Füße mindestens eine gerade Linie bilden, besser wäre es jedoch, wenn du deinen Oberkörper so weit heben kannst, dass du ins Hohlkreuz gehst.

Die Abwärtsphase folgt nach einer Pause in der oberen Endposition. Atme ein, während du dich wieder in die Ausgangsposition senkst. Deine untere Bauchpartie sollte durchgehend den Kontakt zum Ball halten, die Fußballen bleiben fest am Boden. Die größte Herausforderung ist beim Rückenstrecken dieselbe wie beim Crunch mit Physioball (wie auch bei jeder anderen Übung mit Physioball) – es geht darum, den Körper in einer stabilen Position zu halten. Wie beim Crunch gilt auch hier: Wenn du nicht in der Lage bist, deinen Körper an der richtigen Stelle auf dem Ball zu halten, kannst du abrutschen und dich verletzen. Eine alternative Übung ist das Rückenstrecken in Bauchlage auf einer Trainingsmatte; dabei gehst du ins Hohlkreuz, um Kopf, Rumpf, Arme und/oder Beine zu heben, wodurch du den Rückenstrecker trainierst.

✗ Fehler
Beim Heben des Oberkörpers beugen sich deine Knie, oder ein Fuß beziehungsweise beide Füße lösen sich vom Boden.

✓ Korrektur
Stelle die Füße weiter auseinander und/oder verändere deine Position auf dem Ball, indem du dich ein wenig nach unten bewegst.

Rückenstrecken mit Physioball

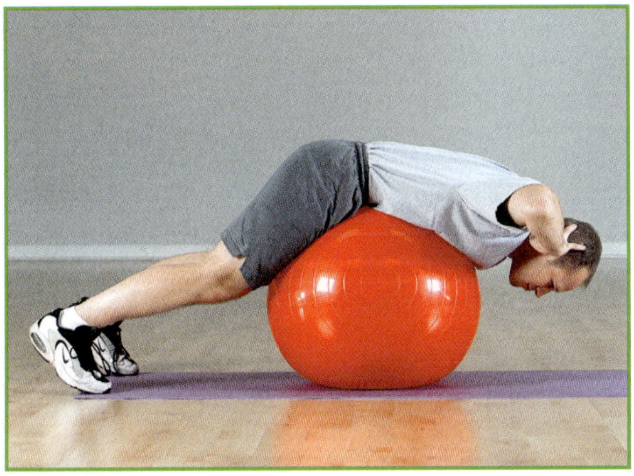

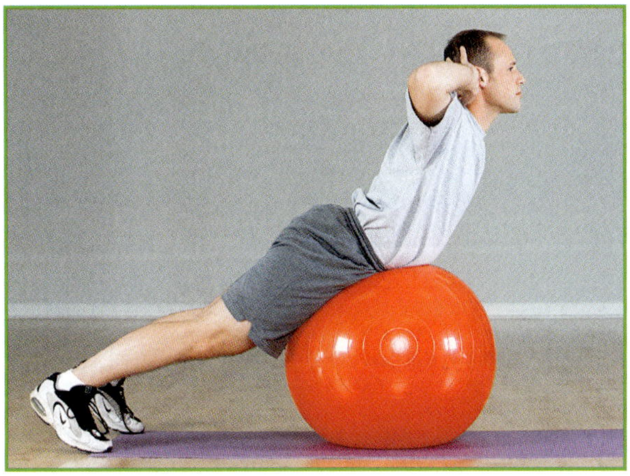

VORBEREITUNG

1. Lege dich bäuchlings auf den Ball, wobei der Nabel am höchsten Punkt des Balls aufliegt.
2. Stelle die Füße 45 Zentimeter auseinander.
3. Deine Knie sind gerade und die Fußballen am Boden.
4. Verschränke die Hände hinter dem Kopf.

BEWEGUNG

1. Hebe deinen Oberkörper vom Ball.
2. Hebe ihn so weit an, bis der Rücken gestreckt ist und die Brust den Ball nicht mehr berührt.
3. Die Fußballen bleiben fest am Boden.
4. Atme in der Aufwärtsphase aus.
5. Pausiere kurz in der oberen Endposition.
6. Kehre einatmend in die Ausgangsposition zurück.
7. Pausiere kurz in der unteren Endposition.
8. Fahre mit den Auf- und Abwärtsbewegungen fort, bis der Satz abgeschlossen ist.

Crunch an der Maschine

Wenn du ein erfahrener Kraftsportler bist, der für eine zweite Core-Übung bereit ist, kannst du den Crunch an der Maschine in dein Programm aufnehmen. Diese Übung trainiert die geraden und die querverlaufenden Bauchmuskeln und wird an einer Cam-Maschine oder einem Kraftgerät beziehungsweise einer Kraftstation ausgeführt (es wird sich dabei vermutlich um ein speziell für diese Übung konstruiertes Gerät handeln; es gibt kaum Stationen mit integrierter Bauchmaschine). Die meisten Fitnessstudios haben eine Bauchmaschine, die aber nicht so aussehen oder gebaut sein muss wie das Gerät in der Abbildung Seite 207. Achte also auf die Übungsanweisungen auf der Maschine oder bitte einen Mitarbeiter des Studios um Hilfe, wenn die Anweisungen in dieser Stufe nicht auf das verfügbare Gerät anwendbar sind.

Setze dich aufrecht in die Maschine, deine Schultern und Oberarme sind fest gegen das Brust- oder Schulterpolster gepresst. Stelle die Höhe des Sitzes so ein, dass die Drehachse der Maschine auf mittlerer Höhe des Oberkörpers ist. Klemme die Fußgelenke hinter die Fußrolle und verschränke deine Hände vor der Brust oder fasse die Griffe.

Atme aus, lehne dich nach vorne und senke dich durch Anspannung der Bauchmuskeln ab. Setze weder deine Beine noch deine Arme ein, um am Brust- oder Schulterpolster zu ziehen. Stoppe die Bewegung in der vollständig kontrahierten Position und kehre anschließend einatmend in die Ausgangsposition zurück.

VORSICHT: Verwende nicht so viel Gewicht, dass auch andere Muskeln an der Bewegung mitwirken. Die schwerere Last kann deinen unteren Rücken überfordern.

✗ Fehler
Du ziehst mit deinen Händen am Brust- oder Schulterpolster.

✔ Korrektur
Konzentriere dich darauf, nur deine Bauchmuskeln anzuspannen; setze keine anderen Muskeln ein, um deinen Oberkörper nach vorne und nach unten zu beugen.

Crunch an der Maschine

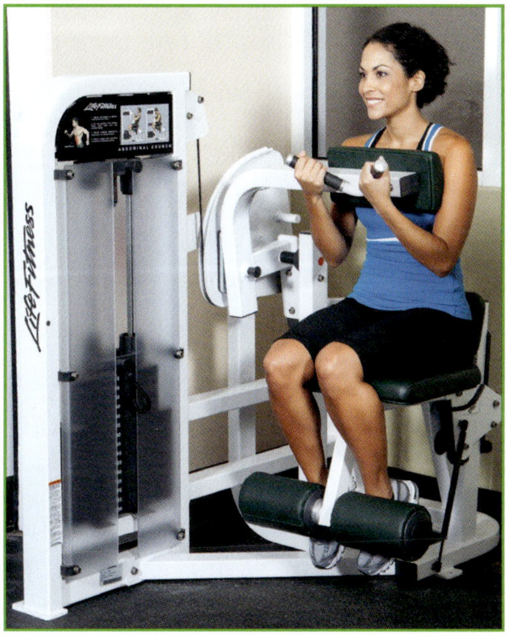

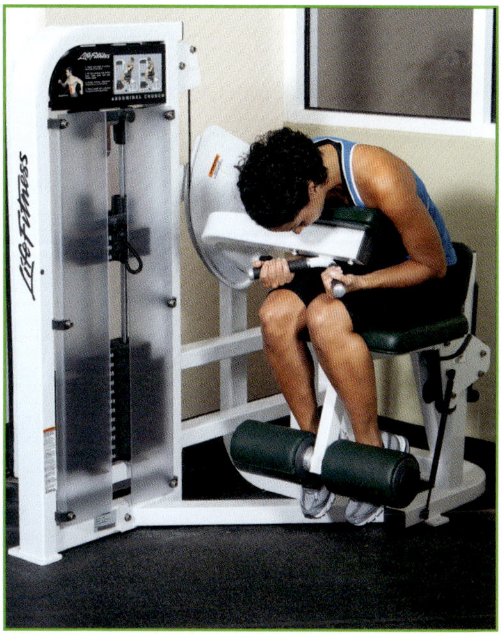

VORBEREITUNG

1. Setze dich mit aufrechtem Oberkörper in die Maschine und halte Schultern und Oberarme gegen das Polster gepresst.
2. Stelle den Sitz so ein, dass die Drehachse auf mittlerer Rumpfhöhe ist.
3. Klemme die Fußgelenke hinter die Fußrolle.
4. Kreuze die Arme vor der Brust oder fasse die Griffe.

BEWEGUNG

1. Lehne dich nach vorne und nach unten, indem du die Bauchmuskeln anspannst.
2. Halte Arme und Beine entspannt.
3. Atme in der Abwärtsbewegung aus.
4. Pausiere kurz in der maximal vorgebeugten Position.
5. Kehre einatmend in die Ausgangsposition zurück.
6. Fahre mit den Ab- und Aufwärtsbewegungen fort, bis der Satz abgeschlossen ist.

Rückenstrecken an der Maschine

Wenn du ein erfahrener Kraftsportler bist, der für eine zweite Rumpfübung bereit ist, kannst du dir überlegen, das Rückenstrecken an der Maschine in dein Programm aufzunehmen. Diese Übung trainiert den Rückenstrecker und wird an einer Cam-Maschine oder einem Kraftgerät beziehungsweise einer Kraftstation ausgeführt (es wird sich dabei vermutlich um ein speziell für diese Übung konstruiertes Gerät handeln; vergleiche den Crunch an der Maschine). Die meisten Fitnessstudios haben eine Rückenstrecker-Maschine, die aber nicht so aussehen oder gebaut sein muss wie das Gerät in der Abbildung Seite 209. Achte also auf die Übungsanweisungen auf der Maschine oder bitte einen Mitarbeiter des Studios um Hilfe, wenn die Anweisungen in dieser Stufe nicht auf das verfügbare Gerät anwendbar sind.

Bereite dich auf diese Übung vor, indem du dich mit aufrechtem Oberkörper in die Maschine setzt; dabei ist der obere Rücken gegen das Polster gepresst und die Füße stehen auf der Platte. Falls seitlich am Sitz Griffe vorhanden sind, fasst du sie mit geschlossenem, neutralem Griff. Ist ein Sicherheitsgurt vorhanden, legst du ihn knapp unter den Hüften quer über deine Oberschenkel an. In der Position, die in der Abbildung auf Seite 209 gezeigt wird, lehnst du dich zurück, um den Oberkörper zu strecken, ohne ins Hohlkreuz zu fallen; atme in der Rückwärtsbewegung aus. Bringe deinen Körper langsam in die Ausgangsposition zurück und atme dabei ein.

✗ Fehler
Du setzt deine Beine ein, um dich nach hinten zu lehnen.

✓ Korrektur
Konzentriere dich darauf, nur die unteren Rückenmuskeln anzuspannen, um die Bewegung auszuführen.

VORSICHT: Hole keinen Schwung, weil du sonst in der Rückwärtsbewegung ins Hohlkreuz fällst, und verwende kein Gewicht, das so schwer ist, dass bei der Bewegung andere Muskeln aktiv werden. Diese beiden Fehler belasten deinen unteren Rücken unnötig.

Rückenstrecken an der Maschine

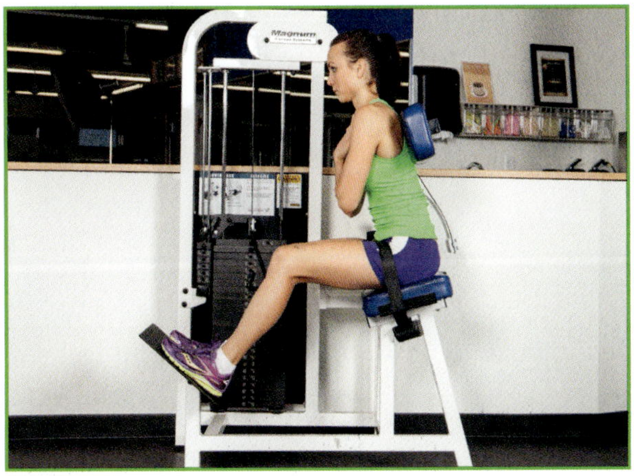

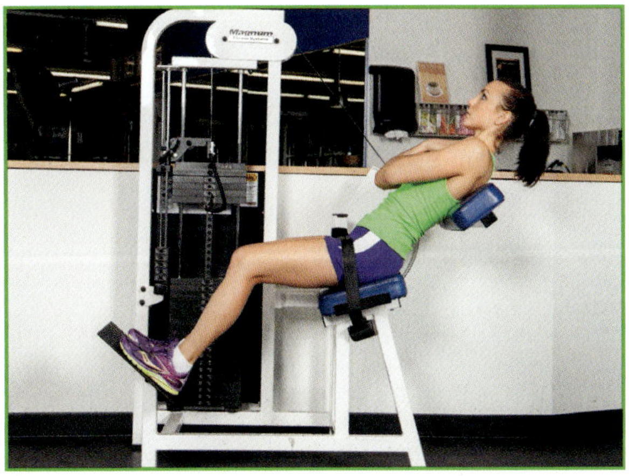

VORBEREITUNG

1. Setze dich aufrecht in die Maschine und halte den oberen Rücken gegen das Polster gepresst.
2. Stelle die Füße auf der Fußplatte ab.
3. Fasse die Griffe (falls vorhanden) mit neutralem Griff.
4. Lege den Sicherheitsgurt an (falls vorhanden), um deine Oberschenkel knapp unter den Hüften zu fixieren.

BEWEGUNG

1. Lehne dich nach hinten, um den Oberkörper zu strecken, während du ausatmest.
2. Kehre langsam mit dem Körper in die Ausgangsposition zurück und atme dabei ein.

Kontrollübung 1: Wähle zwei Übungen aus

Nachdem du mehr über die Merkmale, Techniken und Ausrüstungen in Erfahrung gebracht hast, die für die verschiedenen Übungen notwendig sind, bist du nun so weit, das Gelernte in die Praxis umzusetzen. Überlege dir, welche Hilfsmittel vor Ort zur Verfügung stehen, dann wähle zwei der folgenden Übungen für dein Programm aus:

- Crunch mit Physioball
- Seitstütz
- Seitlicher Crunch
- Rückenstrecken mit Physioball

Trage »Core« in die Spalte »Muskelgruppe« der Workout-Tabelle ein und schreibe den Namen der Übung in die Spalte »Übung« (siehe Seite 218). Wenn du Zusatzübungen machen willst, das heißt den Crunch an der Maschine oder das Rückenstrecken an der Maschine, trägst du diese unmittelbar nach der gewählten Core-Übung in die Workout-Tabelle ein.

ERFOLGSCHECK

✔ Prüfe, welche Ausrüstung verfügbar ist.
✔ Überlege dir, wie viel Zeit du hast.
✔ Suche dir eine Core-Übung aus und trage sie in die Workout-Tabelle ein.

Kontrollübung 2: Aufwärm- und Testlast für den Crunch an der Maschine und das Rückenstrecken an der Maschine

Dieser Praxisschritt beantwortet die Frage, welches Hantelgewicht beziehungsweise welche Last du benutzen solltest. Für die Übungen, die du mit Physioball oder am Boden machst, benötigst du keine Aufwärm-, Test- und Trainingslast. Fahre mit Kontrollübung 3 fort und beachte die Bemerkungen zur Aufwärm- und Testlast nicht weiter. Wenn du den Crunch an der Maschine oder das Rückenstrecken an der Maschine auswählst, hältst du dich an das folgende Verfahren.

Um die Testlast für den Crunch an der Maschine oder das Rückenstrecken an der Maschine zu bestimmen, wendest du die Formel an, die in der folgenden Tabelle gezeigt wird. (Siehe Stufe 3, Seiten 68–69 für weitere Informationen zur Anwendung dieser Formel.) Runde das ermittelte Gewicht auf das nächstmögliche Steckgewicht ab. Verwende als Aufwärmgewicht die Hälfte der Testlast, diese Last wird in den Kontrollübungen 3 und 4 verwendet.

ERFOLGSCHECK

- ✔ Bestimme deine Testlast für den Crunch an der Maschine oder das Rückenstrecken an der Maschine, indem du dein Körpergewicht mit dem korrekten Koeffizienten multiplizierst.
- ✔ Bestimme dein Aufwärmgewicht, indem du deine Testlast halbierst.
- ✔ Runde deine Test- und Aufwärmlasten auf das nächstmögliche Steckgewicht ab.

Berechnung der Aufwärm- und Testlast für den Crunch an der Maschine und das Rückenstrecken an der Maschine

Frau

Übung	Körpergewicht in kg		Koeffizient		Testlast	Aufwärmlast (Testlast ÷ 2)
C/K – Crunch		×	0,20	=		
C/K – Rückenstrecken		×	0,20	=		

Mann

Übung	Körper-gewicht in kg		Koeffizient		Test-last	Aufwärmlast (Testlast ÷ 2)
C/K – Crunch		×	0,20	=		
C/K – Rü-ckenstrecken		×	0,20	=		

FG = freies Gewicht, C = Cam-Maschine, K = Kraftgerät oder Kraftstation.
Anmerkung: Wenn du ein Mann bist, der über 79,5 Kilogramm wiegt, musst du als Körpergewicht 80 Kilogramm eintragen. Wenn du eine Frau bist, die über 63,5 Kilogramm wiegt, musst du als Körpergewicht 64 Kilogramm eintragen.

Kontrollübung 3: Übe die korrekte Technik ein

Du absolvierst 12 bis 15 Wiederholungen deiner ausgesuchten Übungen. Solltest du den Crunch an der Maschine oder das Rückenstrecken an der Maschine wählen, benutzt du die Aufwärmlast, die du in Kontrollübung 2 bestimmt hast.

Sieh dir die Fotos und Übungsbeschreibungen noch einmal an und konzentriere dich auf die korrekte Griffhaltung und Körperposition. Präge dir das Bewegungsmuster von Anfang bis Ende gut ein. Führe die Bewegung langsam und kontrolliert aus und erinnere dich daran, den Scheitelpunkt ausatmend zu überwinden. Bitte eine qualifizierte Person, deine Technik zu prüfen und gegebenenfalls zu korrigieren.

ERFOLGSCHECK

- ✔ Prüfe das Bewegungsmuster.
- ✔ Achte auf die Geschwindigkeit der Bewegungen.
- ✔ Kontrolliere deine Atmung.

Kontrollübung 4: Bestimme die Trainingslast für den Crunch an der Maschine und das Rückenstrecken an der Maschine

Wenn du den Crunch mit Physioball, den Seitstütz, den seitlichen Crunch oder das Rückenstrecken mit Physioball ausgewählt hast, benötigst du keine Aufwärm-, Test oder Trainingslast. Überspringe die Kontrollübungen 4 und 5 und fahre mit der Erfolgscheckliste für Core-Übungen fort.

Dieser Praxisschritt hilft dir, eine geeignete Trainingslast zu bestimmen, damit du beim Crunch an der Maschine oder beim Rückenstrecken an der Maschine die erforderlichen 12 bis 15 Wiederholungen schaffst. Benutze die in Kontrollübung 2 berechnete Testlast und mache mit ihr so viele Wiederholungen wie möglich; höre bei maximal 25 Wiederholungen auf. Achte darauf, die Wiederholungen technisch korrekt auszuführen.

Wenn dir mit der Testlast 12 bis 15 Wiederholungen gelingen, verwendest du sie als dein Trainingsgewicht. Trage dieses Gewicht als Trainingslast für diese Übung in die Workout-Tabelle ein (siehe Seite 218). Solltest du keine 12 bis 15 Wiederholungen schaffen, machst du mit Kontrollübung 6 weiter, um die Last anzupassen.

ERFOLGSCHECK

- ✔ Prüfe, ob du die korrekte Last benutzt.
- ✔ Achte bei jeder Wiederholung auf eine korrekte und sichere Technik.

Kontrollübung 5: Nimm für den Crunch an der Maschine und das Rückenstrecken an der Maschine bei Bedarf eine Anpassung der Last vor

Wenn du keine zwölf Wiederholungen mit der Testlast schaffst, ist die Last zu schwer und du musst sie reduzieren. Gelingen dir hingegen mehr als 15 Wiederholungen, ist die Testlast zu leicht und du musst sie erhöhen. In der folgenden Tabelle siehst du, welche Anpassung du vornehmen und welche Formel du dabei anwenden musst.

ERFOLGSCHECK

- ✔ Prüfe, ob du die Tabelle für die Anpassung der Trainingslast korrekt anwendest.
- ✔ Beachte den Punkt VORSICHT auf Seite 206 oder 208 (je nach ausgewählter Übung).
- ✔ Trage deine Trainingslast in die Workout-Tabelle ein (siehe Seite 218).

Anpassung der Trainingslast für den Crunch an der Maschine und das Rückenstrecken an der Maschine

Abgeschlossene Wiederholungen	Anpassung
≤7	-6 kg
8–9	-4 kg
10–11	-2 kg
12–15	Keine Anpassung erforderlich
16–17	+2 kg
18–19	+4 kg
≥20	+6 kg

Testlast		Anpassung		Trainingslast
	+		=	

Erfolgscheckliste für Core-Übungen

In dieser Stufe hast du mehrere Übungen kennengelernt, um die Core-Muskeln zu kräftigen. Ganz gleich, welche Übungen du ausgewählt hast – achte darauf, sie langsam und kontrolliert auszuführen und 12 bis 25 Wiederholungen pro Übung zu absolvieren.

Nachdem du deine Übungen und Trainingslasten (sofern erforderlich) bestimmt und in deine Workout-Tabelle eingetragen hast, bist du bereit für Stufe 10. In dieser Stufe bewältigst du eine Reihe von Aufgaben, um dein erstes Workout abzuschließen und in der nachfolgenden Trainingseinheit die erforderlichen Änderungen vorzunehmen.

Bevor du die nächste Stufe erklimmst

Beantworte die folgenden Fragen ehrlich. Wenn du sie alle mit Ja beantworten kannst, bist du bereit für Stufe 10.

1. Hast du zwei Übungen für den Core ausgewählt?
2. Hast du deine Übungsauswahl in die Workout-Tabelle eingetragen?
3. Wenn du ein erfahrener Kraftsportler bist: Hast du die Aufwärm- und Trainingslast für den Crunch an der Maschine oder das Rückenstrecken an der Maschine bestimmt?
4. Hast du die Trainingslast in die Workout-Tabelle eingetragen?
5. Hast du die korrekte Technik für die ausgewählten Übungen erlernt?

Stufe

10

Das erste Workout

Bald ist es soweit – in Kürze wird es mit dem Training losgehen! Diese Stufe führt dich durch eine Reihe von Aufgaben, die nötig sind, damit du dein erstes Workout abschließen und für die nächsten Trainingseinheiten angemessene Änderungen vornehmen kannst. Jedes Workout sollte aus drei Teilen bestehen: einem korrekten Warm-up, mindestens einer Übung für jede der sieben Muskelgruppen, die in den Stufen 4 bis 9 vorgestellt wurden, und einem Cool-down. Diese Stufe geht davon aus, dass du gerade erst mit dem Krafttraining anfängst und für ein sportspezifisches Programm (Stufe 14) oder ein hochintensives Intervalltrainingsprogramm (Stufe 15) noch nicht über die nötige Erfahrung oder Fitness verfügst.

Wenn du diese Stufe abschließt, hast du ein ausgewogenes Basisprogramm, mit dem du dein regelmäßiges Training anfangen kannst. Du musst dich nicht fragen, ob du noch andere Übungen hinzunehmen, eine bestimmte Reihenfolge, Wiederholungs- oder Satzzahlen einhalten oder zu einem bestimmten Zeitpunkt das Gewicht verändern musst – diese Entscheidungen wurden dir bereits abgenommen. Du solltest dieses Basisprogramm für eine Dauer von mindestens sechs Wochen absolvieren, bevor du es modifizierst oder individualisierst. Es ist so gestaltet, dass du deine muskuläre Fitness langsam steigerst und dabei gleichzeitig deinem Körper genügend Zeit gibst, sich an die neuen Anforderungen anzupassen.

Basisprogramm

Mittlerweile solltest du einen Großteil der Informationen in die Workout-Tabelle eingetragen haben. Du solltest für jede Muskelgruppe eine Übung und Trainingslast bestimmt haben. Das ist dein Basisprogramm; in dieser Stufe beginnst du deinen Weg zur muskulären Fitness.

Kopiere die Workout-Tabelle sechsmal, damit du die Ergebnisse deines Basisprogramms für sechs Wochen aufschreiben kannst. Mithilfe der Kontrollübungen am Ende dieser Stufe wirst du wissen, wann und wie du Änderungen an deinen Workouts vornehmen musst. Vergiss nicht, vor und nach jeder Trainingseinheit ein geeignetes Warm-up beziehungsweise Cool-down durchzuführen.

Um den größtmöglichen Nutzen zu erzielen, solltest du dreimal wöchentlich trainieren und zwischen zwei Workouts einen Ruhetag einlegen. Du könntest versuchen, deine Workouts am Montag/Mittwoch/Freitag oder Dienstag/Donnerstag/Samstag stattfinden zu lassen. Solltest du nur zweimal in der Woche trainieren, dürfen zwischen zwei Workouts höchstens drei Ruhetage liegen – du könntest also Montag/Donnerstag, Dienstag/Samstag oder Mittwoch/Sonntag trainieren. Wenn du konsequent bleibst, wirst du feststellen, dass sich mit steigender muskulärer Fitness auch deine Regenerationsfähigkeit nach jedem Satz und jedem Workout verbessert.

Das erste Workout des Basisprogramms besteht aus einem Satz mit 12 bis 15 Wiederholungen, während die Workouts 2 bis 4 aus zwei Sätzen mit 12 bis 15 Wiederholungen und die Workouts 5 bis 18 aus drei Sätzen mit 12 bis 15 Wiederholungen bestehen. Die ersten vier Workouts stellen für deinen Körper eine ausreichend hohe Belastung dar und bereiten ihn auf die anstrengenderen Trainingseinheiten vor, die noch folgen werden.

Achte auf die Länge der Pausen zwischen den Sätzen und Übungen; sie sollten gleich lang sein. Die Erholungsphase nach jedem Satz und jeder Übung sollte bis Workout 5 eine Minute betragen; erst dann kannst du dir überlegen, sie auf 45 bis 30 Sekunden zu reduzieren. Kürzere Erholungsphasen verbessern nicht nur die Muskelausdauer, sondern verkürzen auch das Workout. Wenn du dich allerdings nicht ausreichend ausruhst, besteht die Gefahr, dass du die angestrebte Wiederholungszahl nicht schaffst. Das hätte zur Folge, dass du dein Ziel nicht erreichst – nämlich mehr Wiederholungen pro Übung auszuführen.

Krafttraining: Workout-Tabelle (drei Tage pro Woche)

	Muskelgruppe	Übung	Trainingslast	Satz	Woche ____								
					Tag 1			Tag 2			Tag 3		
					1	2	3	1	2	3	1	2	3
1				Gewicht									
				WH									
2				Gewicht									
				WH									
3				Gewicht									
				WH									
4				Gewicht									
				WH									
5				Gewicht									
				WH									
6				Gewicht									
				WH									
7				Gewicht									
				WH									
8				Gewicht									
				WH									
9				Gewicht									
				WH									
10				Gewicht									
				WH									
11				Gewicht									
				WH									
12				Gewicht									
				WH									
Körpergewicht:													
Datum:													
Kommentare:													

Wenn du an zwei Trainingstagen in Folge im letzten Satz mindestens zwei Wiederholungen mehr (das heißt 17 Wiederholungen oder mehr) schaffst, als du dir vorgenommen hast (die Zwei-für-Zwei-Regel), ist es an der Zeit, die Last zu erhöhen. Wenn es dir an zwei Trainingstagen in Folge nicht gelingt, 12 Wiederholungen abzuschließen, musst du die Last verringern. Qualität geht vor Quantität. Versuche, jede Wiederholung in jedem Satz sauber auszuführen, und wende die Zwei-für-Zwei-Regel an, damit du in jedem Satz auf 12 bis 15 Wiederholungen kommst.

Anpassung der Last

Abgeschlossene Wiederholungen	Anpassung
≤7	-6 kg
8–9	-4 kg
10–11	-2 kg
12–15	Keine Anpassung erforderlich
16–17	+2 kg
18–19	+4 kg
≥20	+6 kg

Kontrollübung 1: Tabelle ausfüllen – Workout 1

Für das erste Workout absolvierst du einen Satz pro Übung. Trage nun in deine Workout-Tabelle in die Spalte mit der Überschrift »Tag 1« die Anzahl der Wiederholungen pro Satz ein. Sobald du einen Satz abgeschlossen hast, ruhst du dich etwa eine Minute aus, bevor du mit dem nächsten Satz anfängst. Wenn du Zusatzübungen ausgewählt hast, solltest du sie unmittelbar nach der Basisübung eintragen, die du für die Stufe ausgesucht hast.

ERFOLGSCHECK

- ✔ Achte als Trainierender und als Spotter auf die korrekte Technik.
- ✔ Nimm bei Bedarf eine angemessene Anpassung der Last vor.

Beispieleintrag Krafttraining: Workout-Tabelle (drei Tage pro Woche)

	Muskelgruppe	Übung	Trainingslast	Satz	Woche								
					Tag 1			Tag 2			Tag 3		
					1	2	3	1	2	3	1	2	3
1	*Brust*	*Bankdrücken*	*40*	Gewicht	*40*								
				WH	*13*								
2	*Rücken*	*Vorgebeugtes Rudern*	*36*	Gewicht	*36*								
				WH	*12*								
3	*Schultern*	*Schulterdrücken stehend*	*27*	Gewicht	*27*								
				WH	*15*								
4	*Bizeps*	*Bizeps-Curl*	*25*	Gewicht	*25*								
				WH	*15*								
5	*Trizeps*	*Trizeps-Pushdown*	*14*	Gewicht	*14*								
				WH	*12*								
6	*Beine*	*Beinpressen*	*75*	Gewicht	*75*								
				WH	*15*								
7	*Core*	*Seitlicher Crunch*	*-*	Gewicht	*-*								
				WH	*20*								
8	*Core*	*Rückenstrecken*	*-*	Gewicht	*-*								
				WH	*20*								

Workout-Tag

1. Satz

Hier WH eintragen

Hier Last eintragen

Kontrollübung 2: Tabelle ausfüllen – Workouts 2 bis 4

Solltest du mit einem Partner trainieren, gestaltest du deine Workouts so, dass ihr jede Übung abwechselnd ausführt, bis ihr eure Sätze abgearbeitet habt. Für die Workouts 2 bis 4 machst du zwei Sätze pro Übung in der Reihenfolge, wie sie in deiner Workout-Tabelle angegeben ist. Wenn die Trainingslast für die einzelnen Übungen stimmt, solltest du 12 bis 15 Wiederholungen pro Satz schaffen; wenn nicht, musst du wie in Stufe 3 in Praxisschritt 5 (siehe Seite 33xx) eine Anpassung vornehmen.

Wenn du einen Satz abgeschlossen hast, solltest du dich vor dem nächsten Satz eine Minute ausruhen. Trage die absolvierten Wiederholungen und Sätze in die entsprechenden Felder deiner Workout-Tabelle ein. In der folgenden Tabelle siehst du, wie das geht. Erledige anschließend Kontrollübung 3 für die Workouts 5 bis 18.

ERFOLGSCHECK

- ✔ Kontrolliere die Dauer der Erholungsphasen zwischen den Sätzen und Übungen.
- ✔ Achte darauf, dass du als Trainierender und, falls nötig, als Spotter die korrekte Technik anwendest.

Beispieleintrag Krafttraining: Workout-Tabelle (drei Tage pro Woche)

	Muskelgruppe	Übung	Trainings-last		Tag 1		
				Satz	1	2	3
1	*Brust*	*Bankdrücken*	*40*	Gewicht	*40*		
				WH	*13*		
2	*Rücken*	*Vorgebeugtes Rudern*	*36*	Gewicht	*36*		
				WH	*12*		
3	*Schultern*	*Schulterdrücken stehend*	*27*	Gewicht	*27*		
				WH	*15*		
4	*Bizeps*	*Bizeps-Curl*	*25*	Gewicht	*25*		
				WH	*15*		
5	*Trizeps*	*Trizeps-Pushdown*	*14*	Gewicht	*14*		
				WH	*12*		
6	*Beine*	*Beinpressen*	*75*	Gewicht	*75*		
				WH	*15*		
7	*Core*	*Seitlicher Crunch*	-	Gewicht	-		
				WH	*20*		
8	*Core*	*Rückenstrecken*	-	Gewicht	-		
				WH	*20*		
9				Gewicht			
				WH			
10				Gewicht			
				WH			
11				Gewicht			
				WH			
12				Gewicht			
				WH			
Körpergewicht					*63,5*		
Datum					*23.09.*		

Kommentare: *1 Satz im ersten Workout; 2 Sätze in den Workouts 2, 3, 4; 3 Sätze ab Workout 5.*

2 Sätze in Workouts
2, 3, 4

Woche						Woche					
Tag 2			Tag 3			Tag 1			Tag 2		
1	2	3	1	2	3	1	2	3	1	2	3
40	*40*		*40*	*40*		*40*	*40*		*40*	*40*	*40*
12	*12*		*14*	*12*		*15*	*14*		*16*	*15*	*12*
36	*36*		*36*	*36*		*36*	*36*		*36*	*36*	*36*
13	*12*		*14*	*13*		*14*	*14*		*15*	*14*	*12*
27	*27*		*27*	*27*		*27*	*27*		*27*	*27*	*27*
15	*13*		*16*	*15*		*17*	*17*		*15*	*12*	*12*
25	*25*		*25*	*25*		*25*	*25*		*25*	*25*	*25*
14	*14*		*15*	*14*		*16*	*15*		*17*	*16*	*15*
14	*14*		*14*	*14*		*14*	*14*		*14*	*14*	*14*
12	*11*		*14*	*12*		*15*	*15*		*17*	*15*	*13*
75	*75*		*77*	*77*		*77*	*77*		*77*	*77*	*77*
17	*17*		*14*	*13*		*16*	*15*		*18*	*16*	*15*
25	*20*		*25*	*23*		*30*	*25*		*30*	*30*	*25*
25	*20*		*25*	*23*		*30*	*25*		*30*	*30*	*25*
64			*63,5*			*64,5*			*64*		
25.09.			*27.09.*			*30.09.*			*02.10.*		

3 Sätze von Workout
5 bis Workout 18

Kontrollübung 3: Tabelle ausfüllen – Workouts 5 bis 18

Ab Workout 5 machst du drei Sätze pro Übung. Die Herausforderung besteht darin, so leichte beziehungsweise schwere Lasten zu verwenden, dass du 12 bis 15 Wiederholungen mit ausgezeichneter Technik schaffst. Bitte deinen Trainingspartner, die in den Stufen 4 bis 9 beschriebenen Technikpunkte durchzugehen, um deine Ausführung zu bewerten und gegebenenfalls zu korrigieren. Achte vor allem auf deine Atmung und dein Bewegungstempo, das von der ersten bis zur letzten Wiederholung gleich bleiben sollte. Wenn du möchtest, kannst du die Erholungsphasen zwischen den Sätzen und Übungen auf 45 bis sogar 30 Sekunden verkürzen.

Trage alle drei Sätze in deine Workout-Tabelle ein. Benutze die folgende Tabelle, um zu bestimmen, wann und wie du Veränderungen an deinem Programm vornimmst.

ERFOLGSCHECK

- ✔ Konzentriere dich auf die Qualität der Bewegungsausführung und erst dann auf die Wiederholungszahl.
- ✔ Wende die Zwei-für-Zwei-Regel an, damit du in jedem Satz auf 12 bis 15 Wiederholungen kommst.

Veränderungen am Workout vornehmen

Variable	Workouts 2–4	Workouts 5–18
Wiederholungen	12–15	12–15
Sätze	2 Sätze	3 Sätze
Erholungsphase	60 Sekunden	30–45 Sekunden
Last	Verändere die Last so lange, bis sie schwer oder leicht genug ist, um 12–15 Wiederholungen zu absolvieren.	

Erfolgscheckliste für das Basisprogramm

In dieser Stufe hast du gelernt, die von dir ausgewählten Übungen inklusive aller relevanten Trainingsinformationen in die Workout-Tabelle einzutragen, um mit dem Krafttraining zu beginnen. Ergänze diese Informationen in den kommenden Wochen – du wirst staunen, wenn du deine Fortschritte schwarz auf weiß siehst!

Wenn du Workout 18 abgeschlossen hast – bei drei Trainingstagen pro Woche wird das in sechs Wochen der Fall sein –, solltest du dein Programm modifizieren. Hierfür orientierst du dich an den Aufgaben der Stufen 11 bis 13, die beschreiben, wie du dein Programm verändern kannst, damit es weiterhin deine Bedürfnisse erfüllt und zu Verbesserungen führt.

Bevor du die nächste Stufe erklimmst

Beantworte die folgenden Fragen ehrlich. Wenn du sie alle mit Ja beantworten kannst, bist du bereit für Stufe 11.

1. Hast du dein Basisprogramm mit den 18 Workouts abgeschlossen?
2. Hast du deine Workouts in die Workout-Tabelle eingetragen?
3. Weißt du, wie du Lasten modifizieren kannst, damit du in jeder Übung zwölf bis 15 Wiederholungen schaffst?

Stufe

11

Anwendung der Grundsätze der Programmgestaltung

Diese Stufe hilft dir, die Logik hinter der Gestaltung eines gut ausgearbeiteten Krafttrainingsprogramms zu verstehen. Wenn du schon Trainingserfahrung hast, werden dir die hier dargebotenen Informationen eine Möglichkeit geben zu bestimmen, ob und in welchem Ausmaß sich dein voriges Programm an die empfohlenen Trainingsgrundsätze gehalten hat. Die Übungsauswahl und -anordnung, die Lasten, die Anzahl der Wiederholungen und Sätze, die Dauer der Erholungsphasen und die Trainingsfrequenz – die sogenannten *Programmgestaltungsvariablen* – sind das Fundament, auf dem effektive Krafttrainingsprogramme beruhen. Diese sieben Variablen werden in dieser Stufe in drei Abschnitte gruppiert:

1. Übungsauswahl und -anordnung
2. Veränderung der Trainingslasten, Wiederholungs- und Satzzahlen und Dauer der Erholungsphasen
3. Festlegung der Trainingsfrequenz

So, wie für die Zubereitung deines Leibgerichts bestimmte Zutaten in der richtigen Menge zum richtigen Zeitpunkt im Topf oder in der Pfanne miteinander kombiniert werden müssen, müssen auch die Sätze, Wiederholungen und Lasten in deinen Workouts zueinander passen. Das Workout-Rezept oder die Programmgestaltung ist (neben deiner Disziplin) das, was den Erfolg deines Krafttrainingsprogramms letztlich ausmacht. Der große Nutzen der Gestaltungsvariablen ist, dass du mit ihnen dein eigenes Programm gestalten kannst, sobald du dich mit ihnen vertraut gemacht hast.

Übungsauswahl und -anordnung

Deine ausgewählten Übungen bestimmen, ob deine Muskeln stärker, ausdauernder und dicker werden. Zusätzlich wird sich die Anordnung oder Reihenfolge der Übungen in deinem Programm auf die Intensität deiner Workouts auswirken.

Übungsauswahl

Ein fortgeschrittenes Programm kann aus 15 bis 20 Übungen bestehen. Ein Basisprogramm für Anfänger (und darum geht es hier) braucht nur eine Übung pro Muskelgruppe (zwei für den Core):

- Brust (Pectoralis major)
- Schultern (Deltamuskel)
- Rücken (Latissimus dorsi, Trapezius und Rautenmuskeln)
- Bizeps (Bizeps brachii)
- Trizeps (Trizeps brachii)
- Beine (Quadrizeps, Beinbizeps und Gesäßmuskeln)
- Core (gerader Bauchmuskel, querverlaufender Bauchmuskel, innerer und äußerer schräger Bauchmuskel und Rückenstrecker)

In den Stufen 4 bis 8 hast du als Einsteiger für jede Muskelgruppe eine Übung und als trainingserprobter Fortgeschrittener eine Zusatzübung ausgewählt; in Stufe 9 hast du dir zwei Core-Übungen ausgesucht. Du kannst jetzt eine weitere Übung für jede Muskelgruppe hinzufügen oder eine Übung für einen Muskel machen, der im Basisprogramm nicht speziell berücksichtigt wurde, zum Beispiel die Muskeln des Unterarms. Das Ergebnis ist ein umfassenderes Programm.

Du kannst dir auch überlegen, die ausgewählte Basisübung durch eine andere Basisübung aus den Stufen 4 bis 9 zu ersetzen, vor allem wenn dieser Wechsel bedeutet, dass du eine maschinenbasierte Übung als Version mit freien Gewichten ausführst. Bevor du eine endgültige Entscheidung darüber triffst, welche Übungen du auswählst, solltest du die Techniken und folgenden Konzepte und Grundsätze genau verstehen.

- **Wende das Spezifitätskonzept an.** Deine Aufgabe ist es, die Muskelgruppen zu identifizieren, die du entwickeln willst; im Anschluss musst du die Übungen bestimmen, die diese Muskeln rekrutieren oder aktivieren. Hierfür musst du das *Spezifitätskonzept* anwenden. Dieses Konzept bezieht sich darauf, das Training so zu gestalten, dass es auch die erwünschten Resultate hervorbringt. Will man beispielsweise die Brustmuskeln entwickeln, braucht man eine Übung, die den Pectoralis major rekrutiert. Wählt man hierfür allerdings eine Beinübung, ignoriert man das Spezifitätskonzept, weil mit der Beinübung nicht der Pectoralis major bearbeitet wird, sondern andere Muskeln trainiert werden.

- Selbst der Winkel, in dem sich ein Muskel bewegt, bestimmt, ob und in welchem Ausmaß er in einer Übung stimuliert wird. Die Abbildungen auf der folgenden Seite zeigen, wie sich eine Veränderung der Körperposition auf den Winkel auswirkt, in dem die Hantel gesenkt und von der Brust hochgedrückt wird. Die Bewegungsbahn der Hantel gibt vor, ob mehr der mittlere oder der untere Anteil der Brustmuskeln an der Übung beteiligt ist.
- Die Art und die Weite des Griffs sind genauso wichtig wie die Körperposition, weil auch sie den Bewegungswinkel der Muskeln verändern und damit die Trainingsergebnisse beeinflussen. Beim Bankdrücken führt eine breite Griffhaltung zu einer stärkeren Beanspruchung der Brustmuskulatur als eine enge Platzierung der Hände an der Langhantel. Deswegen ist es wichtig, die Übungen genau so auszuführen, wie sie beschrieben werden.
- **Bringe zusammenhängende Muskelgruppen in ein ausgewogenes Verhältnis (Muskelbalance).** Entscheidend ist, dass du Übungen auswählst, die starke Gelenke, eine ausgewogene Physis und eine gute Körperhaltung entwickeln. Deshalb empfehlen sich Übungen, die gegenüberliegende Muskelgruppen oder Körperbereiche wie die folgenden Paare trainieren:
  - Brust und oberer Rücken
  - Vorder- und Rückseite des Oberarms (Bizeps beziehungsweise Trizeps)
  - Vorder- und Rückseite des Unterarms (Seite der Handfläche beziehungsweise des Handrückens)
  - Bauch und unterer Rücken
  - Quadrizeps und Beinbizeps
  - Vorder- und Rückseite des Unterschenkels (Schienbein beziehungsweise Wade)
- **Finde heraus, welche Ausrüstung verfügbar ist.** Bevor du deine endgültige Entscheidung triffst, musst du wissen, welche Ausrüstung du benötigst. Es kann näm-

lich sein, dass dir die erforderliche Ausrüstung für eine Übung gar nicht zur Verfügung steht.

- **Überlege, ob du einen Spotter brauchst.** Benötigst du für eine Übung, die du in dein Programm aufnehmen möchtest, einen Spotter? Wenn ein Helfer nötig, aber nicht verfügbar ist, musst du eine andere Übung für dieselbe Muskelgruppe wählen.
- **Sei dir darüber im Klaren, wie viel Zeit dir für dein Training zur Verfügung steht.** Je mehr Übungen du in dein Programm integrieren möchtest, desto länger wird das Workout dauern. Oft wählt man zu viele Übungen aus! Plane für jeden Satz ungefähr zwei Minuten; es sei denn, du willst ein Programm, das auf die Entwicklung der Maximalkraft ausgelegt ist. In diesem Fall musst du etwa vier Minuten pro Satz einplanen, weil du dich zwischen den Sätzen und Übungen länger erholen musst. Dieser Aspekt wird im weiteren Verlauf dieser Stufe noch näher besprochen.

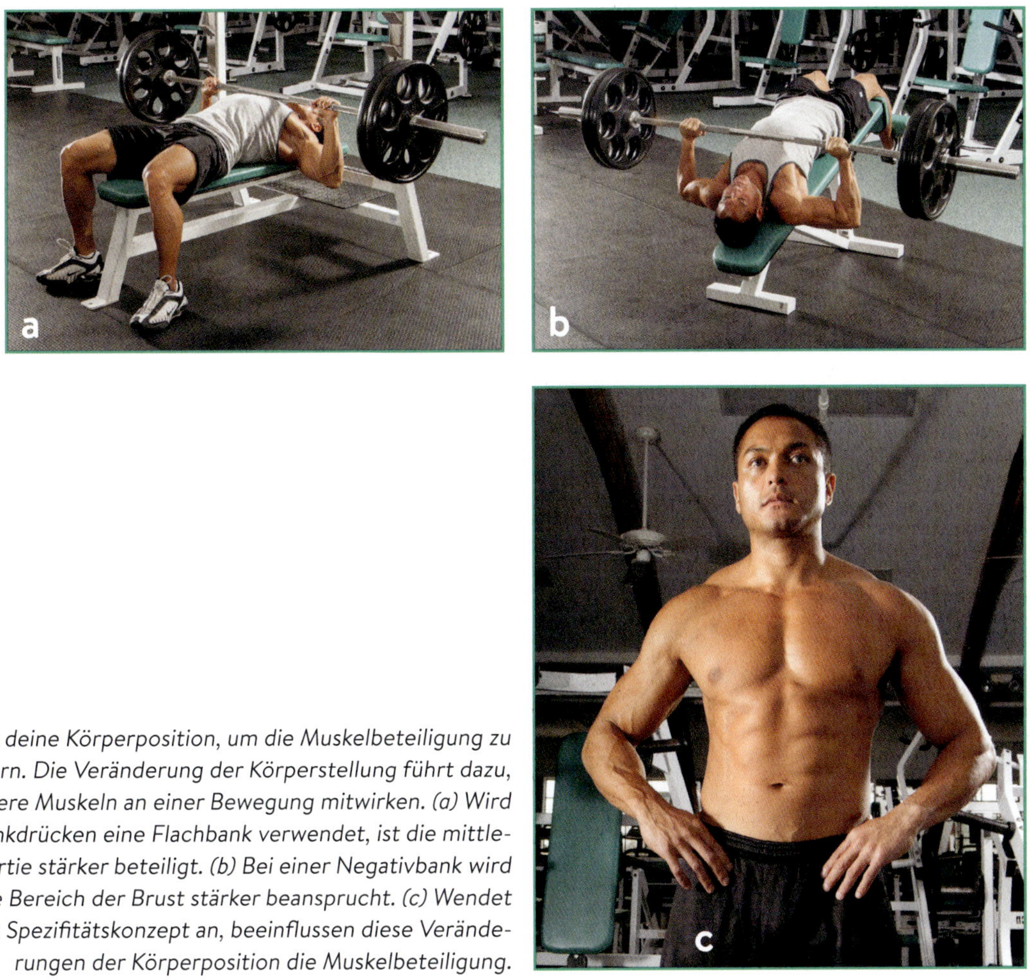

Verändere deine Körperposition, um die Muskelbeteiligung zu verändern. Die Veränderung der Körperstellung führt dazu, dass andere Muskeln an einer Bewegung mitwirken. (a) Wird für das Bankdrücken eine Flachbank verwendet, ist die mittlere Brustpartie stärker beteiligt. (b) Bei einer Negativbank wird der untere Bereich der Brust stärker beansprucht. (c) Wendet man das Spezifitätskonzept an, beeinflussen diese Veränderungen der Körperposition die Muskelbeteiligung.

Übungsanordnung

Es gibt viele Methoden, wie man Übungen anordnet, um ein kohärentes Workout zu gestalten, denn ihre Reihenfolge wirkt sich auf die Trainingsintensität aus und muss daher gut überlegt sein. Wenn man zum Beispiel Ober- und Unterkörperübungen im Wechsel ausführt, ist die Trainingsintensität geringer, als wenn man alle Übungen erst für den Ober- und dann für den Unterkörper absolviert.

Übungen, die größere Muskeln trainieren und bei denen zwei oder mehr Gelenke ihren Winkel verändern, werden als *Mehrgelenksübungen* bezeichnet (die in diesem Buch als »MGÜ« abgekürzt werden). Diese Übungen sind intensiver als solche, die einen Muskel isolieren und bei denen sich nur ein Gelenk bewegt (sogenannte *Eingelenksübungen*, kurz »EGÜ«). Die beiden gängigsten Methoden, wie man diese Übungen anordnet, sind entweder die Ausführung der MGÜ vor den EGÜ oder die abwechselnde Ausführung von Druck- und Zugübungen.

- **Führe die MGÜ vor den EGÜ aus.** Es ist völlig in Ordnung, alle MGÜ vor den EGÜ zu absolvieren. Statt zuerst den Trizeps mit Trizepsdrücken (EGÜ) und dann die Brust mit Bankdrücken (MGÜ) zu trainieren, empfiehlt es sich, das Bankdrücken voranzustellen. Obwohl der Oberarm groß erscheinen mag, gelten die Vorder- und Rückseite des Oberarms als eigeständige, kleinere Muskelgruppen. Ein Beispiel für die Sequenz der Ausführung von MGÜ vor EGÜ wird in der folgenden Tabelle gezeigt.

Übungsanordnung: Zuerst die MGÜ

Übung	Art	Bereich
Ausfallschritt	MGÜ	Beine (Oberschenkel und Hüfte)
Bankdrücken	MGÜ	Brust
Latzug	MGÜ	Rücken
Trizepsdrücken	EGÜ	Oberarmrückseite
Bizeps-Curl	EGÜ	Oberarmvorderseite
Wadenheben stehend	EGÜ	Wade

VORSICHT: Es gibt eine spezielle Unterkategorie der MGÜ, die sogenannten *Schnellkraftübungen* (siehe Stufe 14). Wenn du eine oder mehrere Schnellkraftübungen in dein Programm aufnehmen willst, ist es entscheidend, diese an den Anfang zu stellen, wenn du noch frisch und von den anderen Übungen noch nicht erschöpft bist. Wie du in Stufe 14 lernen wirst, sind fast alle Schnellkraftübungen Ganzkörperübungen, die bewusst schnell und explosiv ausgeführt werden. Deswegen erfordern sie eine Menge Anstrengung und Energie!

- **Wechsle Druck- und Zugübungen miteinander ab.** Du kannst die Übungen auch so anordnen, dass du mit ihnen abwechselnd die Gelenke streckst und beugst, also Extensionen und Flexionen bewirkst. Bei den Extensionsübungen musst du drücken, während du bei den Flexionsübungen ziehst – das erklärt den Namen dieser Überschrift. Ein Beispiel ist das Trizepsdrücken (Druck), gefolgt vom Bizeps-Curl (Zug). Diese Reihenfolge ist empfehlenswert, weil derselbe Muskel oder Körperbereich nicht direkt hintereinander trainiert wird, sodass deine Muskeln genügend Zeit haben, sich zu erholen. Ein Beispiel für diese Methode der Übungsanordnung ist in der nachfolgenden Tabelle dargestellt.

Übungsanordnung: Druck- und Zugübungen im Wechsel

Übung	Art	Bereich
Bankdrücken	Druck	Brust
Latzug	Zug	Rücken
Maschinendrücken sitzend	Druck	Schultern
Bizeps-Curl	Zug	Oberarmrückseite
Trizepsdrücken	Druck	Oberarmvorderseite
Beinbeugen	Zug	Beine (Oberschenkelrückseite)
Beinstrecken	Druck	Beine (Oberschenkelvorderseite)

Es gibt zwei weitere Optionen für die Übungsabfolge, die ebenfalls berücksichtigt werden müssen, weil sie sich auf die Intensität deines Workouts auswirken.

- **In Folge oder im Wechsel ausgeführte Sätze.** Wenn du für eine Übung zwei oder mehr Sätze machen willst, musst du dich entscheiden, ob du sie in Folge (hintereinander) oder im Wechsel (mit einer anderen Übung) absolvierst. Nachfolgend ein Beispiel für zwei Übungen, die in drei Sätzen absolviert werden, entweder in Folge oder im Wechsel:
  - *In Folge:* Schulterdrücken (Satz 1), Schulterdrücken (Satz 2), Schulterdrücken (Satz 3); Bizeps-Curl (Satz 1), Bizeps-Curl (Satz 2), Bizeps-Curl (Satz 3)
  - *Im Wechsel:* Schulterdrücken (Satz 1), Bizeps-Curl (Satz 1), zweimal wiederholt, sodass pro Übung drei Sätze absolviert werden.
- In beiden Fällen werden jeweils drei Sätze Schulterdrücken und Bizeps-Curl ausgeführt, allerdings mit unterschiedlichem zeitlichem Abstand und einer anderen Folgeaktivität. Die meisten bevorzugen die erste Variante, da sie einen größeren Trainingseffekt darstellt und die Muskeln mehr beansprucht werden.
- **Trizeps- und Bizepsübungen nach anderen Oberkörperübungen.** Bei deiner Übungsreihenfolge musst du darauf achten, dass du deinen Trizeps nicht vor anderen Druckübungen wie dem Bank- oder Schulterdrücken trainierst. Diese beiden MGÜ binden den Trizeps mit ein, um den Ellenbogen zu strecken. Eine vorangestellte Trizepsübung erschöpft den Trizeps, und es verringert sich die Wiederholungszahl und damit der gewünschte Trainingseffekt für die Brust- und Schultermuskulatur. Dieselbe Logik gilt für Bizepsübungen: Zugübungen, bei denen eine Ellenbogenflexion stattfindet, beispielsweise beim Latzug, sind nur mithilfe des Bizepses möglich. Die Ausführung des Bizeps-Curl vor dem Latzug erschöpft den Bizeps, und die Anzahl der Latzug-Wiederholungen verringert sich.

Veränderung der Programmvariablen

Da du nun ein besseres Verständnis für die Auswahl und Anordnung der Übungen hast, musst du die Trainingslasten, Wiederholungs- und Satzzahlen sowie die Dauer der Erholungsphasen festlegen. Am schwierigsten ist in diesem Zusammenhang die Bestimmung der Trainingslasten.

Zu verwendende Trainingslasten

Es gibt unterschiedliche Meinungen darüber, wie man mit dieser Programmvariable umgeht; der allgemeine Konsens ist aber, dass Entscheidungen auf dem Spezifitätskonzept und dem *Prinzip der progressiven Belastung* beruhen sollten. Letzteres besagt, dass jedes Workout die Muskeln vor eine Anforderung stellen sollte, die größer ist als die gewohnte Belastung. Ein Training, das diesem Grundsatz folgt, konfrontiert den Körper mit einem außergewöhnlich hohen physiologischen Stress, an den er sich anpassen muss. So entsteht ein neuer Schwellenwert, der einen noch größeren Stress erfordert, um die beteiligten Muskeln zu überlasten. Die systematisch angewendete Überlastung wird auch als *progressive Steigerung der Belastung* (im Folgenden als *Belastungsprinzip* bezeichnet).

Methoden zur Bestimmung der Trainingslasten

Die Ermittlung der Last zählt zu den Aspekten im Krafttraining, die am meisten für Verwirrung sorgen – und ist vielleicht der wichtigste Aspekt, weil das Gewicht Einfluss auf die Wiederholungszahl und die Dauer der Erholungsphasen zwischen den Sätzen und Übungen nimmt; es wirkt sich auch auf die Satzzahl und Frequenz der Workouts aus. Es gibt zwei Ansätze zur Bestimmung der Last, die man in seinem Training benutzt.

In den Stufen 4 bis 9 hast du dein Körpergewicht als Richtwert verwendet, um für die Basisübungen deine ersten Trainingsgewichte zu bestimmen. So kamen leichte Lasten zustande, mit denen du dich auf das Erlernen der korrekten Technik konzentrieren und eine Überlastung der Knochen und Gelenke vermeiden konntest. Das Ziel war es, eine Last zu ermitteln, mit der dir 12 bis 15 Wiederholungen gelingen. Diese Methode der Gewichtsbestimmung wird als *12-15-RM-Methode* für die Zuordnung von Lasten bezeichnet. *RM* ist die Abkürzung für *repetition maximum* oder Wiederholungsmaximum, das heißt das maximale Gewicht, das du 12- bis 15-mal mit korrekter Technik heben kannst.

Darüber hinaus gibt es noch die *1-RM-Methode* – das Einer-Maximum. Hierbei handelt es sich um das maximale Gewicht, das du ein einziges Mal heben kannst. Obwohl diese Methode nicht perfekt ist (da du nur eine Schätzung oder Prognose dieser Maximallast vornimmst), ist sie für die Bestimmung der ersten Trainingsgewichte genauer als dein Körpergewicht, vor allem, wenn du eine gute Technik hast und schwerere

Lasten sicher heben kannst. Sie eignet sich aber nicht für Anfänger, weil man hierfür eine größere Geschicklichkeit und eine Kondition benötigt, die man (abhängig von der körperlichen Fitness, die man zu Beginn des Programms hatte) nur erlangt, wenn man bereits sechs Wochen oder länger konsequentes Krafttraining betreibt.

VORSICHT: Die 1-RM-Methode zur Bestimmung der Trainingslasten sollte nur bei MGÜ angewendet werden, die (1) sehr große Muskelgruppen trainieren und (2) sicher und effektiv ausprobiert werden können, mit anderen Worten: Die Bestimmung des 1 RM empfiehlt sich *nicht* für *alle* MGÜ. Nur anspruchsvollere MGÜ, die Brust, Schultern und (kollektiv) die großen Muskeln des Unterkörpers trainieren – Quadrizeps, Beinbizeps und Gesäßmuskeln –, eignen sich für den 1-RM-Test, weil sie schwere Lasten aushalten. Außerdem ist die sichere Ausführung des 1-RM-Tests wichtig. Deswegen empfiehlt sich die Auswahl von MGÜ, die die Last gleichmäßig auf beide Arme (zum Beispiel Bankdrücken mit Langhantel anstelle von Schrägbankdrücken mit Kurzhanteln) oder beide Beine (beispielsweise Beinpressen an der Maschine oder die Nackenkniebeuge anstelle von Ausfallschritten oder der Bulgarischen Kniebeuge) verteilen. Obwohl die großen Muskeln des oberen Rückens vermutlich mit den schweren Lasten des 1-RM-Tests zurechtkämen (zum Beispiel MGÜ wie vorgebeugtes Rudern, Rudern sitzend, Rudern am tiefen Kabelzug, Latzug und Facepull an der Maschine), empfiehlt es sich *nicht*, das Maximalgewicht für diese Übungen zu bestimmen, weil es schwierig wäre, während des Tests eine korrekte Körperhaltung beizubehalten. Außerdem würden wiederholte Testsätze die schwächeren Stützmuskeln des unteren Rückens zu stark erschöpfen und den Test dadurch nichtig machen.

Wenn dein Können und dein Trainingsniveau einen 1-RM-Test rechtfertigen, eignen sich hierfür die folgenden MGÜ aus den Stufen 4 bis 9:

- Bankdrücken mit freiem Gewicht und Brustpressen an der Maschine aus Stufe 4,
- Schulterdrücken stehend mit freiem Gewicht, Maschinendrücken sitzend und Schulterdrücken an der Maschine aus Stufe 6;
- Beinpressen an der Maschine und Nackenkniebeuge aus Stufe 8.

VORSICHT: Bevor du die 1-RM-Methode ausprobierst, musst du die Übungstechnik perfekt beherrschen und seit mindestens sechs Wochen regelmäßig trainieren.

Ungeachtet der Last und Wiederholungszahlen, die den MGÜ zugewiesen wurden, darfst du nicht vergessen, dass du für alle EGÜ 12 bis 15 Wiederholungen machen musst. Eine mögliche Ausnahme ist die allmähliche Steigerung auf 15 bis 30 Wiederholungen pro Satz bei den Core-Übungen ohne Gewicht; da man eine leichtere Last benutzt (nämlich den eigenen Oberkörper), sollte es einfacher sein, mehr Wiederholungen zu schaffen.

Es gibt ein neunstufiges Verfahren zur Schätzung oder Prognose eines 1 RM:

1. Du hast folgende MGÜ ausgewählt: ______________________________.
2. Wärme dich auf, indem du einen Satz mit zehn Wiederholungen und deiner aktuellen 12-15-RM-Last absolvierst. Deine aktuelle 12-15-RM-Last beträgt ___ Kilogramm.
3. Erhöhe das Hantel- oder Steckgewicht um vier Kilogramm. Deine aktuelle 12-15-RM-Last + 4 Kilogramm = ___ Kilogramm.
4. Absolviere drei Wiederholungen mit dieser Last.
5. Erhöhe das Hantel- oder Steckgewicht um weitere vier Kilogramm. Deine aktuelle 12-15-RM-Last + 4 Kilogramm = ___ Kilogramm.
6. Ruhe dich zwei bis fünf Minuten aus und mache anschließend mit diesem Gewicht so viele Wiederholungen wie möglich. Strenge dich an!
7. Benutze die folgende »Tabelle für die Verfahren zur Prognose des 1 RM« und trage den Übungsnamen, die Wiederholungszahl und die Last ein.
8. Beziehe dich auf die Tabelle »Prognose des 1 RM anhand der Anzahl der abgeschlossenen Wiederholungen«auf der folgenden Seite. Trage die Last (an zwei Stellen) und die Wiederholungszahl aus der folgenden Tabelle ein und wende die Formel an, um das geschätzte 1 RM zu berechnen.
9. Runde das prognostizierte 1 RM auf das nächstmögliche Hantel- oder Steckgewicht ab.

Tabelle für die Verfahren zur Prognose des 1 RM

MGÜ:	
Abgeschlossene Wiederholungen:	
Gehobene Last (kg):	

Prognose des 1 RM anhand der Anzahl der abgeschlossenen Wiederholungen

Gehobene Last		Abgeschlossene WH*		Prognosefaktor für 1 RM		Gehobene Last		Prognostiziertes 1 RM
	×		×	0,035	+		=	
Prognostiziertes 1 RM (abgerundet auf das nächste Hantel- oder Steckgewicht) = ___								

**Wenn nur 1 WH abgeschlossen wurde, darfst du diese Tabelle nicht benutzen; in diesem Fall ist die gehobene Last das 1 RM.*

Die nachfolgende Tabelle gibt ein Beispiel für die Anwendung des neunstufigen Verfahrens zur Prognose des 1 RM für das Bankdrücken mit freiem Gewicht. In diesem Beispiel werden sechs Wiederholungen mit 54 Kilogramm ausgeführt. Die Ausführung der Berechnungen anhand der Anzahl der abgeschlossenen Wiederholungen führt zur Prognose eines 1 RM von 65,34 Kilogramm, das auf 65 Kilogramm abgerundet wird.

Schritte zur Prognose des 1 RM bei einer MGÜ für die Brust

MGÜ:	Bankdrücken mit freiem Gewicht
Abgeschlossene Wiederholungen:	6
Gehobene Last:	54 kg

Gehobene Last		Abgeschlossene WH*		Prognosefaktor für 1 RM		Gehobene Last		Prognostiziertes 1 RM
54	×	6	×	0,035	+	54	=	65,34
Prognostiziertes 1 RM (abgerundet auf das nächste Hantel- oder Steckgewicht) = 65 kg								

**Wenn nur 1 WH abgeschlossen wurde, darfst du diese Tabelle nicht benutzen; in diesem Fall ist die gehobene Last das 1 RM.*

Um das 1 RM zur Bestimmung einer Trainingslast zu benutzen, musst du das 1 RM mit einem Prozentsatz multiplizieren. Gehen wir nach dem Beispiel der vorherigen Tabelle vor (ein prognostiziertes 1 RM im Bankdrücken mit 65 Kilogramm): Wenn du eine Trainingslast von 75 Prozent benutzen willst, lautet die Formel zur Berechnung der Trainingslast: 1 RM × 0,75 oder 65 × 0,75 = 48,75 Kilogramm (abgerundet auf 48 Kilogramm); siehe das erste VORSICHT auf Seite 234. Dieser Vorgang wird in dieser Stufe im Abschnitt »Anwendung des Spezifitätskonzepts« noch eingehend besprochen.

Erhöhung der Lasten

Sobald du die erforderliche Wiederholungszahl schaffst, musst du schwerere Lasten heben. Die Veränderungen sollten aber nicht zu bald erfolgen. Warte, bis du im letzten Satz der vergangenen beiden Workouts mindestens zwei Wiederholungen mehr absolvieren kannst als die angestrebte Zahl (die Zwei-für-Zwei-Regel, siehe Stufe 10). Wenn du die Zwei-für-Zwei-Regel erfüllst, solltest du das Gewicht um ein oder zwei Kilogramm erhöhen, statt dich auf die Tabelle zur Anpassung der Trainingslast zu beziehen (die du am Ende der Stufen 4 bis 9 findest), die als anfängliche Hilfe bei den starken Schwankungen der abgeschlossenen Wiederholungen diente. Du wirst jetzt feststellen, dass die Schwankungen viel kleiner sind und die Anwendung der Zwei-für-Zwei-Regel mit einer Steigerung um ein oder zwei Kilogramm gut funktioniert. Es gibt allerdings zwei Ausnahmen:

- Unter Umständen musst du bei den MGÜ eine größere Steigerung vornehmen. Übertreibe es aber nicht und wähle tendenziell ein leichteres Gewicht.
- Für EGÜ sind kleinere Gewichtsabstufungen besser geeignet. Benutze Hantelscheiben von einem halben bis ein Kilogramm, wenn du das Gewicht für Übungen steigern willst, die die Oberarme (Bizeps, Trizeps), die Unterarme, die Waden und den Nacken trainieren.

Anzahl der Wiederholungen

Die Anzahl der Wiederholungen, die du absolvieren kannst, steht in direktem Zusammenhang mit dem gewählten Gewicht. Wenn die Last schwerer wird, nimmt die Wiederholungszahl ab; wird die Last leichter, steigt sie. Unter der Voraussetzung, dass man sich in jedem Satz gleichermaßen anstrengt, hat das gewählte Gewicht den größten Einfluss auf die Wiederholungszahl.

Anzahl der Sätze

Es herrscht einige Unstimmigkeit darüber, ob multiple Sätze (zwei oder mehr) besser sind als ein Satz, um die Muskelausdauer, die Hypertrophie oder die Schnell- und Maximalkraft zu entwickeln. Während ein Ein-Satz-Training in der Anfangsphase (den ersten zehn Wochen) sehr gut funktioniert, sprechen immer mehr Forschungsarbeiten dafür, dass gut trainierte Personen mehr Sätze absolvieren sollten.

Die Erwartung scheint berechtigt, dass multiple Sätze einen besseren Stimulus für eine anhaltende Entwicklung bieten. Das Argument ist, dass ein Übungssatz nicht alle Muskelfasern rekrutiert, zusätzliche Sätze hingegen schon. Das liegt daran, dass sich die Muskelfasern, die im ersten Satz aktiv waren, noch nicht ausreichend erholt haben und sich deshalb auf frische Fasern verlassen (die zuvor nicht stimuliert wurden), vor allem dann, wenn in den Folgesätzen ein höheres Gewicht verwendet wird.

Bei drei oder mehr Sätzen steigt die Wahrscheinlichkeit der Rekrutierung zusätzlicher Fasern noch weiter. Für die Anwendung multipler Sätze spricht auch die Beobachtung der Programme erfolgreicher Gewichtheber, Kraftdreikämpfer und Bodybuilder. Diese Leistungssportler trainieren mit multiplen Sätzen, um eine große Muskelentwicklung zu erreichen. Wie du später noch sehen wirst, sollten deine Trainingsziele Einfluss auf die Anzahl der Sätze nehmen, die du absolvierst.

Eine weitere Erwägung bei der Bestimmung der Satzzahl ist die Zeit, die dir für dein Training zur Verfügung steht. Planst du zum Beispiel zwischen zwei Übungen eine Erholungsdauer von einer Minute ein (und dein Trainingsziel die Muskelhypertrophie ist), dauert jede Übung mindestens zwei Minuten (60 Sekunden Belastung und 60 Sekunden Erholung). Wenn dein Programm aus sieben Übungen besteht und du einen Satz pro Übung machst, müsste dein Training 14 Minuten dauern (ohne Warm-up und Cooldown). Bei zwei oder drei Sätzen verlängert sich dein Workout auf 28 beziehungsweise 42 Minuten (sofern du dich nach jedem Satz 60 Sekunden ausruhst). Wie du in Kürze lesen wirst, kann die tatsächliche Erholungsphase nach jedem Satz zwischen 30 Sekunden und fünf Minuten dauern.

Dauer der Erholungsphase

Die Auswirkung, die die Pause zwischen den Sätzen und Übungen auf die Trainingsintensität hat, wird leider oft vernachlässigt. Längere Erholungsphasen sorgen dafür, dass sich die Muskeln stärker kontrahieren und damit mehr Kraft ausüben. Bei gleichbleibender Arbeitslast und abnehmender Erholungsdauer steigt die Trainingsintensität. Der zeitliche Abstand zwischen den Sätzen und Übungen wirkt sich somit direkt auf das Trainingsergebnis aus.

VORSICHT: Wenn man zu schnell von einer Übung zur nächsten wechselt oder zwei Sätze zu schnell hintereinander absolviert, schafft man oft nicht die Anzahl der Wiederholungen, die man sich vorgenommen hat, weil die Erholungszeit nicht ausreicht; dies kann zu Schwindel und Übelkeit führen.

Anwendung des Spezifitätskonzepts

Das bereits erwähnte Spezifitätskonzept ging nur auf die Übungsauswahl ein, aber dieses Konzept hat in Bezug auf die Programmgestaltung weit mehr Implikationen. Die folgende Tabelle zeigt einen Bereich zwischen 65 und 100 Prozent von 1 RM und die Anzahl der Wiederholungen, die mit jedem Prozentsatz verbunden sind. Die Auswahl einer Last, die 85 Prozent von 1 RM entspricht, sollte sechs Wiederholungen ermöglichen, während 67 Prozent von 1 RM zu circa zwölf Wiederholungen führen sollten. Das Wissen um diese Relation ist bei der Auswahl der Lasten hilfreich, wenn man eine bestimmte Wiederholungszahl erreichen will.

Relation zwischen Prozent von 1 RM und Wiederholungszahl

Prozent von 1 RM	Geschätzte Anzahl der Wiederholungen, die abgeschlossen werden können
100	1
95	2
93	3
90	4
87	5
85	6
83	7
80	8
77	9
75	10
70	11
67	12
65	15

Die Veränderung der Gewichte, Wiederholungen, Sätze und Erholungsphasen unter Anwendung des Spezifitätskonzepts führt zur Gestaltung von vier Programmen: Muskelausdauer, Hypertrophie, Schnellkraft und Maximalkraft. Die folgende Tabelle zeigt die für jedes Trainingsziel geltenden Empfehlungen für die Trainingslast (in Prozent von 1 RM), die Anzahl der Wiederholungen und Sätze sowie die Dauer der Erholungsphasen. Programme zur Entwicklung der Muskelausdauer sollten (im Vergleich zu anderen Programmen) aus leichteren Lasten (≤ 67 Prozent von 1 RM), 12 bis 20 Wiederholungen, weniger Sätzen (zwei oder drei) und kürzeren Erholungsphasen (20 bis 30 Sekunden) bestehen. Programme zur Entwicklung der Maximalkraft sollten sich hingegen durch schwerere Gewichte (85 bis 100 Prozent von 1 RM), geringere Wiederholungszahlen und höhere Satzzahlen (drei bis fünf, möglicherweise mehr) und längere Erholungsphasen zwischen den Sätzen (zwei bis fünf Minuten) auszeichnen. Programme zur Entwicklung der Hypertrophie (Aufbau von Muskelmasse) sehen Wiederholungszahlen und Erholungsphasen vor, die zwischen den Empfehlungen liegen, die für die Programme zur Entwicklung der Muskelausdauer und der Maximalkraft gemacht werden.

Anwendung des Spezifitätskonzepts auf die Programmgestaltungsvariablen

Trainingsziel	Relative Last	% von 1 RM	WH	Sätze	Erholungsdauer
Muskelausdauer	leicht	60–67	12–20	2–3	20–30 Sek.
Hypertrophie	moderat	67–85	6–12	3–6	30–90 Sek.
Schnellkraft	schwer[a]	75–85	3–5	3–5	2–5 Min.
Maximalkraft	schwer	85–100	1–6	3–5	2–5 Min.

[a] *Auch wenn bei Schnellkraftübungen keine so schweren Lasten zum Einsatz kommen wie bei anderen Kraftübungen, werden sie schnell und explosiv ausgeführt, deshalb ist ihre relative Last schwer (oder »hoch«).*

VORSICHT: Programme zur Entwicklung der Schnell- und Maximalkraft sind sehr ähnlich; der einzige Unterschied besteht darin, dass die Schnellkraftübungen schnell und explosiv und mit nicht so schweren Lasten absolviert werden sollten wie die anderen Kraftübungen. Deswegen deckt sich die vorherige Tabelle nicht mit den Angaben in der Tabelle auf Seite 241: Die Trainingslast (in Prozent von 1 RM) ist im Verhältnis zur geschätzten Wiederholungszahl zu niedrig. Die Tabelle auf Seite 240 zeigt, dass drei bis fünf Wiederholungen mit 93 bis 87 Prozent von 1 RM verbunden sind und nicht, wie in der Tabelle auf Seite 241 dargestellt, mit 75 bis 85 Prozent. *Schnellkraftübungen sollten nicht mit maximaler Last ausgeführt werden*, weil du nicht in der Lage sein wirst, alle Wiederholungen schnell und explosiv auszuführen, vor allem dann nicht, wenn sich der Satz dem Ende zuneigt. Sobald deine Geschwindigkeit und Explosivität nachlassen, ist die Übung nicht mehr effektiv genug, um deine Schnellkraft zu verbessern.

Die Steigerung der Muskelausdauer

Das Programm, das du in diesem Buch so weit befolgt hast, dient der Entwicklung der Muskelausdauer. In der Tabelle auf Seite 241 wirst du einige Ähnlichkeiten zwischen dem Basis- und dem Muskelausdauerprogramm feststellen. Die Lasten, die du jetzt verwendest, erlauben dir vielleicht, 15 Wiederholungen zu absolvieren – 20 Wiederholungen sind zu viel. Außerdem solltest du dich an die empfohlene Erholungsdauer von 30 Sekunden halten, wenn du dich zuvor darum bemüht hast, die Pausen möglichst kurz zu halten. Solltest du dich in Stufe 13 entscheiden, dein Muskelausdauerprogramm fortzusetzen, darfst du die Last erst erhöhen, wenn du in den vergangenen beiden Workouts im letzten Satz jeweils 20 Wiederholungen geschafft und die Erholungsphase auf 20 bis 30 Sekunden verkürzt hast. Abgesehen von einigen Ausnahmen, wie dem Training für aerobe Ausdauerdisziplinen, ist es weder empfehlenswert noch notwendig, die Erholungsphasen auf unter 20 Sekunden zu verkürzen.

Die Steigerung der Muskelgröße (Hypertrophie)

Wenn du in Stufe 13 beschließt, mehr Wert auf Hypertrophie zu legen, musst du einen Blick auf die folgende Tabelle werfen, um zu sehen, wie du die Richtlinien in den vorherigen beiden Tabellen anwenden kannst. Im folgenden Beispiel geht es um ein 1 RM von 100 Kilogramm beim Beinpressen an der Maschine. Um zehn Wiederholungen pro Satz zu absolvieren, benutzt du 75 Prozent von 1 RM; dies entspricht 75 Kilogramm (100 × 0,75).

Beispiel für ein Programm für Hypertrophie: Training mit multiplen Sätzen

Satz	Angestrebte WH	1 RM × % 1 RM = Trainingslast
1	10	100 × 0,75 = 75 kg
2	10	100 × 0,75 = 75 kg
3	10	100 × 0,75 = 75 kg

1 RM beim Beinpressen an der Maschine = 100 Kilogramm; Dauer der Erholungsphase zwischen den Sätzen = 30 bis 90 Sekunden

Du wirst mit deinem Programm für Hypertrophie Erfolg haben, wenn du eine moderate Last (67 bis 85 Prozent von 1 RM), eine mittlere Wiederholungszahl (sechs bis zwölf) pro Satz, drei bis sechs Sätze und moderat lange Erholungsphasen (30 bis 90 Sekunden zwischen den Sätzen) als Trainingsparameter nimmst. Eine einfache Methode zur Schätzung der Last im Bereich von 67 bis 85 Prozent von 1 RM ist die Erhöhung des aktuell verwendeten Gewichts um zwei bis vier Kilogramm. Das gilt allerdings nur für MGÜ; behalte für EGÜ dieselben Lasten bei und wende die Zwei-für-Zwei-Regel an, um eine Anpassung des Gewichts vorzunehmen.

Du hast vielleicht beobachtet, dass erfolgreiche Bodybuilder normalerweise viele Sätze machen und sich nicht lange ausruhen. Dadurch kombinieren sie das zuvor in dieser Stufe beschriebene Training mit multiplen Sätzen mit den Richtlinien zur Auswahl der Last und Erholungsdauer (siehe Tabelle Seite 241), um das Muskelwachstum zu fördern.

Zwei Methoden, die in vielen Hypertrophieprogrammen angewendet werden, sind *Supersätze* und *Verbundsätze*. Ein Supersatz besteht aus zwei Übungen, die gegenüberliegende Muskelgruppen beanspruchen und ohne Pause zwischen den Sätzen ausgeführt werden; auf einen Satz mit Bizeps-Curls folgt zum Beispiel sofort ein Satz Trizepsdrücken. Bei einem Verbundsatz werden zwei Übungssätze für dieselbe Muskelgruppe ohne Pause absolviert. Ein Beispiel hierfür ist ein Satz Bizeps-Curls mit Langhantel, auf den unmittelbar ein Satz Bizeps-Curls mit Kurzhanteln folgt. Die Tatsache, dass diese Ansätze von den in der Tabelle Seite 241 dargestellten Erholungsphasen abweichen, bedeutet nicht, dass sie wirkungslos sind. Die Zeitangaben dienen nur zur Orientierung; die Programmgestaltungsvariablen können auf unterschiedliche Weise manipuliert werden, um positive Ergebnisse zu erzielen.

Die Steigerung der Schnellkraft

Wie zuvor erklärt, ähneln sich die Programme zur Verbesserung der Schnellkraft und der Maximalkraft. Der wichtige Unterschied ist, dass man sich bei Schnellkraftübungen nicht an die in der Tabelle Seite 240 angegebenen Richtlinien halten sollte.

Wenn du in Stufe 13 ein Schnellkraftprogramm wählst, wirf mal einen Blick auf die folgende Tabelle, um zu sehen, wie du die Werte modifizieren kannst. Ein praktischer Ansatz für die Gestaltung eines Workouts mit Schnellkraftübungen ist die Halbierung der in der Tabelle auf Seite 240 genannten Wiederholungszahlen (eventuell abrunden), und zwar für den jeweiligen Prozentanteil des 1 RM, der in Tabelle auf Seite 241 aufgelistet ist. (Für die anderen MGÜ und EGÜ hältst du dich an die Richtlinien für Maximalkraftprogramme im nächsten Abschnitt.)

Relation zwischen Prozent von 1 RM und Anzahl der Wiederholungen

Prozent von 1 RM	Geschätzte Anzahl der Wiederholungen, die abgeschlossen werden können
100	1
95	2
93	3
90	4
87	5
85	6 (3)
83	7 (3)
80	8 (4)
77	9 (4)
75	10 (5)
70	11
67	12

Der Intensitätsbereich für Schnellkraftübungen

Bei Schnellkraftübungen nur die Hälfte der Wiederholungen machen

Die Steigerung der Maximalkraft

Signifikante Zuwächse der Maximalkraft lassen sich auf vielfältige Weise erzielen. Die beiden hier vorgestellten Programme werden von erfolgreichen Kraftdreikämpfern und Gewichthebern benutzt, wobei idealerweise MGÜ absolviert werden.

Die erste Methode ist das *Pyramidentraining*. Wenn du in Stufe 13 beschließt, dein Programm zu verändern und deinen Fokus auf Maximalkraft zu legen, solltest du dir die folgende Tabelle anschauen, um zu erfahren, wie du die Richtlinien aus den Tabellen Seite 240 und 241 anwenden kannst. Das Beispiel verwendet bei der Nackenkniebeuge ein Einer-Maximum (1 RM) von 95 Kilogramm. Um zu berechnen, wie schwer das

Hantelgewicht sein muss, damit du im ersten Satz sechs Wiederholungen schaffst, benutzt du 85 Prozent des Einer-Maximums. (Wir gehen später noch auf den zweiten und dritten Satz ein.) Diese Berechnung (95 × 0,85) ergibt ein Hantelgewicht von 80,75 Kilogramm, das auf 80 Kilogramm abgerundet wird.

VORSICHT: Bei allen Berechnungen empfiehlt es sich, das Gewicht abzurunden, selbst wenn der errechnete Wert dem nächsthöheren Hantel- oder Steckgewicht näher ist. Die niedrigere Last bewirkt, dass man die Zwei-für-Zwei-Regel schneller erfüllt.

Eine andere Methode, die dich vielleicht näher an die Last bringt, die 85 Prozent von 1 RM entspricht, ist die Steigerung des aktuell bei deinen MGÜ verwendeten Trainingsgewichts um vier bis sechs Kilogramm. Verändere die Gewichte für die EGÜ nicht und wende die Zwei-für-Zwei-Regel an, um Anpassungen der Last vorzunehmen.

Um nach dem Prinzip der progressiven Belastung vorzugehen, kannst du das sogenannte *leichte bis schwere Pyramidentraining* praktizieren, bei dem jeder Satz schwerer wird; siehe hierzu den zweiten und dritten Satz in der folgenden Tabelle. Steigere die Intensität von 85 Prozent (80 Kilogramm) auf 90 Prozent (85 Kilogramm) im zweiten Satz und auf 95 Prozent im dritten Satz (90 Kilogramm); nach jedem Satz ruhst du dich zwei bis fünf Minuten aus. Wende diesen Ansatz für die MGÜ an und absolviere für die EGÜ drei Sätze mit jeweils acht bis zwölf Wiederholungen. (Schwere Lasten stellen für die kleineren Muskeln und Gelenke eine zu hohe Belastung dar.) Zwingt man sich, von Satz zu Satz progressiv schwerere Lasten zu heben, gibt man seinen Muskeln den nötigen Stimulus für einen beachtlichen Kraftzuwachs. Wenn mit der Zeit die Intensität der Workouts steigt, kommt schließlich der Zeitpunkt, an dem man nur noch an festgelegten Tagen mit sehr schweren Gewichten trainiert. Dieser Aspekt wird in Stufe 12 noch ausführlich besprochen.

Beispiel für ein Maximalkraftprogramm: Pyramidentraining

Satz	Angestrebte WH	1 RM × % von 1 RM = Trainingslast
1	6	95 × 0,85 = 80 kg
2	4	95 × 0,90 = 85 kg
3	2	95 × 0,95 = 90 kg

1 RM Nackenkniebeuge = 95 Kilogramm; Dauer der Erholungsphase zwischen den Sätzen = zwei bis fünf Minuten

Das *Training mit multiplen Sätzen mit derselben Last* ist ein weiterer beliebter Ansatz zur Entwicklung der Maximalkraft. Mit dieser Methode absolvierst du drei bis fünf Sätze mit zwei bis sechs Wiederholungen mit demselben Gewicht für MGÜ und drei Sätze mit acht bis zwölf Wiederholungen für EGÜ. Du kannst das Programm aggressiver gestalten, indem du die angestrebte Wiederholungszahl reduzierst, musst aber dann mit schwereren Lasten trainieren. Die nachfolgende Tabelle ist eine Modifikation des Beispiels für das Pyramidentraining aus Tabelle Seite 246 (für eine Nackenkniebeuge mit einem 1 RM von 95 Kilogramm). Der Prozentsatz des Einer-Maximums hängt mit den angestrebten vier, drei und zwei Wiederholungen ganz unten in der Tabelle zusammen. Du wirst feststellen, dass es normalerweise einfach ist, eine bestimmte Wiederholungszahl im ersten Satz zu schaffen, während Satz 2 etwas schwieriger und Satz 3 sehr schwierig, wenn nicht gar unmöglich wird. Mit konsequentem Training werden dir die Sätze 2 und 3 mit der Zeit immer leichter fallen, bis du schließlich die Gewichte erhöhen musst.

Beispiel für ein Maximalkraftprogramm: Training mit multiplen Sätzen mit derselben Last

Satz	Angestrebte WH	1 RM × % von 1 RM = Trainingslast
1	6	95 × 0,85 = 80 kg
2	6	95 × 0,85 = 80 kg
3	6	95 × 0,85 = 80 kg

1 RM Nackenkniebeuge = 95 Kilogramm; Dauer der Erholungsphase zwischen den Sätzen = zwei bis fünf Minuten

Die Wahl der Trainingsfrequenz

Die Trainingsfrequenz ist die letzte Variable, die hier behandelt wird, bevor du die Aufgabe erhältst, dein eigenes Programm zu entwerfen. Die hier zu beantwortende Frage lautet: Wie oft sollte ich trainieren? Die Trainingsfrequenz – sowie die Anwendung des progressiven Belastungsprinzips – ist ein entscheidendes Element zur Bestimmung der korrekten Intensität im Rahmen eines erfolgreichen Programms.

Damit Krafttraining effektiv ist, muss es regelmäßig erfolgen. Sporadisches Training untergräbt deine Fähigkeit, dich körperlich anzupassen. Dir muss allerdings auch klar sein, dass die Ruhetage, die zwischen zwei Workouts liegen, genauso wichtig sind wie dein Training an sich. Dein Körper braucht Zeit, um sich zu erholen, und dazu gehören der Abbau von Stoffwechselprodukten, die im Training anfallen, und der Nährstofftransport in die Muskeln, die sich auf diese Weise erholen und aufbauen. Erholung und nahrhaftes Essen sind für einen nachhaltigen Erfolg entscheidend.

Oft sind Einsteiger, die gerade erst mit dem Krafttraining angefangen haben, so begeistert von ihrem Kraftzuwachs und ihrer sich verändernden Physis, dass sie auch an den Ruhetagen trainieren. Mehr ist nicht immer besser, schon gar nicht zu Beginn deines Programms! Wenn du gerade erst mit dem Krafttraining begonnen hast, musst du gleichmäßig über die Woche verteilt zwischen deinen Trainingstagen Ruhetage einlegen. So hast du einen Wochenplan, mit dem du jede Woche zwei bis drei Workouts mit denselben Übungen absolvieren kannst. Sobald du dich an das Training gewöhnt hast, kannst du Zusatzübungen hinzunehmen. Mit der Zeit wird dein Programm viele Übungen umfassen, die du nicht alle in ein Workout integrieren kannst, weshalb du dich möglicherweise entscheiden wirst, einen weiteren Trainingstag pro Woche einzuplanen und die Übungen auf mehrere Workouts zu verteilen (ein sogenanntes *Split*). So wird jedes Workout kürzer und dein Programm insgesamt abwechslungsreicher.

Für Einsteiger gilt: Es ist wichtig, sich zwischen zwei Workouts, in denen dieselben Muskeln beansprucht werden, mindestens 48 Stunden auszuruhen; dies führt zu einem Programm mit drei Trainingstagen pro Woche. In der Regel bedeutet das ein Training am Montag, Mittwoch und Freitag; Dienstag, Donnerstag und Samstag; oder Sonntag, Donnerstag und Dienstag. In einem Programm mit drei Trainingstagen pro Woche werden an allen drei Tagen alle Übungen ausgeführt.

Ein *Split-Programm* ist eine sehr fortgeschrittene Trainingsmethode, bei der man seine Übungen hälftig aufteilt und an je zwei Tagen pro Woche trainiert – zum Beispiel Montag/Donnerstag und Dienstag/Freitag. Ein Split-Programm besteht normalerweise aus mehr Übungen und Sätzen; wie in der Tabelle Seite 249 dargestellt, erfordert es vier Trainingstage pro Woche. Auf der linken Seite dieser Tabelle (Option A) erfolgt eine Unterteilung in Ober- und Unterkörperübungen. Option B stellt eine weitere gängige Option für ein Split-Programm da, bei der die Übungen für Brust, Schultern und Arme an anderen Tagen ausgeführt werden als die Bein- und Rückenübungen. Bei beiden Optionen wurden die Übungen so angeordnet, dass sich Druck- und Zugübungen abwechseln, und im Oberkörper-Workout folgen auf die Druck- und Zugübungen die Bizeps- und Trizepsübungen. Außerdem kommen in der Liste der Oberkörper- und Unterkörperübungen die MGÜ vor den EGÜ.

Ein Split-Programm bietet mehrere Vorteile. Es verteilt die Übungen in deinem Workout auf vier statt auf drei Tage, wodurch jede Trainingseinheit kürzer wird. So kannst du mehr Übungen und Sätze machen, während die Dauer des Workouts in einem vertretbaren Rahmen bleibt. Durch die größere Anzahl der Übungen kannst du (falls erwünscht) die Entwicklung spezifischer Muskelgruppen voranbringen. Der Nachteil des Programms ist, dass ein Trainingstag pro Woche dazukommt.

Split-Programm mit vier Trainingstagen pro Woche

OPTION A		OPTION B	
Montag und Donnerstag (Oberkörper)		Montag und Donnerstag (Brust, Schultern, Arme)	
Übung	**Typ**	**Übung**	**Typ**
Bankdrücken	MGÜ, Druck	Brustpressen	MGÜ, Druck
Latzug	MGÜ, Zug	Aufrechtes Rudern	MGÜ, Zug
Schulterdrücken stehend	MGÜ, Druck	Schulterdrücken stehend	MGÜ, Druck
Bizeps-Curl	EGÜ, Zug	Scott-Curl	EGÜ, Zug
Trizepsdrücken	EGÜ, Druck	Trizeps-Pushdown	EGÜ, Druck
Crunch mit Physioball	EGÜ[a], Zug	Seitlicher Crunch	EGÜ[a], Zug
Donnerstag und Freitag (Unterkörper)		Donnerstag und Freitag (Beine und Rücken)	
Übung	**Typ**	**Übung**	**Typ**
Ausfallschritt	MGÜ, Druck	Beinpressen	MGÜ, Druck

Beinbeugen	EGÜ, Zug	Beinbeugen	EGÜ, Zug
Beinstrecken	EGÜ, Druck	Beinstrecken	EGÜ, Druck
Wadenheben stehend	EGÜ, Druck[b]	Wadenheben stehend	EGÜ, Druck[b]
		Wadenheben sitzend	EGÜ, Druck[b]
		Vorgebeugtes Rudern	MGÜ, Zug[c]
		Latzug	MGÜ, Zug[c]

[a]Alle Core-Übungen werden als EGÜ klassifiziert.

[b]Da alle Wadenübungen Druckübungen sind, können sie nicht mit Wadenübungen kombiniert werden, die Zugübungen sind (es gibt keine).

[c]Da alle Rückenübungen Zugübungen sind, können sie nicht mit Rückenübungen kombiniert werden, die Druckübungen sind (es gibt keine).

Erfolgscheckliste für die Anwendung der Grundsätze der Programmgestaltung

Um gute Trainingsprogramme zu entwerfen, muss man wissen, wie man das Spezifitätskonzept und das Belastungsprinzip anwendet. Das theoretische Wissen und die praktische Umsetzung der Richtlinien für Lasten, Wiederholungs- und Satzzahlen und die Dauer der Erholungsphasen zur Gestaltung von Muskelausdauer-, Hypertrophie-, Schnellkraft- und Maximalkraftprogrammen sind entscheidend, damit du deine spezifischen Bedürfnisse erfüllen kannst.

Bei der Übungsauswahl musst du das Spezifitätskonzept, die vorhandene Ausrüstung und die Verfügbarkeit von Spottern berücksichtigen, die eventuell erforderlich sind. Außerdem musst du für jede der sieben Muskelgruppen mindestens eine Übung auswählen, die du zu zusammengehörigen Übungspaaren gruppierst. Absolviere Zusatzübungen, wenn du die Entwicklung bestimmter Muskelgruppen hervorheben willst, übertreibe es aber nicht, da die Workouts sonst zu lang werden. Schließlich musst du die Übungen anordnen und in der richtigen Reihenfolge ausführen, weil sich auch diese Aspekte auf die Intensität deines gesamten Programms auswirken.

Wenn du mit deinem Kraftprogramm Erfolg haben willst, musst du regelmäßig trainieren. Programme für Anfänger bestehen normalerweise aus zwei oder drei Trainingstagen pro Woche und können sich zu einem Split-Programm mit wöchentlich vier Trainingstagen ausbauen. Der größere Zeitaufwand des Split-Programms wird dadurch aufgewogen, dass du deinen Fokus auf bestimmte Körperteile richtest.

Dich von den Workouts zu erholen, ist für deine künftigen Trainingserfolge entscheidend. Mehr Training ist nicht immer besser. Außerdem müssen die Muskeln versorgt werden, vor allem nach einem anstrengenden Workout. Nimm daher nahrhafte Mahlzeiten zu dir, damit sich deine Muskeln reparieren, größer und stärker werden können.

Stufe 12 stellt Strategien vor, wie du dein Programm modifizieren oder variieren kannst, damit du Fortschritte machst und dich auf deine Trainingsziele zubewegst. Eine gängige Methode der Programmvariation ist die gezielte Veränderung der Trainingsintensität.

Bevor du die nächste Stufe erklimmst

Beantworte die folgenden Fragen ehrlich. Wenn du sie alle mit Ja beantworten kannst, bist du bereit für Stufe 12.

1. Weißt du, wie du die Trainingsvariablen je nach Programmschwerpunkt – Muskelausdauer, Hypertrophie, Schnellkraft und Maximalkraft – beeinflussen kannst?
2. Begreifst du das Spezifitätsprinzip und wie du es anwendest, um dein Programm zu gestalten?

Stufe

12

Veränderung der Programmgestaltungsvariablen zur Maximierung der Ergebnisse

Diese Stufe greift die in Stufe 11 vorgestellten Grundsätze der Programmgestaltung auf (Übungsauswahl und -anordnung, Lasten, Anzahl der Wiederholungen und Sätze, Dauer der Erholungsphasen und Trainingsfrequenz) und beschreibt, wie diese Gestaltungselemente oder Variablen verändert werden können, um optimale Trainingsergebnisse zu erzielen.

Wenn du jede Woche an den gleichen Wochentagen dieselbe Anzahl an Sätzen und Wiederholungen machst und dabei Woche für Woche dieselben Lasten hebst, erlangst du ein Plateau, das sich auf deine Fähigkeit auswirkt, deine Trainingsziele zu erreichen. Die Programmgestaltungsvariablen müssen regelmäßig verändert werden, damit langfristig Verbesserungen eintreten und ein Übertraining vermieden wird.

Obwohl für kontinuierliche Verbesserungen höhere Wiederholungs- und Satzzahlen und schwerere Gewichte notwendig sind, können zu viele Wiederholungen und Sätze mit einer aggressiven Laststeigerung ohne ausreichende Erholungsphasen zu Verletzungen, hartnäckigem Muskelkater und Gelenkproblemen führen. Das Ziel ist es daher, Programme zu gestalten, die die allgemeine Trainingsintensität variieren und die erforderliche Kombination aus progressiver Belastung und Erholung bieten, damit optimale Verbesserungen verletzungsfrei erzielt werden.

Die Trainingsvariation besteht in der effizienten Veränderung der folgenden Variablen:

- Trainingsfrequenz,
- Übungsauswahl,
- Übungsanordnung,
- Trainingslast,

- Anzahl der Wiederholungen pro Satz,
- Anzahl der Sätze und
- Dauer der Erholungsphasen.

Programme mit variierender Trainingsintensität sind insbesondere auf die Lasten ausgerichtet, die für die großen Mehrgelenksübungen (siehe Stufe 11) ausgewählt oder berechnet wurden. Außerdem erinnerst du dich vielleicht daran, dass eine Gruppe von anspruchsvollen MGÜ – für Brust, Schultern und (kollektiv) die großen Muskeln des Unterkörpers (Quadrizeps, Beinbizeps und Gesäß) – für die 1-RM-Methode zur Bestimmung der Trainingslasten geeignet sind, da diese MGÜ die größten Muskelgruppen trainieren, die den Belastungen des Krafttrainings besser standhalten als kleinere Muskelgruppen. Beachte jedoch, dass die MGÜ, die in dieser Stufe und in den Beispielen erwähnt werden, sich auf diese Gruppe anspruchsvoller MGÜ beziehen und nicht auf alle MGÜ (und definitiv nicht auf die EGÜ).

Um die Intensität der Workouts zu variieren, kannst du:

- an verschiedenen Wochentagen jeweils mit schweren, leichten und moderaten Lasten trainieren;
- die Gewichte von Woche zu Woche erhöhen; oder
- die Lasten im Abstand von zwei bis vier Wochen auf zyklische oder wiederholte Weise verändern.

Diese Strategien können für MGÜ und Programme zur Steigerung der Maximalkraft und Hypertrophie angewendet werden, weil man hierbei in der Regel drei oder mehr Sätze mit MGÜ macht. (Die Gewichte für EGÜ sollten weiterhin so gewählt werden, dass einem acht bis zwölf Wiederholungen damit gelingen, und man sollte sich an die Zwei-für-Zwei-Regel halten, wenn man die Lasten allmählich erhöht.) Obwohl es hier in erster Linie um die Gewichte für die verschiedenen Programme geht, sollte dir klar werden, dass du auch die Wiederholungs- und Satzzahl verändern kannst, um die Trainingsintensität zu variieren.

Wocheninterne Variationen

Es gibt drei grundlegende Methoden zur Gestaltung eines Programms, in dem sich die Gewichte verändern, mit denen innerhalb einer Woche trainiert wird. Erinnere dich daran, dass sich alle numerischen oder relativen Richtlinien für Lasten auf Veränderungen beziehen, die an MGÜ vorgenommen werden.

Drei Tage pro Woche, dieselbe Last in jedem Satz

Die folgende Tabelle zeigt ein Beispiel für ein Programm mit drei Trainingstagen pro Woche, in der an jedem Tag bestimmte Gewichte gehoben werden: schwer (S), leicht (L) und moderat (M). Die Lasten, die an einem Tag verwendet werden, ändern sich während des Workouts nicht (daher auch der Name »dieselbe Last in jedem Satz«). Die Tabelle benutzt Abkürzungen: 3 × 6 heißt drei Sätze mit sechs Wiederholungen und 2 × 8–12 bedeutet, dass du zwei Sätze mit jeweils acht bis zwölf Wiederholungen ausführen sollst. Drei Sätze mit acht bis zehn Wiederholungen und einer Trainingslast von 50 Kilogramm würdest du wie folgt notieren: 3 × 8–10 @ 50.

In der folgenden Tabelle werden nur die MGÜ mit den Buchstaben *S*, *L* oder *M* gekennzeichnet, die auf die Verwendung schwerer (85 Prozent von 1 RM für sechs Wiederholungen), leichter (75 Prozent von 1 RM für zehn Wiederholungen) und moderater Lasten (80 Prozent von 1 RM für acht Wiederholungen) hinweisen. Die EGÜ sehen Lasten vor, mit denen acht bis zwölf Wiederholungen möglich sind. Bei den Core-Übungen ohne Gewicht, zum Beispiel dem seitlichen Crunch, können bis zu 25 Wiederholungen pro Satz absolviert werden. Auch wenn du körperlich dazu in der Lage bist, solltest du an deinem leichten Tag *nicht* mehr als zehn Wiederholungen oder an deinem moderaten Tag *nicht* mehr als acht Wiederholungen pro MGÜ machen. Montag (am Beispiel in der folgenden Tabelle) ist der intensivste Trainingstag, gefolgt von dem einfachsten Trainingstag, auf den wiederum ein moderat-intensiver Tag folgt; in dieser Reihenfolge hat dein Körper Zeit, sich zu erholen. Dieses Muster wiederholt sich in allen Beispielen für Trainingsprogramme, die in dieser Stufe vorgestellt werden.

Wocheninterne Variation der Trainingslast: drei Tage pro Woche, dieselbe Last in jedem Satz

Übung	Montag	Mittwoch	Freitag
Brustpressen[a]	S: 3 × 6	L: 3 × 10	M: 3 × 8
Vorgebeugtes Rudern	2 × 8–12	2 × 8–12	2 × 8–12
Schulterdrücken stehend[a]	S: 3 × 6	L: 3 × 10	M: 3 × 8
Bizeps-Curl	2 × 8–12	2 × 8–12	2 × 8–12
Trizepsdrücken	2 × 8–12	2 × 8–12	2 × 8–12
Nackenkniebeuge[a]	S: 3 × 6	L: 3 × 10	M: 3 × 8
Seitlicher Crunch	2 × 15–25	2 × 15–25	2 × 15–25

[a]Anspruchsvolle MGÜ (Anzahl der Sätze ohne Aufwärmsätze)
Schwer (S) = 85 Prozent von 1 RM; leicht (L) = 75 Prozent von 1 RM; moderat (M) = 80 Prozent von 1 RM

Pyramidenansatz mit drei Tagen pro Woche

In Stufe 11 hast du die Methode des Pyramidentrainings kennengelernt, in dem mit jedem Satz eine höhere Last verwendet wird, bis alle Sätze einer Übung abgeschlossen sind. In der folgenden Tabelle wirst du diese progressiven Steigerungen wiedererkennen, dabei allerdings feststellen, dass sich die verwendeten Lasten am Montag (S) zwischen 80 und 95 Prozent von 1 RM, am Mittwoch (L) zwischen 67 und 80 Prozent und am Freitag (M) zwischen 75 und 85 Prozent bewegen. Das Beispiel verwendet ein Einer-Maximum von 70 Kilogramm, und die Lasten werden bei Bedarf auf das nächstmögliche Hantel- oder Steckgewicht abgerundet.

Wocheninterne Variation der Trainingslast: drei Tage pro Woche, Pyramidenansatz

Montag – schwer (S)		Mittwoch – leicht (L)		Freitag – moderat (M)	
% von 1 RM	Sätze × WH @ Last (kg)	% von 1 RM	Sätze × WH @ Last (kg)	% von 1 RM	Sätze x WH @ Last (kg)
80	1 × 8 @ 56	67	1 × 12 @ 46	75	1 × 10 @ 52
85	1 × 6 @ 58	75	1 × 10 @ 52	80	1 × 8 @ 56
90	1 × 4 @ 62	80	1 × 8 @ 56	85	1 × 6 @ 58

**Aktuelles 1 RM = 70 Kilogramm*

Split-Training mit schweren/leichten Workouts und vier Tagen pro Woche

Die beiden folgenden Tabellen zeigen, wie ein Split-Programm mit vier Trainingstagen pro Woche so organisiert werden kann, dass sich unter der Woche schwere und leichte Gewichte abwechseln. Die erste Tabelle zeigt die Zuordnung der Lasten für Brust, Schultern und Trizeps am Montag und Donnerstag; die zweite Tabelle zeigt die Zuordnung der Lasten für Beine, Rücken und Bizeps am Dienstag und Freitag. Wieder gilt: Auch wenn du dazu in der Lage bist, darfst du am leichten Tag nicht mehr als zwölf Wiederholungen machen.

Split-Programm für Montag bis Donnerstag: Brust, Schultern und Trizeps

Übung	Montag	Donnerstag
Bankdrücken[a]	S: 4 × 6	L: 3 × 12
Kurzhantelfly	4 × 8–12	3 × 8–12
Schulterdrücken[a]	S: 4 × 6	L: 3 × 12
Trizeps-Pushdown	4 × 8–12	3 × 8–12
Crunch mit Physioball	2 × 15–25	2 × 15–25

[a]Anspruchsvolle MGÜ (Anzahl der Sätze ohne Aufwärmsätze)
Schwer (S) = 85 Prozent von 1 RM; leicht (L) = 67 Prozent von 1 RM

Split-Programm für Dienstag bis Freitag: Beine, Rücken und Bizeps

Übung	Montag	Donnerstag
Nackenkniebeuge	S: 4 × 6	L: 3 × 12
Beinbeugen	4 × 8–12	3 × 8–12
Wadenheben stehend	4 × 8–12	3 × 8–12
Latzug	4 × 8–12	3 × 8–12
Rudern sitzend	4 × 8–12	3 × 8–12
Bizeps-Curl am tiefen Kabelzug	4 × 8–12	3 × 8–12

[a]Anspruchsvolle MGÜ (Anzahl der Sätze ohne Aufwärmsätze)
Schwer (S) = 85 Prozent von 1 RM; leicht (L) = 67 Prozent von 1 RM

Variationen von Woche zu Woche

Die folgende Tabelle zeigt zwei Möglichkeiten, wie man die Gewichte wöchentlich erhöhen kann. Bei Option A erfolgt jede Woche eine kleine Intensitätssteigerung. Bei Option B erfolgt ebenfalls jede Woche eine kleine Intensitätssteigerung, allerdings nur am Montag, gefolgt von der Verwendung leichter und moderater Lasten am Mittwoch und Freitag. Die gezeigten Prozentsätze gelten nur für MGÜ.

Wocheninterne und/oder von Woche zu Woche erfolgende Variation der Trainingslast

Option A: Dieselbe Last in jedem Satz, Intensität steigt von Woche zu Woche			
Woche	Montag	Mittwoch	Freitag
1	80 % von 1 RM	80 % von 1 RM	80 % von 1 RM
2	83 % von 1 RM	83 % von 1 RM	83 % von 1 RM
3	86 % von 1 RM	86 % von 1 RM	86 % von 1 RM
Option B: Wocheninterne und von Woche zu Woche erfolgende Variation der Last			
Woche	Montag	Mittwoch	Freitag
1	80 % von 1 RM	70 % von 1 RM	75 % von 1 RM
2	83 % von 1 RM	73 % von 1 RM	78 % von 1 RM
3	86 % von 1 RM	76 % von 1 RM	81 % von 1 RM

Zyklische Trainingsvariationen

Die Strategien, die zuvor in dieser Stufe erklärt wurden, beschreiben, wie du die Intensität deines Krafttrainingsprogramms variieren kannst. Befolgst du eines der Programme für längere Zeit, hat das früher oder später voraussichtlich zur Folge, dass du auf ein Plateau stößt oder dich aufgrund von Übertraining verletzt. Du erinnerst dich sicher noch an den Hinweis, dass eine ausreichende Erholung wichtig ist. Programme, die eine ständige Steigerung der Lasten und der Wiederholungs- und Satzzahlen vorsehen, ohne für angemessene Erholungsphasen und Ruhetage zu sorgen, führen zu keinen optimalen Zuwächsen. Um diesem Risiko entgegenzuwirken, solltest du das Konzept der *Periodisierung* berücksichtigen, das heißt die gezielte Planung oder den zyklischen Wechsel von hoch- und niedrigintensiven Trainingsphasen.

Bei einer typischen Periodisierung wird ein Programm in Phasen eingeteilt. Die längste Phase ist ein *Makrozyklus*, der sich normalerweise über ein Trainingsjahr erstreckt, aber zwischen einem Monat und vier Jahren (für die Olympischen Spiele) dauern kann. Ein Makrozyklus besteht aus zwei oder mehr *Mesozyklen*, die zwischen mehreren Wochen und mehreren Monaten dauern können. Jeder Mesozyklus besteht aus zwei oder mehr (in der Regel einwöchigen) *Mikrozyklen*. Diese Aufteilung wird auf zwei Periodisierungsmodelle angewendet: die *lineare* und die *wellenförmige* Periodisierung. Im linearen Modell nimmt die Intensität der Last kontinuierlich zu, während das Trainingsvolumen (Sätze und Wiederholungen) abnimmt. Im wellenförmigen Modell variieren die Intensität und das Volumen von Workout zu Workout.

Das in der folgenden Tabelle beschriebene Trainingsprogramm stellt einen achtwöchigen Zyklus (nur für anspruchsvolle MGÜ) dar, der wocheninterne Variationen der Last (wellenförmig) und bis zur achten Woche einen Anstieg der Last im Drei-Wochen-Rhythmus (linear) berücksichtigt.

Achtwöchiger Trainingszyklus

Woche	Sätze	Montag	Mittwoch	Freitag
1	3	S	L	M
2	3	S	L	M
3	3	M	L	Test
4[a]	4	S	L	M
5	4	S	L	M

6	4	M	L	Test
7[a]	4	S	L	M
8	2	L	L	L
9	Absolviere für die anspruchsvollen MGÜ einen Retest des 1 RM und wiederhole den 8-Wochen-Zyklus mit neuen Trainingslasten.			

[a]Verwende Lasten, die auf den neuen 1 RM beruhen, die am vorhergehenden Freitag im Test ermittelt wurden. Schwer (S) = 85 Prozent von 1 RM; leicht (L) = 67 Prozent von 1 RM; moderat (M) = 75 Prozent von 1 RM

Halte dich an allen drei Trainingstagen (schwer, leicht und moderat) an die Richtlinien zur Bestimmung der Lasten und Sätze. In der dritten und sechsten Woche gehst du am Freitag wie folgt vor, um ein neues 1 RM zu bestimmen und somit neue Trainingslasten zu ermitteln:

1. Wärme dich wie gewohnt auf; benutze dann in den ersten beiden Sätzen (und in Woche 6 auch im dritten Satz) die Lasten für Freitag, absolviere aber nur fünf und drei Wiederholungen (beziehungsweise sechs, vier und zwei Wiederholungen in Woche 6).
2. Wenn du nach dem Pyramidenansatz vorgehst, musst du mit der schwersten Last, mit der du bisher in diesem Zyklus trainiert hast, so viele Wiederholungen wie möglich absolvieren (spezifisch für die Übung, mit der du dich testest). Wenn du in jedem Satz dasselbe Gewicht verwendest, erhöhst du im letzten Satz das Trainingsgewicht um vier Kilogramm und machst damit möglichst viele Wiederholungen.
3. Prognostiziere das 1 RM, indem du die Verfahren aus Stufe 11 anwendest (siehe Seiten 232–235). Im nächsten Abschnitt findest du eine Abkürzung, mit der du die Trainingslasten schneller identifizieren kannst.

In der vierten und siebten Woche beruhen die Trainingsgewichte auf dem neuen Einer-Maximum (1 RM), das in der dritten und sechsten Woche am Freitag bestimmt wurde. In der achten Woche wird mit leichteren Lasten und weniger Sätzen trainiert (wodurch die Workouts weniger intensiv sind), damit sich der Körper erholen und für die folgenden Wochen Kraft schöpfen kann. Nach jedem dreiwöchigen Trainingsblock kann auch die Anzahl der Sätze erhöht werden. Ein Programm mit vier Trainingstagen pro Woche lässt sich auf ähnliche Weise gestalten.

Spickzettel zur Bestimmung der Trainingslasten

Statt das 1 RM mit dem Prozentsatz der erwünschten Trainingsintensität zu multiplizieren, um wie in Stufe 11 die Trainingslasten zu bestimmen, kannst du auch die folgende Tabelle verwenden und die folgenden Schritte befolgen:

1. Finde dein 1 RM und markiere es in der Spalte »1 RM«.
2. Identifiziere die erwünschte Trainingsintensität in Prozent (65 bis 95 Prozent).
3. Gehe zur Spalte, die der erwünschten Intensität entspricht, finde die Zeile mit deinem 1 RM und markiere diese Zahl – das ist deine Trainingslast.

Bestimmung der Trainingslast

	1 RM	65 %	67 %	70 %	75 %	77 %	80 %	83 %	85 %	87 %	90 %	93 %	95 %
1	10	6	6	7	7	7	8	8	8	8	9	9	9
2	12	7	8	8	9	9	9	9	10	10	10	11	11
3	14	8	9	9	10	10	11	11	11	12	12	13	13
4	15	9	10	10	11	11	12	12	12	13	13	13	14
5	16	10	10	11	12	12	12	13	13	13	14	14	15
6	18	11	12	12	13	13	14	14	15	15	16	16	17
7	20	13	13	14	15	15	16	16	17	17	18	18	19
8	22	14	14	15	16	16	17	18	18	19	19	20	20
9	24	15	16	16	18	18	19	19	20	20	21	22	22
10	25	16	16	17	18	19	20	20	21	21	22	23	23
11	26	16	17	18	19	20	20	21	22	22	23	24	24
12	28	18	18	19	21	21	22	23	23	24	25	26	26
13	30	19	20	21	22	23	24	24	25	26	27	27	28
14	32	20	21	22	24	24	25	26	27	27	28	29	30
15	34	22	22	23	25	26	27	28	28	29	30	31	32
16	35	22	23	24	26	26	28	29	29	30	31	32	33
17	36	23	24	25	27	27	28	29	30	31	32	33	34
18	38	24	25	26	28	29	30	31	32	33	34	35	36
19	40	26	26	28	30	30	32	33	34	34	36	37	38
20	42	27	28	29	31	32	33	34	35	36	37	39	39
21	44	28	29	30	33	33	35	36	37	38	39	40	41
22	45	29	30	31	33	34	36	37	38	39	40	41	42
23	46	30	30	32	34	35	36	38	39	40	41	42	43
24	48	31	32	33	36	36	38	39	40	41	43	44	45
25	50	32	33	35	37	38	40	41	42	43	45	46	47
26	52	33	34	36	37	40	41	43	44	45	46	48	49
27	54	34	36	37	39	41	43	44	45	46	48	50	51
28	55	35	36	38	41	42	44	45	46	47	49	51	52
29	56	36	37	39	42	43	44	46	47	48	50	52	53

	1 RM	65 %	67 %	70 %	75 %	77 %	80 %	83 %	85 %	87 %	90 %	93 %	95 %
30	58	37	38	40	43	44	46	48	49	50	52	53	55
31	60	39	40	42	45	46	48	49	51	52	54	55	57
32	62	40	41	43	46	47	49	51	52	83	55	57	58
33	64	41	42	44	48	49	51	53	54	55	57	59	60
34	65	42	43	45	48	50	52	53	55	56	58	60	61
35	70	45	46	49	52	53	56	58	59	60	63	65	66
36	75	48	50	52	56	57	60	62	63	65	67	69	71
37	80	52	53	56	60	61	64	66	68	69	72	74	76
38	85	55	56	59	63	65	68	70	72	73	76	79	80
39	90	58	60	63	67	69	72	74	76	78	81	83	85
40	95	61	63	66	71	73	76	78	80	82	85	88	90
41	100	65	67	70	75	77	80	83	85	87	90	93	95
42	105	68	70	73	78	80	84	87	89	91	94	97	99
43	110	71	73	77	82	84	88	91	93	95	99	102	104
44	115	74	77	80	86	88	92	95	97	100	103	106	109
45	120	78	80	84	90	92	96	99	102	104	108	111	114
46	125	81	83	87	93	96	100	103	106	108	112	116	118
47	130	84	87	91	97	100	104	107	110	113	117	120	123
48	135	87	90	94	101	103	108	112	114	117	121	125	128
49	140	91	93	98	105	107	112	116	119	121	126	130	133
50	145	94	97	101	108	111	116	120	123	126	130	134	137
51	150	97	100	105	112	115	120	124	127	130	135	139	142
52	155	100	103	108	116	119	124	128	131	134	139	144	147
53	160	104	107	112	120	123	128	132	136	139	144	148	152
54	165	107	110	115	123	127	132	136	140	143	148	153	156
55	170	110	113	119	127	130	136	141	144	147	153	158	161
56	175	113	117	122	131	134	140	145	148	152	157	162	166
57	180	117	120	126	135	138	144	149	153	156	162	167	171

[a] *Nachdem du die Trainingslast gefunden hast, rundest du sie auf das nächstmögliche Hantel- oder Steckgewicht ab.*

Die folgende Tabelle zeigt ein Beispiel für diese Abkürzung. In dem Beispiel schafft der Trainierende sieben Wiederholungen mit 50 Kilogramm und sucht eine Trainingslast, die 80 Prozent von 1 RM entspricht. Sieben Wiederholungen mit 50 Kilogramm entsprechen einem 1 RM von 60 Kilogramm, wenn man die in Stufe 11 vorgestellte Methode zur Prognose des 1 RM verwendet (siehe Seiten 232–235). In der Tabelle auf den Seiten 262–263 stehen die 60 Kilogramm in der Spalte »1 RM« in Zeile 31. Die Zahl am Überschneidungspunkt zwischen Zeile 31 und der Spalte für 80 Prozent ist die errechnete Trainingslast, die auf das nächstmögliche Hantel- oder Steckgewicht abgerundet wird.

Ungeachtet der Methode, die du benutzt, um die Intensität zu variieren, solltest du an den schweren Tagen deines Programms möglichst viele Wiederholungen der MGÜ machen, aber darauf achten, dass sie am Mittwoch (leichtes Workout) und Freitag (moderates Workout) den vorgegebenen Intensitätsbereich nicht überschreiten. Auch wenn du an den beiden leichteren Trainingstagen Mittwoch und Freitag mehr Wiederholungen schaffen würdest, solltest du das nicht tun! Wende bei den EGÜ die Zwei-für-Zwei-Regel an, um die Last zu erhöhen.

Eine Abkürzung zur Bestimmung der Trainingslasten

Gehobene Last		Absolvierte WH*		Prognosefaktor für 1 RM		Gehobene Last		Geschätztes 1 RM
50	x	7	X	0,035	+	50	=	62,25
Prognostiziertes 1 RM (abgerundet auf das nächstmögliche Hantel- oder Steckgewicht) = 60								

Erfolgscheckliste für die Programmgestaltungsvariablen

Die Trainingsintensität kann auf unterschiedliche Weise variiert werden, aber bei den gängigsten Methoden werden die Last, die Anzahl der Sätze und Wiederholungen und die Anzahl der Trainingstage verändert. Periodisierungsprogramme, die aus aggressiven Trainingswochen bestehen, gefolgt von einer Woche (oder mehreren Wochen) mit weniger aggressivem Training, stellen eine geeignete Belastung dar und geben dem Körper die Gelegenheit, sich zu erholen und beträchtliche Zuwächse zu erzielen.

In Stufe 13 kannst du alles anwenden, was du bisher über die Entwicklung deines Krafttrainingsprogramms gelernt hast. Du wirst dein Wissen über die Programmgestaltungsvariablen in die Praxis umsetzen und nach dem Belastungsprinzip und dem Spezifitätskonzept vorgehen, um ein Programm zu entwerfen, das deinen Bedürfnissen entspricht. Stelle dich der Herausforderung!

Bevor du die nächste Stufe erklimmst

✔ Weißt du, wie du die Programmgestaltungsvariablen verändern musst, um optimale Ergebnisse zu erzielen?

Stufe

13

Die Gestaltung des eigenen Basisprogramms

In dieser Stufe benutzt du dein Wissen über die Variablen der Programmgestaltung und wendest das Spezifitätskonzept und das Belastungsprinzip an, um ein Basisprogramm zu gestalten, das deinen Bedürfnissen entspricht.

1. Bestimme das Ziel deines Trainingsprogramms.
2. Wähle die Übungen aus, die du ausführen willst.
3. Entscheide dich, wie oft du in der Woche trainieren möchtest.
4. Bringe deine Übungen in die richtige Reihenfolge.
5. Berechne die Trainingslasten.
6. Bestimme die Anzahl der Wiederholungen.
7. Bestimme die Anzahl der Sätze pro Übung.
8. Bestimme die Dauer der Erholungsphase zwischen den Sätzen und Übungen.
9. Entscheide dich, wie du das Programm variieren wirst.

Bestimme das Ziel deines Trainingsprogramms

Überlege dir, warum du Krafttraining betreiben und welches Ziel du damit erreichen willst.

- ☐ Muskelausdauer
- ☐ Hypertrophie
- ☐ Schnellkraft
- ☐ Maximalkraft

- □ Allgemeiner Muskeltonus (Grundspannungszustand der Muskeln)
- □ Körperkomposition (Veränderung)
- □ Sonstiges (Beschreibung: ____)

Wenn du nur ein Trainingsziel auswählst, wird dir das helfen, deine Anstrengungen zu bündeln und optimale Ergebnisse hervorzubringen. Selbstverständlich kannst du zu einem späteren Zeitpunkt ein anderes Trainingsziel wählen!

- **Muskelausdauer:** Wie du gelernt hast, steht die Verbesserung deiner Muskelausdauer im Mittelpunkt deines aktuellen Programms. Wenn du mit deinem Training dieses Ziel erreichen willst, wirst du nicht viele Änderungen vornehmen müssen. Versuche einfach, die Wiederholungszahl auf 15 bis 20 zu erhöhen und mehr Sätze pro Übung zu absolvieren. Falls möglich, solltest du auch die Erholungsphase zwischen den einzelnen Sätzen und Übungen verkürzen; kürzere Pausen tragen ebenfalls zu einer höheren Muskelausdauer bei.
- **Hypertrophie:** Damit deine Muskeln wachsen, musst du Gewichte benutzen, mit denen du acht bis zwölf Wiederholungen schaffst; abgesehen davon wirst du wahrscheinlich auch mehr Übungen und Sätze machen müssen. Vielleicht *willst du* dich am Anfang darauf konzentrieren, die Brust und die Arme zu entwickeln, aber vermeide die gängige Tendenz, zu viel Zeit in diese Muskeln zu investieren und darüber die Beine zu vernachlässigen. Du musst dir darüber im Klaren sein, dass mehr Übungen, Sätze (bis zu sechs Sätze pro Übung) und Trainingstage mit einem erheblich größeren Zeitaufwand verbunden sind.
- **Schnellkraft:** Wenn du deine Schnellkraft verbessern willst, musst du am Anfang jedes Workouts eine oder mehr Schnellkraftübungen absolvieren. In Stufe 11 hast du erfahren, dass die Lasten für Schnellkraftübungen leichter sein müssen, damit du die Bewegungen schnell und explosiv ausführen kannst. Weitere Informationen über dieses Trainingsziel findest du in Stufe 14.
- **Maximalkraft:** Wenn du deine Maximalkraft steigern willst, musst du mit Lasten trainieren, die etwas schwerer sind als die, die du zurzeit verwendest. Um sicher und effektiv schwerere Lasten zu heben, die für die Kraftentwicklung unumgänglich sind, benötigst du zwischen den Sätzen eine relativ lange Erholungsdauer von zwei bis fünf Minuten. Viele Trainierende begehen den Fehler und hetzen von einem Satz zum nächsten. Dadurch hat ihr Körper aber nicht genug Zeit, sich zu erholen,

und sie sind nicht in der Lage, sich in den folgenden Sätzen maximal anzustrengen. Außerdem darfst du nicht vergessen, dass du nur für deine MGÜ schwere Lasten verwenden sollst (85 Prozent von 1 RM oder mehr); außerdem benötigst du für diese Lasten mehrere Aufwärmsätze und einen Spotter.

- **Muskeltonus:** Befolge die Richtlinien für Muskelausdauerprogramme, um dieses Ziel zu erreichen. Wenn du mit dieser Art von Programm nicht die erwünschten körperlichen Veränderungen erzielst, solltest du ein Hypertrophieprogramm wählen.
- **Körperkomposition:** Wenn du deine Körperproportionen verändern willst, dann wahrscheinlich deshalb, weil du einen zu hohen Körperfettanteil und/oder nicht genug Muskelmasse hast. Du hast drei Möglichkeiten: Wähle ein Hypertrophieprogramm für den Aufbau von Muskelmasse, achte mehr auf deine Ernährung und fange mit einem aeroben Trainingsprogramm an, um deinen Kalorienverbrauch zu erhöhen. Hinsichtlich des Hypertrophieprogramms hältst du dich einfach an die in diesem Buch vorgestellten Richtlinien. Bezüglich deiner Ernährung solltest du auf eine ausgewogene Mischkost achten, deine Zufuhr an komplexen Kohlenhydraten erhöhen und weniger Nahrungsfette essen. Die meisten konservativen Ernährungsformen liefern die nötige Menge an Protein.

Wähle deine Übungen

In deinem aktuellen Programm gibt es nicht viele Übungen, aber sie trainieren alle sieben Hauptmuskelgruppen. Es ist ein Basisprogramm, das davon profitiert, dass du mit zunehmender Trainingserfahrung mehr Übungen hinzunimmst.

Wenn es dein Ziel ist, die Muskelausdauer, die Muskelmasse oder die Maximalkraft in einem bestimmten Körperbereich zu steigern, ist es sinnvoll, eine weitere Übung hinzuzufügen, die auf diese Muskeln abzielt. Nimm nicht mehr als zwei Übungen pro Muskelgruppe auf einmal hinzu und absolviere nicht mehr als insgesamt zwölf Übungen, wenn du einem Programm mit drei Trainingstagen pro Woche folgst. Wie du aus Stufe 11 noch weißt, kannst du mit einem Vier-Tage-Split mehr Übungen absolvieren. So könntest du drei Übungen für einen bestimmten Körperbereich machen, wenn du einem Programm mit vier Trainingstagen pro Woche folgen willst.

Verwende die folgende Tabelle, um festzulegen, für welche Muskelgruppen auf der Liste du Übungen auswählen beziehungsweise welche du hervorheben willst (das heißt, du hast schon eine Übung für diesen Muskelbereich und willst eine zweite hinzunehmen). Bevor du diese Aufgabe erledigst, solltest du die Stufen 3 bis 9 durchgehen, um dich noch einmal mit den Erklärungen und Beschreibungen der verschiedenen Übungen mit freien Gewichten oder Maschinen vertraut zu machen. Überlege dir, welche Ausrüstung du brauchst und ob ein Spotter anwesend sein muss. Nachdem du deine Ziele festgelegt hast, trägst du den Namen der Übung rechts neben die entsprechenden Muskelbereiche ein.

Übungsauswahl

Tag	Muskelbereich	Übungen	
	Brust		
	Rücken		
	Schultern		
	Bizeps		
	Trizeps		
	Beine (Oberschenkel und Hüfte)		
	Waden		
	Core		

Entscheide dich, wie oft du in der Woche trainieren wirst

Du musst dich entscheiden, ob du an drei oder vier Tagen pro Woche trainieren willst. Wenn du dich für vier Tage und damit für ein Split-Programm entscheidest, musst du bestimmen, wie du die Übungen auf die vier Trainingstage aufteilen willst. Vielleicht musst du die Anzahl der ausgewählten Übungen verändern. Vergiss nicht: In einem Split-Programm sind mehr Übungen möglich als an drei Trainingstagen pro Woche.

Entscheide dich, wie oft du Krafttraining betreiben willst:

- Drei Tage pro Woche. (Wenn du diese Option wählst, kannst du mit dem nächsten Abschnitt weitermachen, in dem es um die Übungsanordnung geht.)
- Ein Split-Programm mit vier Tagen pro Woche. (Wenn du diese Option wählst, kannst du einfach weiterlesen.)

Bei einem Split-Programm musst du dich für einen der folgenden Ansätze entscheiden:

- Brust, Schultern und Trizeps an zwei Tagen; Beine, Rücken und Bizeps an zwei anderen Tagen.
- Oberkörper an zwei Tagen; Unterkörper an zwei anderen Tagen.

Sobald du deine Entscheidungen getroffen hast, gehst du zu Tabelle auf Seite 269 und trägst in die Spalte »Tag« die Anzahl der Tage ein, an denen du die Muskelbereiche trainierst.

Bringe deine Übungen in die richtige Reihenfolge

Entscheide nun, wie du diese Übungen im Rahmen eines Workouts anordnen willst. In Stufe 11 wurden mehrere Optionen vorgestellt; wähle eine oder mehrere Reihenfolgen aus:

- Zuerst Schnellkraftübungen.
- MGÜ vor EGÜ.
- Druck- und Zugübungen im Wechsel.

Sieh dir jetzt wieder die Übungen an, die du in dein Programm aufnehmen willst, und lege dich auf eine Anordnung fest; bringe die Übungen aus der Tabelle auf Seite 269 in der nachfolgenden Tabelle in die richtige Reihenfolge. Verwende die linke Spalte für ein Programm mit drei Tagen pro Woche und die rechte Spalte für ein Split-Programm mit vier Tagen in der Woche.

Trage nun die Übungen in der richtigen Reihenfolge in die Tabelle auf Seite 272 (für das Programm mit drei Tagen pro Woche) oder Seite 274 (für das Programm mit vier Trainingstagen pro Woche).

Übungsanordnung

Programm mit drei Tagen pro Woche		Split-Programm mir vier Tagen pro Woche	
Reihenfolge	Übung	Reihenfolge	Übung
1		Übungen für Montag/Donnerstag[a]	
2			
3		1	
4		2	
5		3	
6		4	
7		5	
8		6	
9		7	
10		Übungen für Dienstag/Freitag[a]	
11		8	
12		9	
		10	
		11	
		12	
		13	
		14	

[a]*Oder andere Wochentage, an denen du die Muskelgruppen in deinem Split-Programm trainieren willst.*

Ausführliche Workout-Tabelle für ein Programm mit drei Trainingstagen pro Woche

	Muskelgruppe	Übung	Trainingslast × Sätze × WH	Satz	Woche ____________________								
					Tag 1			Tag 2			Tag 3		
					1	2	3	1	2	3	1	2	3
1				Gewicht									
				WH									
2				Gewicht									
				WH									
3				Gewicht									
				WH									
4				Gewicht									
				WH									
5				Gewicht									
				WH									
6				Gewicht									
				WH									
7				Gewicht									
				WH									
8				Gewicht									
				WH									
9				Gewicht									
				WH									
10				Gewicht									
				WH									
11				Gewicht									
				WH									
12				Gewicht									
				WH									
Körpergewicht:													
Datum:													
Kommentare:													

Ausführliche Workout-Tabelle für ein Programm mit vier Trainingstagen pro Woche

	Montag/ Donnerstag Übungen	Last × Sätze × WH		Woche ___________________										Woche ___________________									
				Tag 1 – Montag					Tag 3 – Donnerstag					Tag 1 – Montag					Tag 3 – Donnerstag				
			Satz	1	2	3	4	5	1	2	3	4	5	1	2	3	4	5	1	2	3	4	5
1			Gewicht																				
			WH																				
2			Gewicht																				
			WH																				
3			Gewicht																				
			WH																				
4			Gewicht																				
			WH																				
5			Gewicht																				
			WH																				
6			Gewicht																				
			WH																				
7			Gewicht																				
			WH																				

	Dienstag/ Freitag Übungen			Tag 2 – Dienstag					Tag 4 – Freitag					Tag 2 – Dienstag					Tag 4 – Freitag				
			Satz	1	2	3	4	5	1	2	3	4	5	1	2	3	4	5	1	2	3	4	5
1			Gewicht																				
			WH																				
2			Gewicht																				
			WH																				
3			Gewicht																				
			WH																				
4			Gewicht																				
			WH																				
5			Gewicht																				
			WH																				
6			Gewicht																				
			WH																				
7			Gewicht																				
			WH																				

Körpergewicht:

Datum:

Kommentare:

Berechne deine Trainingslasten

Auf der Grundlage des Spezifitätskonzepts, des Belastungsprinzips, deines primären Trainingsziels und der Art von Übung (MGÜ oder EGÜ) bestimmst du für jede Übung deine Aufwärm- und Trainingslast.

Wähle zuerst deinen Ansatz aus. Wirf noch einmal einen Blick auf die Methoden zur Bestimmung der Trainingslast in Stufe 11. Wenn du dich für eine Methode entscheidest, mit der du die Last für jede Übung bestimmen willst, hast du die Wahl zwischen:

- 12–15 RM
- 1 RM

Vielleicht willst du auch beide Methoden anwenden, vor allem dann, wenn du gut trainiert bist und ein Programm anfangen möchtest, das bei den anspruchsvollen MGÜ eine höhere Intensität bietet. In diesem Fall solltest du eine Liste erstellen, aus der ersichtlich wird, welche Lasten du mit welcher Methode welchen Übungen zugewiesen hast. Merke dir: Verwende für Schnellkraftübungen keine maximalen Lasten wie bei anderen MGÜ.

Wenn du ein Programm zur Steigerung der Maximalkraft absolvieren willst, musst du zuvor den Trainingsansatz identifizieren:

- Pyramidentraining
- Multiple Sätze mit derselben Last

Bestimme nun das Ausgangsgewicht. Berechne die Last für die ausgewählten Übungen unter Anwendung der Richtlinien aus Stufe 11. Um Zeit zu sparen, kannst du die Abkürzungsmethode zur Bestimmung der Trainingslasten aus Stufe 12 verwenden (siehe Seiten 262–263). Trage diese Werte in die Tabelle für drei Trainingstage pro Woche oder Abbildung für vier Trainingstage pro Woche in das Feld »Last × Sätze × WH« ein; lass genug Platz für die Anzahl der Sätze und Wiederholungen. Erledige diese Aufgabe jetzt, aber nimm dir Zeit dafür, weil dies der wichtigste Prozess für alle Stufen in der Entwicklung deines Programms ist.

Bestimme die Anzahl der Wiederholungen

Auf der Grundlage deines Trainingsziels, der Berechnung der Lasten in der vorigen Übung und der Tabelle auf Seite 241 bestimmst du nun die Wiederholungszahl für jeden Übungssatz:

- 12 bis 20 Wiederholungen
- 6 bis 12 Wiederholungen
- 3 bis 5 Wiederholungen für Schnellkraftübungen
- 1 bis 6 Wiederholungen für MGÜ und 8 bis 12 Wiederholungen für EGÜ
- Sonstige (Beschreibung: ____)

Schreibe die Anzahl der Wiederholungen für jede Übung in das Feld »Last × Sätze × WH« neben die gerade eingetragenen Lasten; lass genug Platz für die Satzzahl.

Bestimme die Anzahl der Sätze pro Übung

Je nach Trainingsstatus, Trainingsziel, verfügbarer Trainingszeit und den Informationen aus Tabelle auf Seite 241) bestimmst du die Anzahl der Sätze, die du für alle Übungen machen willst, die in der Workout-Tabelle in dem Feld »Last × Sätze × WH« eingetragen sind. Bei den MGÜ kannst du auch mehr Sätze machen.

Bestimme die Dauer der Erholungsphase zwischen den Sätzen und Übungen

Je nach Trainingsziel und Tabelle auf Seite 241 bestimmst du, wie lange du dich zwischen den Sätzen und Übungen ausruhst:

- 20 bis 30 Sekunden (Muskelausdauerprogramm)
- 30 bis 90 Sekunden (Hypertrophieprogramm oder EGÜ im Rahmen eines Maximalkraft- oder Schnellkraftprogramms)
- 2 bis 5 Minuten (Maximalkraft- oder Schnellkraftprogramm)

VORSICHT: Gib dir etwas mehr Zeit zwischen den Sätzen einer neuen Übung, damit du dich nicht zu sehr erschöpfst und deine Technik darunter leidet.

Entscheide dich, wie du das Programm variierst

Kehre, falls nötig, zu Stufe 12 zurück und entscheide dich für eine Methode, um die Trainingsintensität zu variieren:

- Wocheninterne Variation
- Variation von Woche zu Woche
- Zyklische Trainingsvariation (Periodisierung)

Wenn du dich für die wocheninterne Variation entscheidest, musst du festlegen, welchem Ansatz du folgen willst, um die Lasten zu variieren, die du bei den MGÜ verwendest:

- Dieselbe Last in jedem Satz (schwere, leichte, mittlere Tage)
- Pyramidenansatz
- Split-Ansatz mit schweren/leichten Workouts

Wenn du dich für die Variation von Woche zu Woche entscheidest, musst du festlegen, welcher Methode du folgen willst, um die Intensität der Lasten zu variieren, die bei den MGÜ benutzt werden:

- Dieselbe Last in jedem Satz mit einer Zunahme der Trainingsintensität von Woche zu Woche
- Wocheninterne Variationen der Trainingslast mit einer Zunahme der Trainingsintensität von Woche zu Woche

Wenn du dich für die zyklische Variation entscheidest, musst du bestimmen, in welchem zeitlichen Abstand du die Lasten für die MGÜ erhöhen willst:

- Jede Woche
- Jede zweite Woche
- Sonstiges (Beschreibung: ____)

Entscheide dich nun, wie du bei den MGÜ die Last erhöhen willst:

- Erhöhung der Last um einen bestimmten Prozentsatz (wie viel genau?)
- Erhöhung der Last auf der Grundlage wiederholter Tests (Wie oft soll der Retest stattfinden? Jede ___ Woche.)

Bestimme schließlich die Anzahl der Trainingswochen, die du absolvieren willst, bevor du eine Woche mit niedrigintensivem Training planst:

- 4 Wochen
- 5 Wochen
- 6 Wochen

Kontrollübung: Gestalte ein achtwöchiges Programm

Je nachdem, welche Methode der Programmvariation du anwenden willst, schreibst du auf einem separaten Blatt Papier die Lasten, Wiederholungen und Sätze für alle Übungen einer achtwöchigen Trainingsphase auf. Gehe die neun Punkte im folgenden Erfolgscheck durch, um sicherzustellen, dass du alle wichtigen Variablen der Programmgestaltung berücksichtigst.

ERFOLGSCHECK

- ✔ Bestimme das Ziel deines Trainingsprogramms.
- ✔ Wähle deine Übungen aus.
- ✔ Entscheide dich, wie oft du in der Woche trainierst.
- ✔ Bringe deine Übungen in die richtige Reihenfolge.
- ✔ Berechne deine Trainingslasten.
- ✔ Bestimme die Anzahl der Wiederholungen.
- ✔ Bestimme die Anzahl der Sätze pro Übung.
- ✔ Bestimme die Dauer der Erholungsphase zwischen den Sätzen und Übungen.
- ✔ Entscheide dich, wie du das Programm variieren wirst.

Erfolgscheckliste für die Gestaltung deines eigenen Programms

Bei den Übungen in dieser Stufe musstest du das gesamte Wissen anwenden, das du dir im Laufe dieses Buches über die Gestaltung von Krafttrainingsprogrammen angeeignet hast. Du kannst nun ein Programm gestalten, das deinen aktuellen Bedürfnissen entspricht, aber vielleicht solltest du auch nach vorne blicken und dir überlegen, wie du die Programmgestaltungsvariablen im nächsten Jahr modifizieren oder verändern kannst.

Als du dich mit den Ausrüstungen, Trainingstechniken und Programmgestaltungsvariablen vertraut gemacht hast, ist dir wahrscheinlich klarer geworden, welches Fachwissen nötig ist, um Krafttrainingsprogramme zu entwickeln. Kein Programm bringt dich an dein Trainingsziel, wenn du nicht mit einer positiven Einstellung an dein Training herangehst. Wenn du hart und klug trainierst und dich vernünftig ernährst, wirst du mit Sicherheit erfolgreich sein und die Gelegenheit haben, das Resultat deiner Workouts stolz zu präsentieren!

Bevor du die nächste Stufe erklimmst

Beantworte die folgenden Fragen ehrlich. Wenn du die ersten beiden Fragen mit Ja beantworten kannst, bist du bereit, die dritte Frage zu beantworten und herauszufinden, ob du mit Stufe 14 oder 15 weitermachen sollst.

1. Bist du die neun Punkte des Erfolgschecks durchgegangen, um dein eigenes Programm zu gestalten?
2. Hast du die Kontrollübung für die Programmgestaltung abgeschlossen?
3. Betreibst du seit mindestens sechs Wochen konsequentes Krafttraining? In diesem Fall solltest du deine Antworten der folgenden Fragen als Entscheidungshilfe für deinen nächsten Schritt nutzen.
   - Willst du mit deinem Krafttrainingsprogramm deine Leistung in einer bestimmten Sportart verbessern? Gehe in diesem Fall zu Stufe 14.
   - Willst du dich mit einem hochintensiven Intervalltrainingsprogramm vor neue Herausforderungen stellen und deinen Trainingsstatus noch erhöhen? Gehe in diesem Fall zu Stufe 15.

Stufe

14

Die Gestaltung eines sportspezifischen Trainingsprogramms

Wenn du auf dieser Stufe angekommen bist, folgst du seit mindestens sechs Wochen einem Krafttrainingsprogramm und hast beschlossen, ein Programm anzufangen, um deine Leistung in einer bestimmten Sportart zu verbessern.

Die Bedeutung der Schnellkraft in verschiedenen sportlichen Disziplinen

In vielen Sportarten muss man sprinten, springen, werfen, schlagen oder treten. Was haben diese Bewegungen gemeinsam? Schnelligkeit. Erfolgreiche Athleten können ihre Arme, ihre Beine und den gesamten Körper mit einer gezielten Anstrengung schnell und koordiniert bewegen. Folgende Definitionen verdeutlichen die Bedeutung, die die Schnellkraft für die sportliche Leistung hat:

- Schnellkraft = Kraft × Geschwindigkeit
- Schnellkraft = Arbeit ÷ Zeit

Athleten, die stärker sind und sich schneller bewegen können, erzeugen mehr Schnellkraft als Sportler, die schwächer und/oder langsamer sind. Weil die Leistung in den meisten Sportarten davon abhängt, wie schnell man sprinten, einen Richtungswechsel einschlagen oder einen Ball werfen oder schlagen kann, werden Athleten, die diese Dinge in kürzerer Zeit verrichten können, mehr Schnellkraft erzeugen.

Aber auch das Gegenteil ist der Fall: Wenn du mehr Schnellkraft erzeugst, wirst du besser sprinten, springen, werfen, schlagen und treten, und deine sportliche Leistung wird sich verbessern!

Grundlegende Hebetechniken für Schnellkraftübungen

Um deine Fähigkeit zu entwickeln, Übungen auszuführen, die ein Bestandteil deines sportspezifischen Krafttrainings werden, müssen wir zu den grundlegenden Hebetechniken zurückkehren und dort ansetzen, wo Stufe 2 aufgehört hat. Dort hast du gelernt, wie du in die korrekte Ausgangsposition kommst, um die Hantel sicher vom Boden zu heben (Seiten 54–57) oder die Hantel vom Boden zu den Oberschenkeln zu bringen (Seiten 57–58). Viele Schnellkraftübungen beinhalten diese Bewegungsphasen – die in diesem Kontext als *vorbereitende Position* und *erste Zugphase* bezeichnet werden – wie auch zwei anschließende Phasen, die als *zweite Zugphase* (das Heben der Hantel auf die Schultern) und *Auffangen* (das Abstoppen und Halten der Hantel auf den Schultern) bezeichnet werden, auf die eine letzte Phase folgt, bei der die Hantel wieder sicher auf dem Boden abgestellt wird. Diese zusätzlichen Phasen – die das fortsetzen, was in Stufe 2 beschrieben wurde – werden nachfolgend beschrieben.

Heben der Hantel von den Oberschenkeln auf die Schultern

Um die Hantel auf die Schultern zu heben, musst du die Aufwärtsbewegung der Hantel fortsetzen, nachdem du sie vom Boden zu den Oberschenkeln gebracht hast. Bei Schnellkraftübungen wird diese Phase als zweite Zugphase bezeichnet.

Nach der ersten Zugphase darf die Hantel weder langsamer werden noch auf den Oberschenkeln zu liegen kommen, und du darfst noch nicht ausatmen. Stattdessen musst du die Hantel, die beim Aufsteigen die Oberschenkel streift, weiter aufwärts ziehen. So bleibt die Hantel eng am Körper, und du verringerst die Belastung auf den unteren Rücken. Wenn sich deine Knie strecken, sollten sich deine Hüften schnell nach vorne bewegen.

Ziehe nach dieser Bewegungsphase die Schultern schnell hoch, indem du den Trapezius zwischen Nacken und Schultern anspannst. Atme unmittelbar nach diesem Schulterheben (*Shrug*) aus. Am Ende des Shrugs beugst du die Ellenbogen und bewegst sie nach oben und außen, um die Hantel möglichst weit nach oben zu ziehen (Abbildung Seite 285).

✗ Fehler
Die Hantel stoppt auf Höhe deiner Oberschenkel.

✔ Korrektur
Die Zugbewegung vom Boden zu den Schultern sollte durchgehend sein. Achte darauf, während der Bewegung nicht anzuhalten oder die Hantel abzubremsen, wenn sie auf Höhe der Oberschenkel ist.

✗ Fehler
Die Hantel pendelt von den Oberschenkeln und Hüften weg.

✔ Korrektur
Konzentriere dich darauf, die Hantel gerade nach oben zu ziehen und halte sie dicht an den Oberschenkeln und Hüften.

✗ Fehler
Deine Ellenbogen beugen sich zu früh.

✔ Korrektur
Warte, bis du deine Schultern maximal gehoben hast, bevor du deine Ellenbogen bewegst.

Phase von den Oberschenkeln zu den Schultern

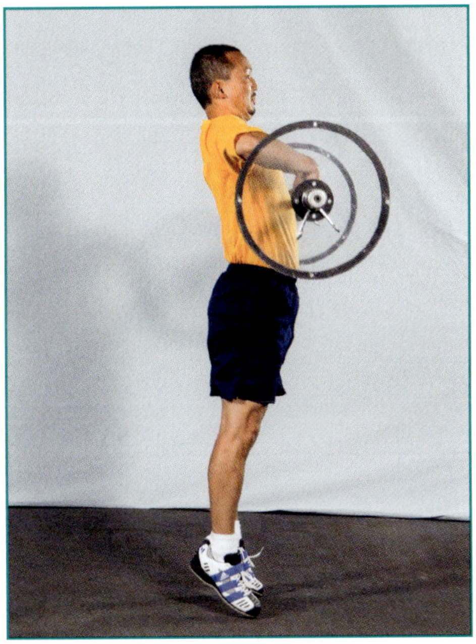

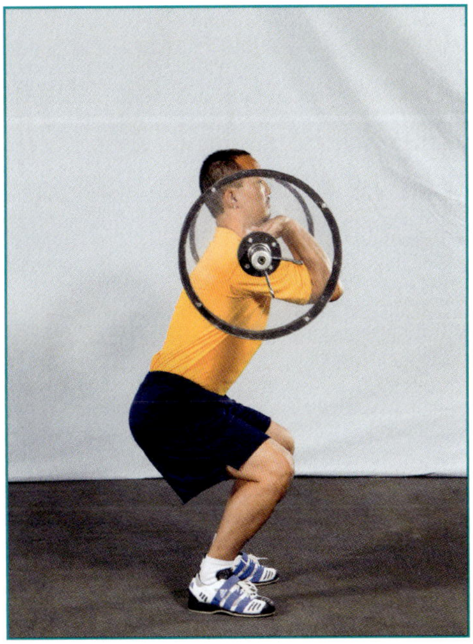

ZUG VON DEN OBERSCHENKELN ZUR HÖCHSTEN HANTELPOSITION

1. Ziehe die Hantel aufwärts.
2. Die Hantelstange berührt die Oberschenkel.
3. Halte die Hantel eng am Körper, schiebe die Hüften kraftvoll nach vorne.
4. Halte die Ellenbogen gerade.
5. Strecke die Beine und Hüften vollständig und hebe dann blitzschnell die Schultern.
6. Halte die Ellenbogen gerade.
7. Beuge sofort die Ellenbogen und bewege sie nach oben und außen.
8. Ziehe die Hantel weiter aufwärts, bis sie ihren höchsten Punkt erreicht.

AUFFANGEN

1. Bringe die Ellenbogen sofort nach unten und vor die Hantelstange.
2. Fange die Hantel auf den Schultern auf (Rack-Position).
3. Beuge die Knie und Hüften, um den Aufprall der Hantel abzufedern.
4. Bewege die Oberarme so, dass sie parallel zum Boden stehen.
5. Erlange das Gleichgewicht und richte dich auf.

Auffangen der Hantel

Sobald die Hantel den höchsten Punkt erreicht, fängst (oder »rackst)« du die Hantel auf der Vorderseite deiner Schultern, indem du deine Ellenbogen nach unten und vor die Hantelstange bringst, während sie auf deinen Schultern und Schlüsselbeinen landet. Wenn du die Hantel auffängst, beugst du die Knie und Hüften leicht, um den Aufprall der Hantel auf den Schultern abzufedern. Nachdem du das Gleichgewicht wiedererlangt hast und deine Oberarme parallel zum Boden stehen, beendest du die Bewegung, indem du dich aufrichtest.

✗ Fehler
Du machst einen Schritt vorwärts, um die Hantel aufzufangen.

✔ Korrektur
Statt dich vorwärts zu bewegen, um deinen ganzen Körper unter die Hantel zu bringen, musst du die Ellenbogen nach unten und vor die Hantelstange bringen, damit sie auf die Schultern kommt.

✗ Fehler
Es fühlt sich an, als würde die Hantel abrupt auf der Schultervorderseite landen oder die Gewichte sich während des Auffangens ruckartig hin- und herbewegen.

✔ Korrektur
Beuge die Hüften und Knie, um die Hantel in einer Viertelkniebeuge aufzufangen und den Aufprall abzufedern.

Rückkehr der Hantel zum Boden

Wenn du die Hantel (oder ein anderes schweres Objekt) auf den Boden stellen willst, rufst du dir ins Gedächtnis, was du über das Einnehmen einer stabilen Position gelernt hast: Du hältst die Hantel eng am Körper, den Rücken gerade und setzt deine Beine und nicht den Rücken ein, um die Hantel nach unten zu bringen. Vergiss außerdem nicht, sie langsam und kontrolliert auf dem Boden abzustellen.

Befindet sich die Hantel auf Schulterhöhe, lässt du die Arme durch das Hantelgewicht langsam in eine gestreckte Position ziehen, was dazu führen sollte, dass die Hantel für einen Augenblick auf deinen Oberschenkeln zu liegen kommt. Deine Hüften und Knie sollten so gebeugt sein, dass, wenn die Hantel deine Oberschenkel berührt, ihr Gewicht kurzzeitig abgefangen wird, bevor du sie auf den Boden senkst. Vergiss nicht, den Kopf oben und den Rücken durchgehend gerade zu halten, während du die Hantel zum Boden zurückführst.

✗ Fehler
Die Hantel hält nicht auf Oberschenkelhöhe an.

✔ Korrektur
Stelle dir die Abwärtsphase als Bewegung in zwei Etappen vor: die erste ist auf Höhe der Oberschenkel, die zweite am Boden.

✗ Fehler
Deine Hüften bleiben oben, während du die Hantel von den Oberschenkeln zum Boden senkst.

✔ Korrektur
Diese Position stellt für den Rücken eine hohe Belastung dar! Sobald die Hantel die Oberschenkel erreicht, beugst du die Knie und setzt die Abwärtsbewegung fort; dabei bleibt dein Rücken gerade.

Phase von den Schultern zum Boden

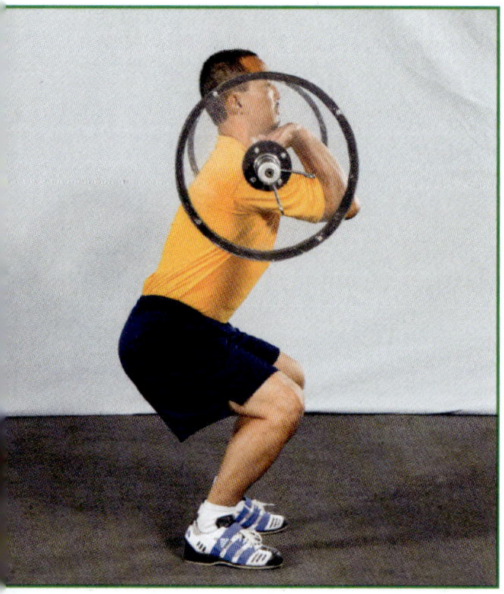

ABSENKEN

1. Hebe die Hantel aus der Rack-Position.
2. Senke sie zuerst auf die Oberschenkel ab.
3. Beuge die Hüften und Knie, um das Hantelgewicht abzufedern.

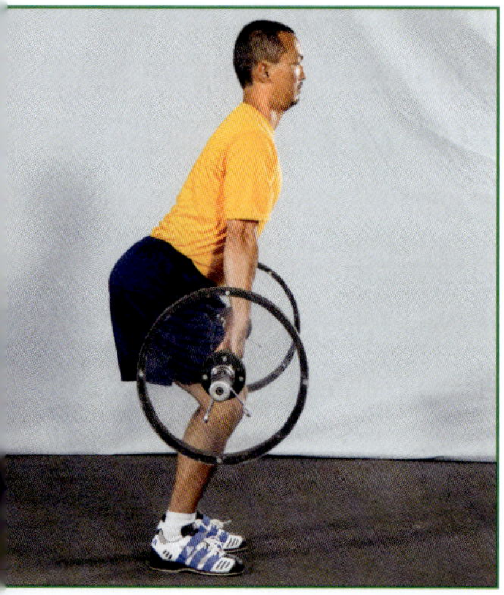

PAUSE

1. Halte den Rücken gerade oder in einem leichten Hohlkreuz.
2. Die Schultern bleiben hinten.
3. Halte die Hantel dicht an Oberschenkeln, Knien und Schienbeinen.

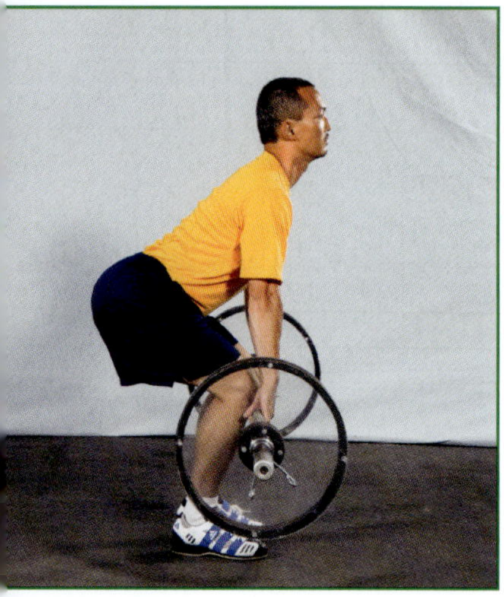

RÜCKKEHR

1. Senke die Hantel zum Boden.
3. Führe eine kontrollierte Bewegung aus.

Kontrollübung 1: Shrug

Viele Trainierende neigen dazu, ihre Ellenbogen in der zweiten Zugphase zu schnell zu beugen. Diese Übung hilft dir, diesen Technikfehler zu vermeiden.

Fasse die Hantelstange mit einem Obergriff und halte sie mit gestreckten Ellenbogen auf den Oberschenkeln. Halte die Knie und Hüften leicht gebeugt, führe einen schnellen Shrug aus und strecke sofort deine Hüften und Knie, während deine Ellenbogen gerade bleiben. Stelle dir vor, dass du mit der Hantel »springst« und deine Ellenbogen gestreckt bleiben. Bringe nach jedem »Sprung« die Hantel zu den Oberschenkeln und nicht zum Boden zurück. Wiederhole diesen Bewegungsablauf zehnmal.

ERFOLGSCHECK

- ✔ Spüre die Dehnung im Trapezius.
- ✔ Halte die Ellenbogen vollständig gestreckt.

Kontrollübung 2: Auffangen

Diese Übung hilft dir, das nötige Timing zu entwickeln, um deine Hüften und Knie zu beugen und die Hantel auf die Schultern zu bringen.

Gehe genauso vor wie in Kontrollübung 1, aber ziehe die Hantel nach dem Sprung auf deine Schultern. Arbeite am Timing für das Auffangen der Hantel auf den Schultern, indem du deine Hüften und Knie beugst und deine Füße in einen Stand bringst, der etwas breiter ist als in der Ausgangsposition. Wiederhole diesen Bewegungsablauf zehnmal.

ERFOLGSCHECK

- ✔ Federe die Landung der Hantel auf den Schultern ab, indem du die Knie beugst.
- ✔ Halte die Ellenbogen gerade, bis deine Hüften vollständig gestreckt sind.

Schnellkraftübungen

Nachdem du die grundlegenden Hebetechniken für Schnellkraftübungen gelernt und eingeübt hast, bist du bereit, deine neuen Fähigkeiten auf Schnellkraftübungen zu übertragen, die im Rahmen deines sportspezifischen Krafttrainingsprogramms im Mittelpunkt stehen werden.

Schnellkraftübungen trainieren alle großen Muskeln des Ober- und Unterkörpers gleichzeitig, deshalb werden sie manchmal auch als *Ganzkörperübungen* bezeichnet. (Beachte jedoch, dass nicht alle Ganzkörperübungen Schnellkraftübungen sind; damit eine Bewegung als Schnellkraftübung gilt, muss sie schnell und explosiv ausgeführt werden.) Bei Schnellkraftübungen werden viele Muskelgruppen aktiviert, deshalb ist für ihre Ausführung ein hohes Maß an Muskelkoordination erforderlich.

Im Gegensatz zu muskelgruppenspezifischen Übungen werden bei Schnellkraftübungen ausschließlich freie Gewichte verwendet, daher benötigst du eine Langhantel, Hantelscheiben und zwei Verschlüsse. (Sehr erfahrene Athleten verwenden manchmal ein oder zwei Kurzhanteln oder Kettlebells für Schnellkraftübungen.) Weil die Übungen schnell ausgeführt werden und die korrekte Technik eine hohe Aufmerksamkeit erfordert, müssen sie in einem Bereich im Kraftraum trainiert werden, in dem sich keine anderen Personen aufhalten. Außerdem sollte der Bereich einen Bodenschutz haben für den Fall, dass du die Hantel fallen lässt.

VORSICHT: Schnellkraftübungen werden stets *ohne* Spotter absolviert, denn würde ein Spotter eingreifen, um die Hantel aufzufangen, könnte er sich und/oder dich verletzen. Verzichte bei diesen Übungen also auf einen Helfer. Wenn du während der Ausführung das Gleichgewicht verlierst oder Technikprobleme bekommst, lässt du die Hantel einfach fallen und entfernst dich schnell von ihr.

Hang-Clean

Diese Übung ähnelt den Bewegungen, die du weiter vorne in diesem Kapitel im Abschnitt »Grundlegende Hebetechniken für Schnellkraftübungen« gelernt und geübt hast (siehe Seite 283) – die Hantel bewegt sich durch einen schnellen, energischen Sprung von den Oberschenkeln auf die Schultern. Sie setzt sich auf Höhe der Oberschenkel in Bewegung, knapp über den Knien, und die Aufwärtsphase erfordert eine kraftvolle, zügige Extension der Hüften, Knie und Fußgelenke, gefolgt von einem Shrug und einem Ziehen mit den Armen, um die Hantel auf der Schultervorderseite ins Rack zu bringen.

Am Anfang dieser Übung befindet sich die Hantel auf der Höhe der Oberschenkelmitte (die *Hang*-Position). Die angewendeten Techniken, um diese Position zu erreichen, sind dieselben wie in der Vorbereitungs- und Aufstiegsphase, die in Stufe 2 beschrieben wurden.

Aus dieser Ausgangsposition schnellst du mit einer kraftvollen Bewegung senkrecht empor; strecke die Knie und Hüften. Stelle dir vor, du springst senkrecht hoch, stößt dich mit den Füßen vom Boden ab und streckst deinen Unterkörper. Führe danach umgehend einen energischen Shrug aus. Bis zu diesem Punkt sollten deine Arme wie Aufhängungen oder Seile sein, mit denen die Hantel an deinen Schultern befestigt ist, mit anderen Worten: Beuge deine Ellenbogen nicht, um die Hantel aufwärts zu ziehen. Am *Ende* des Shrugs beugen sich deine Ellenbogen allerdings, die sich hoch und zur Seite bewegen, um die Hantel möglichst weit nach oben zu ziehen.

Nachdem die Hantel ihren höchsten Punkt erreicht hat, schiebst du deinen Körper schnell unter die Stange, um ihr Gewicht abzufedern; dabei bringst du deine Ellenbogen zügig nach unten und vor die Hantelstange, während diese auf deinen Schultern und Schlüsselbeinen landet. Deine Ellenbogen dürfen sich nicht zu früh beugen; warte

✗ Fehler
Die Hantel pendelt von den Oberschenkeln und Hüften weg.

✔ Korrektur
Konzentriere dich darauf, die Hantel senkrecht nach oben zu ziehen und halte sie dicht an den Oberschenkeln und Hüften.

✗ Fehler
Du verlässt dich auf deine Arme, um die Hantel von den Oberschenkeln zu heben.

✔ Korrektur
Denke daran, dass deine Arme erst nach dem Emporschnellen deines Körpers aktiv werden.

damit, bis du die Schultern maximal gehoben hast. Während sich deine Ellenbogen um die Hantel drehen und unter die Stange kommen, beugst du die Knie und fängst die Hantel auf der Schultervorderseite auf, gleichzeitig sollten deine Knie wie Stoßdämpfer den Abwärtsschwung abfedern. Fange die Hantel niemals mit gestreckten Knien auf, weil du dadurch deinen Rücken verletzen kannst. Bewege deine Oberarme so, dass sie parallel zum Boden stehen, und sobald du das Gleichgewicht wiedererlangt hast, beendest du die Übung, indem du dich aufrichtest. Atme aus, sobald die Hantel auf deinen Schultern landet.

Um die Hantel in die Hang-Position auf Höhe der Oberschenkelmitte zurückzubringen, nimmst du sie langsam und kontrolliert aus der Rack-Position und lässt sie auf die Oberschenkel sinken. Beuge gleichzeitig deine Hüften und Knie, um die Landung auf deinen Oberschenkeln abzufedern. Dein Rücken bleibt gerade, die Schultern werden nach hinten gezogen und die Hantel sollte dicht an Brust und Bauch bleiben. Nach der letzten Wiederholung im Satz beugst du deine Knie etwas mehr und stellst die Hantel auf dem Boden ab.

Da diese Übung sehr komplex ist, kann es durchaus sein, dass du bei einer Wiederholung mehrere Fehler machst oder sich bestimmte Technikfehler einschleichen. Nimm dir für diese Übung wie auch für die anderen Schnellkraftübungen Zeit, um deine Technik zu perfektionieren. Lies dir bei Bedarf die Fehler und Korrekturen im Abschnitt »Grundlegende Hebetechniken für Schnellkraftübungen« durch, die weiter vorne in diesem Kapitel beschrieben sind (siehe Seiten 284 und 286/287).

✗ Fehler
Deine Knie sind gerade, wenn du die Hantel auffängst.

✔ Korrektur
Konzentriere dich darauf, deine Knie zu beugen, weil du deinen Schultern damit etwas »Spiel« gibst, um die Hantel ins Rack zu bringen und einen Großteil des Aufpralls abzufedern.

Hang-Clean

VORBEREITUNG

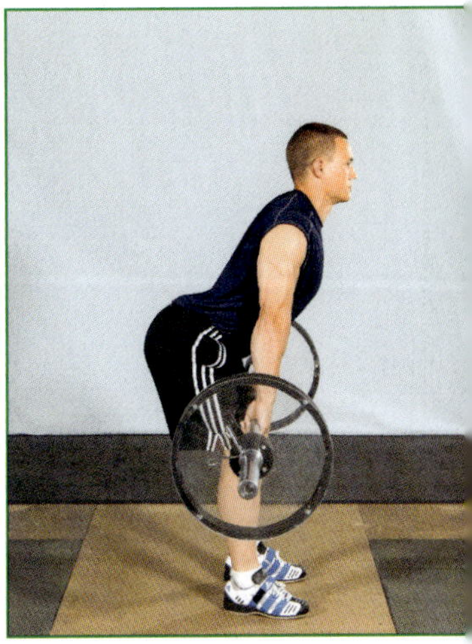

1. Hebe die Hantel mit der korrekten Technik vom Boden zu den Oberschenkeln.
2. Beginne die Übung auf mittlerer Oberschenkelhöhe.
3. Atme ein.

EMPORSCHNELLEN UND SHRUG

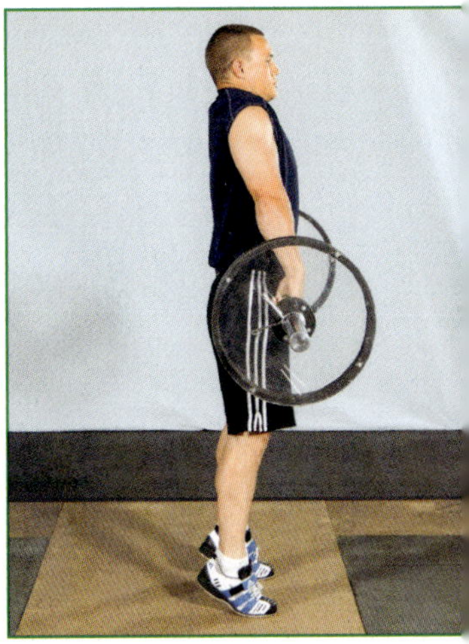

1. Bewege dich explosiv nach oben.
2. Halte die Hantel dicht am Körper, während du die Hüften energisch nach vorne stößt.
3. Halte die Ellenbogen gerade.
4. Strecke die Knie und Hüften vollständig.
5. Ziehe die Schultern energisch hoch.
6. Führe einen möglichst hohen Shrug aus.
7. Halte die Ellenbogen gerade.

MAXIMALE HANTELHÖHE

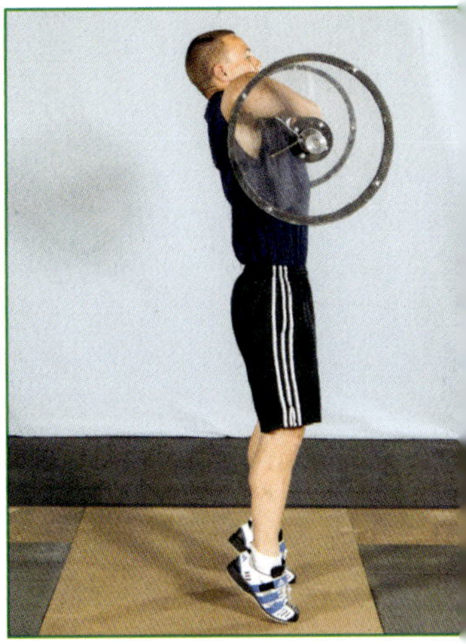

1. Beuge die Ellenbogen und bewege sie aufwärts und zur Seite.
2. Halte die Ellenbogen über den Handgelenken.
3. Ziehe die Hantel möglichst weit aufwärts.

Fortsetzung auf der nächsten Seite →

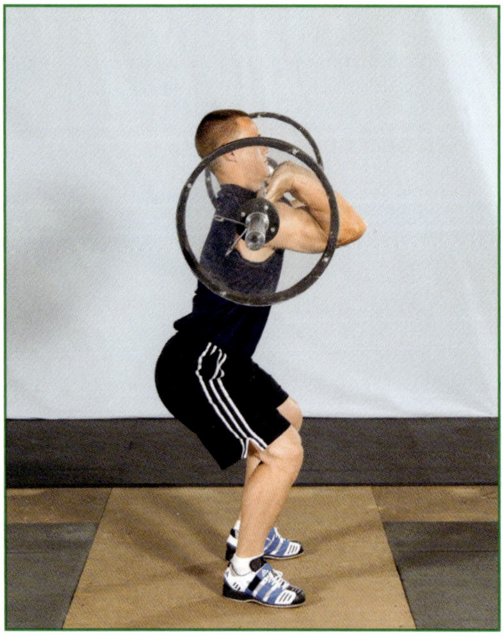

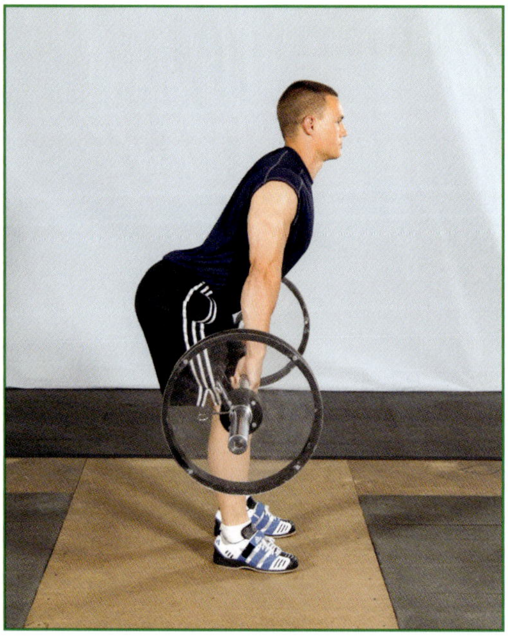

AUFFANGEN

1. Bringe die Ellenbogen nach unten und in einer Drehbewegung vor die Hantelstange.
2. Fange die Hantel vorne auf den Schultern auf (Rack-Position).
3. Beuge die Knie und Hüften, um den Aufprall der Hantel abzufedern.
4. Atme aus.
5. Bringe die Oberarme parallel zum Boden.
6. Erlange das Gleichgewicht und richte dich auf.

AUS DER RACK-POSITION BRINGEN

1. Löse die Hantel aus der Rack-Position auf den Schultern.
2. Beuge die Knie und Hüften.
3. Senke die Hantel auf die Oberschenkel ab.
4. Halte die Schultern hinten und den Rücken gerade.
5. Halte die Hantelstange dicht an Brust und Bauch.
6. Pausiere kurz in der Hang-Position.
7. Fahre damit fort, die Hantel zu heben und zu senken, bis der Satz abgeschlossen ist.
8. Lass die Hantel nach der letzten Wiederholung unter die Knie sinken.
9. Beuge die Knie, um die Hantel auf dem Boden abzulegen.
10. Halte die Hantel dicht an Oberschenkeln, Knien und Schienbeinen.

Push-Press

Beim Push-Press bewegt sich die Hantel wie im Hang-Clean in einer schnellen und kraftvollen Sprungbewegung, nur dass sie von den Schultern über den Kopf steigt. Diese Übung beginnt dort, wo der Hang-Clean endet – in der Rack-Position, das heißt auf der Schultervorderseite. Die Aufwärtsbewegung ähnelt dem Schulterdrücken stehend (siehe Abbildung Seite 118), aber der Push-Press erfordert eine kraftvolle, explosive Extension der Hüften, Knie und Fußgelenke, gefolgt von einer Druckbewegung der Arme, um die Hantel in eine stabile Position über den Kopf zu bringen, bei der die Ellenbogen vollständig gestreckt sind. Die Einatmung erfolgt, wenn die Hantel nach jeder Wiederholung wieder auf den Schultern landet.

Du benötigst die Techniken aus Stufe 2 und der Hang-Clean-Übung (Abbildung Seite 293–294), um die Hantel korrekt vom Boden auf die Schultern zu heben, bevor du mit dem Push-Press anfangen kannst. Alternativ kannst du die Hantel auch aus einem Squat-Rack heben, bei dem die Ablage auf Schulterhöhe eingestellt ist.

Die Hantel sollte auf deinen Schultern, Schlüsselbeinen und Händen ruhen. In dieser Ausgangsposition beugst du die Hüften und Knie langsam oder in moderatem Tempo, um die Hantel senkrecht nach unten zu bewegen. Die Abwärtsbewegung ist keine vollständige Kniebeuge, sondern eher ein *Dip* beziehungsweise eine Teilkniebeuge auf eine Höhe, die allerdings nicht tiefer als die Auffangposition im Hang-Clean sein darf; lehne dich dabei weder vor noch zurück. Halte den Oberkörper aufrecht, deinen Kopf in einer neutralen Position und verändere deine Armhaltung nicht.

Sobald du die tiefste Position erreichst, kehrst du die Bewegung schnell um, indem du dich mit deinen Hüften, Knien und Fußgelenken energisch emporstreckst. Strecke die Knie und Hüften vollständig bis zum Ende der Aufwärtsbewegung, neige deinen Kopf dabei ein wenig nach hinten, damit die Hantel dein Kinn passieren kann (weil sie dich sonst trifft). Zu diesem Zeitpunkt (und nicht früher) fängst du an, deine Arme hochzudrücken. Damit die Hantel senkrecht aufsteigt, musst du mit aufrechtem Oberkörper gerade nach oben springen.

Fange die Hantel über dem Kopf mit gestreckten Ellenbogen auf und halte deine Hüften und Knie gebeugt, um das Gewicht der Hantel abzufedern. Die gebeugten Knie geben dir ein wenig Spielraum, wenn du die Hantel über dem Kopf in die obere Endposition bringst, wodurch ein Großteil des Aufpralls abgefedert wird. Dein Oberkörper sollte aufrecht und dein Kopf in einer neutralen Position direkt unter der Hantel sein, wobei du den Blick gerade nach vorne richtest. Damit du dich mit dem Oberkörper nicht zurücklehnst, wenn du die Hantel auffängst, musst du dir den folgenden Leitspruch vergegenwärtigen: *Oberkörper, Kopf und Hantel bilden eine gerade Linie.* Sobald die Hantel in einer ausbalancierten Position über dem Kopf steht, streckst du deine Hüften und Knie und richtest dich vollständig auf.

Um die Hantel in die Ausgangsposition zurückzubringen, lässt du sie langsam und kontrolliert herab, bis sie wieder auf deinen Schultern landet, dann richtest du dich wieder auf. Atme aus, sobald die Hantel deine Schultern erreicht, und beuge gleichzeitig deine Hüften und Knie, um den Aufprall abzufedern. Dein Rücken bleibt gerade, deine Schultern sind nach hinten gezogen und deine Brust ist nach vorne geschoben. Nach der letzten Wiederholung im Satz senkst du die Hantel auf die Oberschenkel und beugst anschließend die Knie, um die Hantel auf dem Boden abzustellen.

Wie beim Hang-Clean kann es eine Herausforderung sein, diese Übung zu lernen und zu beherrschen, vielleicht machst du mehrere Technikfehler gleichzeitig. Typische Fehler und Korrekturen ähneln jenen, die beim Hang-Clean und dem Schulterdrücken stehend beschrieben werden.

✗ Fehler
Du streckst die Arme nicht gleichmäßig.

✔ Korrektur
Richte deine Aufmerksamkeit auf das synchrone Strecken deiner Arme, indem du dich auf den langsameren Arm konzentrierst.

✗ Fehler
Die Hantel ist in der Auffangposition hinter oder leicht vor dem Kopf.

✔ Korrektur
Fange die Hantel direkt über dem Kopf auf und halte dabei die Ellenbogen gestreckt, den Oberkörper aufrecht und den Kopf in einer neutralen Position.

Push-Press

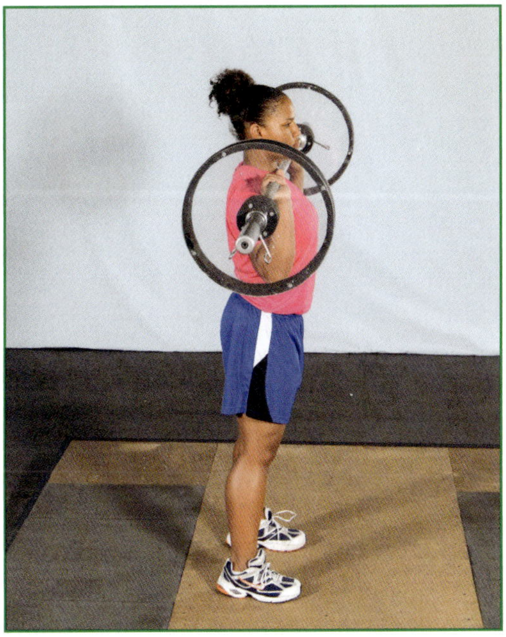

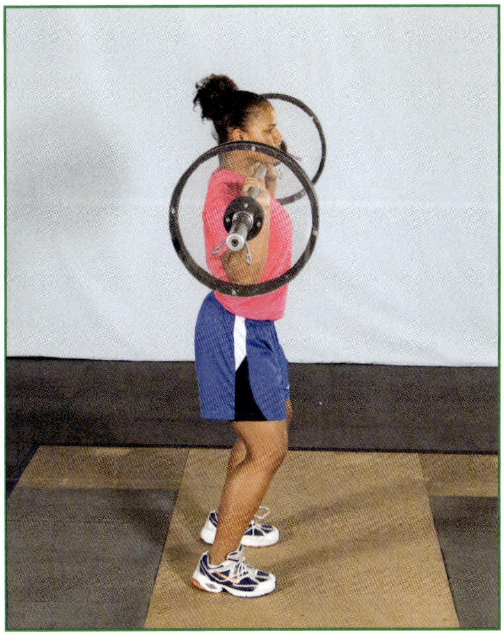

VORBEREITUNG

1. Hebe die Hantel mit der korrekten Technik vom Boden zu den Oberschenkeln.
2. Hebe die Hantel mit der korrekten Technik von den Oberschenkeln auf die Schultern.
3. Beginne die Übung in der Rack-Position, das heißt, die Hantel ruht auf der Schultervorderseite.
4. Atme ein.

DIP

1. Beuge die Hüften und Knie mit langsamer oder moderater Geschwindigkeit.
2. Bewege die Hantel senkrecht nach unten.
3. Halte den Oberkörper aufrecht und den Kopf in einer neutralen Position.
4. Verändere deine Armhaltung nicht.
5. Beuge die Knie nicht zu stark.

Fortsetzung auf der nächsten Seite →

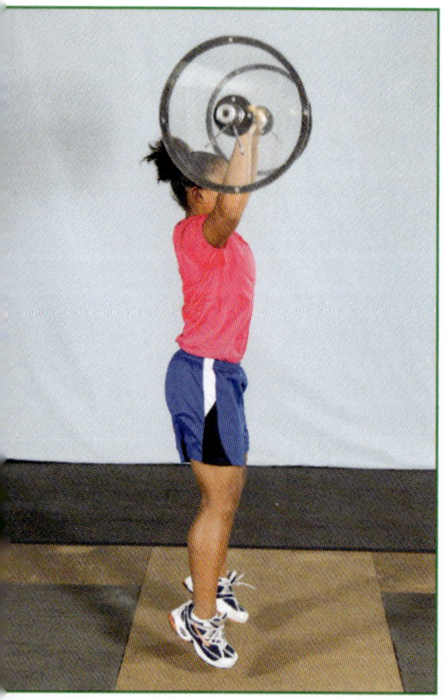

AUFWÄRTS-BEWEGUNG

1. Bewege dich explosiv nach oben.
2. Neige den Kopf leicht nach hinten.
3. Strecke die Knie und Hüften vollständig.
4. Drücke die Arme aufwärts.
5. Richte deinen Blick gerade nach vorne.

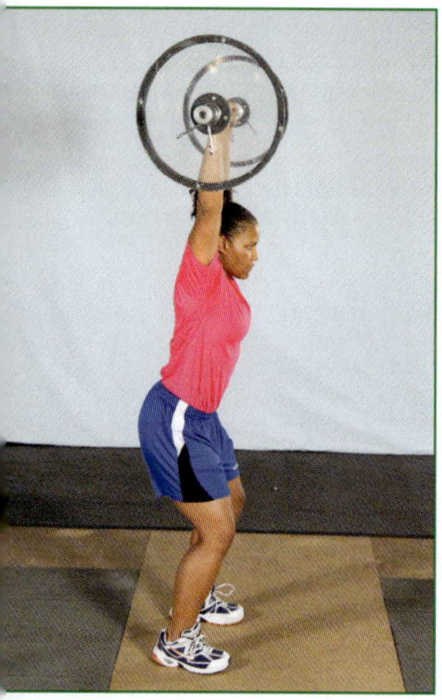

AUFFANGEN

1. Fange die Hantel mit gestreckten Ellenbogen über dem Kopf auf.
2. Beuge die Knie und Hüften, um den Aufprall der Hantel abzufedern.
3. Halte den Oberkörper aufrecht und die Augen gerade nach vorne gerichtet.
4. Stelle das Gleichgewicht her und nimm einen geraden, aufrechten Stand ein.
5. Atme aus.

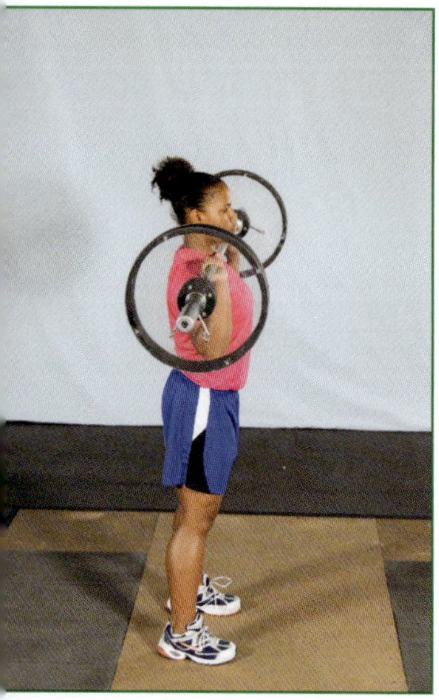

SENKEN

1. Bringe die Hantel auf die Schultern zurück.
2. Atme ein, sobald die Hantel die Schultern erreicht.
3. Beuge die Knie und Hüften.
4. Halte die Schultern hinten und den Rücken gerade.
5. Pausiere kurz.
6. Fahre damit fort, die Hantel zu heben und zu senken, bis der Satz abgeschlossen ist.
7. Löse die Hantel nach der letzten Wiederholung aus der Rack-Position.
8. Senke die Hantel auf Höhe der Oberschenkel.
9. Halte die Hantel dicht an Brust und Bauch.
10. Lass die Hantel unter die Knie sinken.
11. Beuge die Knie, um die Hantel auf dem Boden abzustellen.
12. Halte die Hantel dicht an Oberschenkeln, Knien und Schienbeinen.

Kontrollübung 1: Aufwärm- und Testlasten

In den Stufen 4 bis 9 hast du die Test- und Aufwärmlasten bestimmt, mit denen du zwölf bis 15 Wiederholungen schaffen würdest. In Stufe 11 wurde bereits erklärt, dass Schnellkraftübungen viele große und kleine Muskelgruppen im Ober- und Unterkörper aktivieren und ein hohes Maß an Können erfordern, deswegen kann bei diesen Übungen sehr schnell Erschöpfung eintreten. In diesem müden Zustand ist selbst eine gut trainierte Person nicht zu wiederholten explosiven und schnell ausgeführten Bewegungen fähig; dies kann dazu führen, dass die Qualität der Wiederholungen stark nachlässt. Schnellkraftübungen, die zu langsam, mit einem zu hohen Hantelgewicht oder zu oft hintereinander absolviert werden, können einen Großteil ihrer Wirksamkeit einbüßen. Daher solltest du für deine Aufwärm-, Test- und selbst für deine normalen Trainingssätze die Anzahl der Wiederholungen für den Hang-Clean und Push-Press auf drei bis fünf Wiederholungen beschränken (siehe Tabelle auf Seite 241).

Am genauesten kannst du die Aufwärm- und Testlasten bestimmen, wenn du den Hang-Clean oder den Push-Press bereits absolviert und eine Vorstellung davon hast, wie hoch die Last sein darf, damit du mit ihr noch explosive, schnell ausgeführte Wiederholungen schaffst. Wenn diese Übungen aber Neuland für dich sind, solltest du zu Stufe 6 zurückkehren und die Aufwärm- und Testlasten für das Schulterdrücken stehend bestimmen (siehe Seite 117). Wenn du in Stufe 6 eine andere Schulterübung ausgewählt hast, solltest du dir die Beschreibung des Schulterdrückens stehend noch einmal ansehen und die Technikhinweise lesen, die auf Seite 118 stehen.

Absolviere die Kontrollübung 2 (Aufwärm- und Testlasten für Basisübungen) für das Schulterdrücken stehend und notiere die Testlast. Wenn du den Hang-Clean oder den Push-Press ausführst, darfst du *nur 3 bis 5 Wiederholungen mit der Aufwärmlast machen* – nicht 12 bis 15 Wiederholungen. Auf diese Weise kannst du dir sicher sein, dass jede Wiederholung kraftvoll, mit sauberer Technik und ohne übermäßige Erschöpfung erfolgt. Benutze die Formel in der folgenden Tabelle zur Bestimmung der Aufwärmlast.

ERFOLGSCHECK

- ✔ Bestimme eine Testlast auf der Grundlage von Kontrollübung 2 für das Schulterdrücken stehend (siehe Stufe 6).
- ✔ Bestimme das Aufwärmgewicht, indem du die Testlast mit dem Faktor 0,6 multiplizierst.
- ✔ Runde die Aufwärmlast auf das nächstmögliche Hantelgewicht ab.

Berechnung der Aufwärm- und Testlast für die Schnellkraftübungen

Übung	Geschätzte Testlast (vgl. Schulterdrücken stehend)				Aufwärmlast (für 3–5 WH)
Hang-Clean		×	0,6	=	
Push-Press		×	0,6	=	

Kontrollübung 2: Bestimme die Trainingslast

Kehre nun zur Kontrollübung 5 in Stufe 6 (siehe Seite 132) zurück und verwende die Testlast für das Schulterdrücken stehend, um die Trainingslast für diese Übung zu bestimmen.

Erhöhe die Trainingslast für das Schulterdrücken stehend anschließend um vier Kilogramm; dieses Gewicht ist jetzt deine Trainingslast für den Hang-Clean oder den Push-Press. In den vorigen Stufen half dir dieser Praxisschritt, eine Trainingslast zu bestimmen, mit der 12 bis 15 Wiederholungen möglich sind. Vergiss aber nicht, dass du bei Schnellkraftübungen maximal drei bis fünf Wiederholungen pro Satz machen darfst. Deshalb musst du das soeben bestimmte Trainingsgewicht für den Hang-Clean oder den Push-Press benutzen und versuchen, drei bis fünf Wiederholungen mit korrekter Technik auszuführen.

Wenn du drei bis fünf Wiederholungen mit dem Trainingsgewicht geschafft hast, trägst du diesen Wert als Trainingslast für deine ausgewählte Schnellkraftübung in die Workout-Tabelle ein (siehe Abbildung Seite 218) und lässt die nachfolgende Kontrollübung 3 aus.

Falls du keine drei bis fünf Wiederholungen geschafft hast, machst du mit Kontrollübung 3 weiter und passt die Last entsprechend an.

ERFOLGSCHECK

- ✔ Prüfe, ob du die korrekte Last verwendest.
- ✔ Führe jede Wiederholung mit korrekter und sicherer Technik aus.

Kontrollübung 3: Nimm bei Bedarf eine Anpassung der Last vor

Wenn du weniger als drei Wiederholungen schaffst, ist die Last zu schwer, du musst sie also verringern. Gelingen dir allerdings mehr als fünf Wiederholungen, ist das Gewicht zu leicht, dann musst du es erhöhen. Die folgende Tabelle wurde für Schnellkraftübungen modifiziert; verwende sie, um die erforderliche Anpassung vorzunehmen. Vergiss nicht, dass du bei Schnellkraftübungen nur drei bis fünf Wiederholungen pro Satz machen darfst.

ERFOLGSCHECK

- ✔ Prüfe, ob du die Tabelle zur Anpassung der Trainingslast korrekt anwendest.
- ✔ Sieh dir den Abschnitt VORSICHT an, um Tipps zur Steigerung des Hantelgewichts zu erhalten.
- ✔ Trage deine Trainingslast in die Workout-Tabelle ein.

VORSICHT: Obwohl Kontrollübung 3 erklärt, wie du die Last für eine Schnellkraftübung anpasst, wenn sie zu leicht ist und du mehr als fünf Wiederholungen schaffst, darfst du nicht vergessen, dass *Schnellkraftübungen nicht mit maximaler Last absolviert werden dürfen*. Wenn du das Hantelgewicht so erhöhst, dass du nicht mehr alle Wiederholungen schnell und explosiv ausführen kannst, vor allem gegen Ende des Satzes, nehmen deine Schnelligkeit und Explosivität ab, dann verfehlt diese Übung ihr Ziel. Es ist besser, bei Schnellkraftübungen ein etwas leichteres Gewicht zu verwenden; wenn es sich »leicht« anfühlt, solltest du dich explosiver bewegen!

Anpassungen der Trainingslast bei Schnellkraftübungen

Abgeschlossene Wiederholungen	Anpassung
1	-6 kg
2	-4 kg
3–5	Keine Anpassung erforderlich
6–8	+2 kg[a]
9–10	+4 kg[a]
≥11	+6 kg[a]

[a]*Siehe Abschnitt VORSICHT, wenn du bei einer Schnellkraftübung mehr Gewicht verwenden willst.*

Testlast		Anpassung		Trainingslast
	+		=	

Die Gestaltung eines sportspezifischen Krafttrainingsprogramms

Das Spezifitätskonzept (siehe Seite 227) bezieht sich darauf, dass man auf eine bestimmte Weise trainieren muss, um ein spezifisches Ergebnis oder eine besondere Anpassung zu erzielen. In Bezug auf ein Krafttrainingsprogramm heißt das, man wählt eine bestimmte Übung aus, um eine bestimmte Muskelgruppe zu trainieren, oder man wählt Lasten, Wiederholungen, Sätze und Pausen so aus, dass man ein Ziel erreicht, das man sich gesetzt hat (siehe Tabelle Seite 241). Spezifität bezieht sich außerdem auf das Bewegungstempo und die Kraftanwendung (Anstrengung und Richtung). Willst du dein Kraftprogramm auf eine Sportart abstimmen, in der du gute Leistungen anstrebst, musst du daher Übungen auswählen, die die *Hauptbewegungen deines Sports nachahmen* und diese Übungen auf eine Weise ausführen, die der *Bewegungsweise deines Körpers* bei der Ausübung deines Sports entspricht.

Fußballspieler beispielsweise treten, springen und sprinten (um Hindernissen oder gegnerischen Spielern auszuweichen). Bei diesen Bewegungen (hier mit Fokus auf den Unterkörper) muss man die Hüften, Knie und Fußgelenke in unterschiedliche Richtungen beugen und strecken (beide Beine synchron und unabhängig voneinander). Eine effektives Kraftprogramm für Fußballspieler muss also aus Übungen bestehen, die diesen Bewegungen möglichst ähnlich sind, und hierzu zählen der Ausfallschritt, das Beinpressen an der Maschine, die Nackenkniebeuge, die Bulgarische Kniebeuge, das Beinstrecken und das Beinbeugen an der Maschine sowie das Wadenheben an der Maschine. Die Spezifität bezieht sich auf die Bewegungsgeschwindigkeit, das bedeutet, dass man Übungen schnell und explosiv ausführt (zum Beispiel den Hang-Clean), weil dies den Aktionen eines Fußballers im Spiel entspricht. Es müssen nicht alle genannten Übungen in ein Workout integriert werden, aber wenn man ein sportspezifisches Krafttrainingsprogramm für Fußballspieler gestaltet, würde man aus ihnen eine Auswahl treffen.

Analysiere deine Sportart

Wie im oben genannten Fußball-Beispiel gilt: Um ein sportspezifisches Programm zu entwickeln, musst du zunächst die Hauptbewegungen betrachten, die typisch für deine Sportart sind. Du solltest dir ein Spiel oder einen Wettkampf ansehen und beobachten, wie sich die Körperteile der Spieler während des Spiels bewegen – Kopf, Oberkörper, Arme, Beine und Füße. Welche Bewegungen kommen immer wieder vor? Wie bewegen sich ihre Körper dabei? Achte darauf, dass du Sportler beobachtest, die dieselbe Spielerposition haben wie du, damit deine Analyse spezifisch wird (es gibt zum Beispiel viele Unterschiede zwischen den wiederkehrenden Bewegungen eines Torwarts und eines Stürmers). Verwende die folgende Tabelle als Arbeitsblatt für die Analyse deiner Sportart; trage den Namen deiner Sportart und gegebenenfalls deine Position ein und erstelle eine Liste mit häufig vorkommenden Ober- und Unterkörperbewegungen. Benenne die *primären* Bewegungen und beschreibe, *wie sich dein Körper dabei genau bewegt.*

Analysiere deine Sportart

Oberkörperbewegungen	Unterkörperbewegungen

Test: Eine Sportart analysieren

Diese Übung hilft dir, die Hauptbewegungen zu bestimmen, die typisch für eine Sportart sind. Verfolge ein Basketballspiel und beantworte zwei Fragen: Welche Ober- und Unterkörperbewegungen finden häufig statt? Wie bewegt sich der Körper dabei? Trage deine Ergebnisse in die Tabelle ein.

ERFOLGSCHECK

✔ Wende das Spezifitätskonzept an.

Oberkörperbewegungen	Unterkörperbewegungen

Wähle deine sportspezifischen Übungen aus

Die nächste Aufgabe zählt zu den anspruchsvollsten Aspekten, die es in der Gestaltung eines sportspezifischen Krafttrainingsprogramms zu berücksichtigen gilt: Finde heraus, welche Übungen den häufigsten Bewegungen in deiner Sportart besonders ähnlich sind. Eine vage Ähnlichkeit reicht nicht aus; die Übungen müssen den Bewegungsmustern gleichen, mit denen sich der Körper im Sport verausgabt. Geht ein Athlet zum Beispiel in einer fließenden, kontrollierten Bewegung aus der Hocke in den Stand, entspricht diese Bewegung dem Beinpressen oder der Nackenkniebeuge. Wenn der Athlet jedoch in den Stand *emporschnellt*, ist die Bewegung eher mit dem Hang-Clean vergleichbar.

Um dir bei der Auswahl deiner sportspezifischen Übungen zu helfen, kannst du einen Blick auf die Tabelle Seite 308 am Ende dieses Kapitels werfen. (Beachte jedoch, dass nicht jede sportspezifische Bewegung eine entsprechende Übung in der Tabelle hat; bei den meisten Sportarten kommen viele einzigartige Aktionen vor. Die Tabelle kann genutzt werden, um die *primären* sportspezifischen Bewegungen zu identifizieren und sie mit den Übungen zu korrelieren, die in diesem Buch beschrieben werden.)

Test: Übungsauswahl

Nachdem du die primären Bewegungen deiner Sportart identifiziert hast, wählst du nun die Kraftübungen aus, die diese Bewegungen nachahmen. Diese Kontrollübung gibt dir die Möglichkeit, diesen Ablauf einzuüben. Richten wir unsere Aufmerksamkeit auf die Oberkörperbewegungen, die im Basketball vorkommen und mit denen wir uns bereits in der letzten Übung befasst haben. Trage die primären Bewegungen, die du im vorherigen Test in Spalte 1 notiert hast, in Spalte 1 dieser Kontrollübung ein; liste dann in Spalte 2 die Übungen aus den Stufen 4 bis 9 auf, die mit diesen Bewegungen verwandt sind.

ERFOLGSCHECK

- ✔ Wende das Spezifitätskonzept an.
- ✔ Wende dein Wissen über die anatomische Lage der Muskelgruppen an.
- ✔ Wende dein Wissen über die Übungen aus den Stufen 4 bis 9 an.

Setze die Gestaltung deines Programms fort

Da du nun deine Sportart analysiert und die Übungen ausgewählt hast, die ihre primären Bewegungen nachahmen, bist du bereit, den in Stufe 13 beschriebenen Prozess in die Tat umzusetzen. Du hast bereits die zweite Aufgabe erledigt, deshalb kannst du mit der Festlegung deines Ziels anfangen. Lies die Beschreibungen für jedes Ziel auf den Seiten 266–268 noch einmal durch und überlege dir, wie sich dein Körper bei der Ausübung deines Sports bewegen muss.

- Sind die Bewegungen in deiner Sportart wiederkehrend und kontinuierlich und finden sie über einen längeren Zeitraum statt (wie beim Laufen)? Dann wäre für dich ein Muskelausdauerprogramm geeignet.
- Musst du in deinem Sport oft springen oder explosive Bewegungen ausführen? In diesem Fall könnte dir ein Schnellkraftprogramm helfen. Musst du selten, dafür aber eine sehr hohe Kraft aufwenden (wie beim Kugelstoßen)? Dann würde sich ein Maximalkraftprogramm definitiv positiv auf deine Aktivitäten auswirken.

Sobald du das Ziel deines Krafttrainingsprogramms bestimmt hast, gehst du zu Punkt 3 in der Liste, um zu entscheiden, wie oft du trainieren willst, anschließend machst du mit Stufe 13 weiter!

Wie du dein eigenes Programm gestaltest (aus Stufe 13)

1. Bestimme das Ziel deines Trainingsprogramms.
2. Wähle die Übungen aus, die du ausführen wirst.
3. Entscheide dich, wie oft du in der Woche trainieren wirst.
4. Bringe deine Übungen in die richtige Reihenfolge.
5. Berechne deine Trainingslasten.
6. Bestimme die Anzahl der Wiederholungen.
7. Bestimme die Anzahl der Sätze pro Übung.
8. Bestimme die Dauer der Erholungsphase zwischen den Sätzen und Übungen.
9. Entscheide dich, wie du das Programm variieren wirst.

Erfolgscheckliste für die Gestaltung eines sportspezifischen Programms

Durch das Erlernen weiterer Grundlagen und Techniken für Schnellkraftübungen hast du dich darauf vorbereitet, dein eigenes sportspezifisches Krafttrainingsprogramm zu gestalten. Du musstest eine sorgfältige Analyse vornehmen und bestimmen, welche Übungen den vielen Bewegungen in deiner Sportart am ehesten entsprechen, aber wenn du erfolgreich warst, wirst du schnell merken, wie nützlich die effektive Anwendung des Spezifitätskonzepts ist.

Beurteile deinen Erfolg in dieser Stufe

Beantworte die folgenden Fragen ehrlich. Wenn du sie alle mit Ja beantworten kannst, hast du diese Stufe erfolgreich abgeschlossen.

1. Kannst du eine Langhandel mit korrekter Technik von den Oberschenkeln auf Schulterhöhe bringen, sie auf den Schultern auffangen und anschließend zum Boden zurückbringen?
2. Hast du eine Schnellkraftübung ausgewählt?
3. Hast du die korrekte Technik für die ausgewählte Übung erlernt?
4. Hast du für die ausgewählte Übung eine Aufwärm- und eine Trainingslast bestimmt?
5. Hast du gelernt, wie du die für deine Sportart typischen Bewegungen analysierst?
6. Konntest du herausfinden, wie sich dein Körper bewegt, wenn du deinen Sport ausübst?
7. Hast du Kraftübungen ausgewählt, die den primären Bewegungen deines Sports entsprechen?
8. Hast du dein eigenes sportspezifisches Krafttrainingsprogramm entworfen?

Sportspezifische Kraftübungen

Sportart	Primäre Bewegungen	Geeignete Basisübungen	Geeignete Zusatzübungen
American Football, Hockey, Rugby	Sprints mit Richtungswechsel Blocken Tackling	Hang-Clean, Push-Press FG – Ausfallschritt, C/K Beinpressen FG – Bankdrücken, K – Brustpressen FG – vorgebeugtes Rudern, C/K – Rudern sitzend, K – Rudern am tiefen Kabelzug FG – Schulterdrücken stehend, C – Maschinendrücken sitzend, K – Schulterdrücken FG – Trizepsstrecken sitzend über Kopf Seitstütz, seitlicher Crunch, Rückenstrecken	FG – Nackenkniebeuge, FG – Bulgarische Kniebeuge C/K – Beinstrecken, K – Wadenheben stehend FG – Schrägbankdrücken mit Kurzhanteln K – Facepull FG – Landmine-Press FG – alternierender Bizeps-Curl mit Kurzhanteln, FG – Hammer-Curl mit Kurzhanteln
Badminton, Squash, Racquetball, Tischtennis, Tennis	Aufschlag Vorderhandschlag Rückhandschlag	Hang-Clean FG – Ausfallschritt C/K – Butterflymaschine FG – Trizepsstrecken sitzend über Kopf Crunch mit Physioball, Seitstütz, seitlicher Crunch, Rückenstrecken	FG – Bulgarische Kniebeuge K – Wadenheben stehend FG – Kurzhantel-Fly K – Latzug, K – Facepull FG – aufrechtes Rudern, FG – Landmine-Press FG – alternierender Bizeps-Curl mit Kurzhanteln, FG – Hammer-Curl mit Kurzhanteln C/K – Crunch an der Maschine, C/K – Rückenstrecken
Baseball, Softball	Werfen, Schlagen Sprinten	Hang-Clean, Push-Press FG – Ausfallschritt C/K – Butterflymaschine FG – Trizepsstrecken sitzend über Kopf, C/K Trizepsdrücken, K – Trizeps-Pushdown Crunch mit Physioball, Seitstütz, seitlicher Crunch	FG – Bulgarische Kniebeuge C/K – Beinstrecken, C/K – Beinbeugen, K – Wadenheben stehend FG – Kurzhantel-Fly, H – Schrägbankdrücken mit Kurzhanteln K – Latzug, K – Facepull

Sportart	Primäre Bewegungen	Geeignete Basisübungen	Geeignete Zusatzübungen
Baseball, Softball			FG – aufrechtes Rudern, FG – Landmine-Press H – alternierender Bizeps-Curl mit Kurzhanteln, FG – Hammer-Curl mit Kurzhanteln C/K – Crunch an der Maschine
Basketball	Springen Sprinten Ausfallschritte Dribbeln Passen Werfen	Hang-Clean, Push-Press FG – Ausfallschritt, C/K – Beinpressen FG – Bankdrücken, K – Brustpressen FG – Schulterdrücken stehend, C – Maschinendrücken sitzend, K – Schulterdrücken FG – Trizepsstrecken sitzend über Kopf C/K – Trizepsdrücken, K – Trizeps-Pushdown	FG – Nackenkniebeuge, FG – Bulgarische Kniebeuge C/K – Beinstrecken, C/K – Beinbeugen, K – Wadenheben stehend FG – Schrägbankdrücken mit Kurzhanteln FG – Landmine-Press FG – alternierender Bizeps-Curl mit Kurzhanteln, FG – Hammer-Curl mit Kurzhanteln
Bogenschießen	Ziehen	FG – vorgebeugtes Rudern, C/K – Rudern sitzend, K – Rudern am tiefen Kabelzug C/K – Scott-Curl	K – Facepull K – Bizeps-Curl am tiefen Kabelzug, FG – alternierender Bizeps-Curl mit Kurzhanteln, FG – Hammer-Curl mit Kurzhanteln
Bowling	Ausholen mit Durchschwung	FG – Ausfallschritt C/K – Butterflymaschine FG – vorgebeugtes Rudern, C/K – Rudern sitzend, K – Rudern am tiefen Kabelzug FG – Schulterdrücken stehend, C – Maschinendrücken sitzend, K – Schulterdrücken	FG – Bulgarische Kniebeuge C/K – Beinstrecken, C/K – Beinbeugen FG – Kurzhantel-Fly, H – Schrägbankdrücken mit Kurzhanteln K – Facepull FG – aufrechtes Rudern, FG – Landmine-Press FG – alternierender Bizeps-Curl mit Kurzhanteln, FG – Hammer-Curl mit Kurzhanteln

Sportart	Primäre Bewegungen	Geeignete Basisübungen	Geeignete Zusatzübungen
Boxen	Schlagen Blocken	FG – Ausfallschritt FG – Bankdrücken, K – Brustpressen C/K – Trizepsdrücken Crunch mit Physioball, Seitstütz, seitlicher Crunch, Rückenstrecken	FG – Bulgarische Kniebeuge K – Wadenheben stehend H – Schrägbankdrücken mit Kurzhanteln K – Facepull FG – aufrechtes Rudern, FG – Landmine-Press FG – Trizepsdrücken liegend, H –Trizepsdrücken liegend mit Kurzhanteln und neutralem Griff C/K – Crunch an der Maschine, C/K – Rückenstrecken
Eisschnelllauf, Inlineskating	Ausfallschritte mit synchronen Armbewegungen	Hang-Clean, Push-Press FG – Ausfallschritt, C/K – Beinpressen	FG – Nackenkniebeuge, FG – Bulgarische Kniebeuge C/K – Beinstrecken, C/K – Beinbeugen, K – Wadenheben stehend
Fußball, Lacrosse	Treten Springen Sprints mit Richtungswechseln	Hang-Clean FG – Ausfallschritt, C/K – Beinpressen C/K – Trizepsdrücken, K – Trizeps-Pushdown	FG – Nackenkniebeuge, FG – Bulgarische Kniebeuge C/K – Beinstrecken, C/K – Beinbeugen, K – Wadenheben stehend K – Latzug, K – Facepull FG – aufrechtes Rudern, FG – Landmine-Press FG – alternierender Bizeps-Curl mit Kurzhanteln, FG – Hammer-Curl mit Kurzhanteln
Gehen	Gehen	FG – Ausfallschritt C/K – Trizepsdrücken, K – Trizeps-Pushdown	FG – Bulgarische Kniebeuge C/K – Beinstrecken, C/K – Beinbeugen, K – Wadenheben stehend FG – aufrechtes Rudern FG – alternierender Bizeps-Curl mit Kurzhanteln, FG – Hammer-Curl mit Kurzhanteln

Sportart	Primäre Bewegungen	Geeignete Basisübungen	Geeignete Zusatzübungen
Golf	Rückhand-schlag mit Oberkörper-rotation	C/K – Butterflymaschine FG – vorgebeugtes Rudern, C/K – Rudern sitzend, K – Rudern am tiefen Kabelzug FG – Schulterdrücken stehend, C – Maschinendrücken sitzend, K – Schulterdrücken Crunch mit Physioball, Seitstütz, seitlicher Crunch, Rückenstrecken	FG – Kurzhantel-Fly, FG – Schrägbankdrücken mit Kurzhanteln K – Facepull FG – aufrechtes Rudern, FG – Landmine-Press FG – alternierender Bizeps-Curl mit Kurzhanteln, FG – Hammer-Curl mit Kurzhanteln C/K – Crunch an der Maschine, C/K – Rückenstrecken
Kampf-künste (Martial Arts)	Schlagen Treten Blocken	Push-Press FG – Ausfallschritt, C/K – Beinpressen FG – Bankdrücken, K – Brustpressen C/K – Trizepsdrücken Crunch mit Physioball, Seitstütz, seitlicher Crunch, Rückenstrecken	FG – Nackenkniebeuge, FG – Bulgarische Kniebeuge C/K – Beinstrecken, C/K – Beinbeugen, K – Wadenheben stehend FG – Schrägbankdrücken mit Kurzhanteln K – Facepull FG – aufrechtes Rudern, FG – Landmine-Press FG – Trizepsdrücken liegend, H –Trizepsdrücken liegend mit Kurzhanteln und neutralem Griff C/K – Crunch an der Maschine, C/K – Rückenstrecken
Leichtath-letik	Springen Werfen Sprinten	Hang-Clean, Push-Press FG – Ausfallschritt, C/K – Beinpressen C/K – Butterflymaschine FG – Trizepsstrecken sitzend über Kopf, C/K –Trizepsdrücken, K – Trizeps-Pushdown	FG – Nackenkniebeuge, FG – Bulgarische Kniebeuge C/K – Beinstrecken, C/K – Beinbeugen, K – Wadenheben stehend FG – Kurzhantel-Fly, H – Schrägbankdrücken mit Kurzhanteln K – Latzug, K – Facepull FG – aufrechtes Rudern, FG – Landmine-Press FG – alternierender Bizeps-Curl mit Kurzhanteln, FG – Hammer-Curl mit Kurzhanteln

Sportart	Primäre Bewegungen	Geeignete Basisübungen	Geeignete Zusatzübungen
Querfeldeinlauf, Skilanglauf	Vorwärts gerichtetes Laufen	FG – Ausfallschritt FG – Bankdrücken, K – Brustpressen FG – vorgebeugtes Rudern, C/K – Rudern sitzend, K – Rudern am tiefen Kabelzug C/K – Trizepsdrücken, K – Trizeps-Pushdown	FG – Bulgarische Kniebeuge C/K – Beinstrecken, C/K – Beinbeugen, K – Wadenheben stehend FG – Schrägbankdrücken mit Kurzhanteln K – Facepull FG – aufrechtes Rudern, FG – Landmine-Press H – alternierender Bizeps-Curl mit Kurzhanteln, FG – Hammer-Curl mit Kurzhanteln
Radfahren	Pedaltritte	Hang-Clean, Push-Press FG – Ausfallschritt, C/K – Beinpressen	FG – Nackenkniebeuge, FG – Bulgarische Kniebeuge C/K – Beinstrecken, C/K – Beinbeugen, K – Wadenheben stehend
Ringen	Takedown (zu Boden werfen) Grappling (Bodenkampf)	Hang-Clean, Push-Press FG – Ausfallschritt, C/K – Beinpressen C/K – Butterflymaschine FG – vorgebeugtes Rudern, C/K – Rudern sitzend, K – Rudern am tiefen Kabelzug C/K – Trizepsdrücken, K – Trizeps-Pushdown Crunch mit Physioball, Seitstütz, seitlicher Crunch, Rückenstrecken	FG – Nackenkniebeuge, Bulgarische Kniebeuge FG – Kurzhantel-Fly K – Facepull FG – aufrechtes Rudern, FG – Landmine-Press FG – alternierender Bizeps-Curl mit Kurzhanteln, FG – Hammer-Curl mit Kurzhanteln C/K – Crunch an der Maschine, C/K – Rückenstrecken
Rudern	Rudern (Oberkörper) Drücken (Unterkörper)	Hang-Clean, Push-Press C/K – Beinpressen FG – vorgebeugtes Rudern, C/K – Rudern sitzend, K – Rudern am tiefen Kabelzug C/K – Scott-Curl Crunch mit Physioball, Rückenstrecken	FG – Nackenkniebeuge C/K – Beinstrecken K – Facepull K – Bizeps-Curl am tiefen Kabelzug, FG – alternierender Bizeps-Curl mit Kurzhanteln, FG – Hammer-Curl mit Kurzhanteln C/K – Crunch an der Maschine, C/K – Rückenstrecken

Sportart	Primäre Bewegungen	Geeignete Basisübungen	Geeignete Zusatzübungen
Schwimmen	Schwimmzüge	Hang-Clean, Push-Press FG – Ausfallschritt C/K – Butterflymaschine FG – Trizepsstrecken sitzend über Kopf, C/K – Trizepsdrücken Crunch mit Physioball, Rückenstrecken	FG – Bulgarische Kniebeuge C/K – Beinstrecken, C/K – Beinbeugen, K – Wadenheben stehend, K – Wadenheben sitzend FG – Kurzhantel-Fly K – Latzug, K – Facepull FG – aufrechtes Rudern FG – alternierender Bizeps-Curl mit Kurzhanteln, FG – Hammer-Curl mit Kurzhanteln FG – Trizepsdrücken liegend, H –Trizepsdrücken liegend mit Kurzhanteln und neutralem Griff C/K – Crunch an der Maschine, C/K – Rückenstrecken
Skateboarden, Snowboarden, Surfen, Wasserski	Balancieren (in der Halbkniebeuge)	FG – Ausfallschritt, C/K – Beinpressen	FG – Nackenkniebeuge, FG – Bulgarische Kniebeuge C/K – Beinstrecken, C/K – Beinbeugen, K – Wadenheben stehend, K – Wadenheben sitzend
Turnen	Trampolin Ringe Pferd Barren Reck	Hang-Clean, Push-Press FG – Ausfallschritt, C/K – Beinpressen FG – Bankdrücken, C/K – Butterflymaschine, K – Brustpressen FG – vorgebeugtes Rudern, C/K – Rudern sitzend, K – Rudern am tiefen Kabelzug -FG – Schulterdrücken stehend, C – Maschinendrücken sitzend, K – Schulterdrücken C/K – Trizepsdrücken, K – Trizeps-Pushdown Crunch mit Physioball, Seitstütz, seitlicher Crunch, Rückenstrecken	FG – Nackenkniebeuge, FG – Bulgarische Kniebeuge C/K – Beinstrecken, C/K – Beinbeugen, K – Wadenheben stehend FG – Kurzhantel-Fly, FG – Schrägbankdrücken mit Kurzhanteln K – Latzug, K – Facepull FG – aufrechtes Rudern, FG – Landmine-Press FG – alternierender Bizeps-Curl mit Kurzhanteln, FG – Hammer-Curl mit Kurzhanteln FG – Trizepsdrücken liegend, H –Trizepsdrücken liegend mit Kurzhanteln und neutralem Griff C/K – Crunch an der Maschine, C/K – Rückenstrecken

Sportart	Primäre Bewegungen	Geeignete Basisübungen	Geeignete Zusatzübungen
Volleyball	Springen Blocken Aufschlag Ausfall-schritte	Hang Clean, Push Press FG – Ausfallschritt, C/K – Beinpressen FG – Bankdrücken, K – Brustpressen FG – Schulterdrücken stehend, C – Maschinendrücken sitzend, K – Schulterdrücken FG – Trizepsstrecken sitzend über Kopf, C/K Trizepsdrücken, K – Trizeps-Pushdown	FG – Nackenkniebeuge, Bulgarische Kniebeuge C/K – Beinstrecken, C/K – Beinbeugen, K – Wadenheben stehend FG – Schrägbankdrücken mit Kurzhanteln K – Latzug, K – Facepull FG – Landmine-Press FG – alternierender Bizeps-Curl mit Kurzhanteln, FG – Hammer-Curl mit Kurzhanteln

[+]Es gibt viele Übungen, die sich als sportspezifisch klassifizieren lassen; damit die Liste überschaubar bleibt, enthält diese Tabelle nur Übungen, die in diesem Buch beschrieben werden (andere Übungen lassen sich hinzufügen).
FG = freies Gewicht; C = Cam-Maschine; K= Kraftgerät oder Kraftstation.

tufe

15

Die Gestaltung eines hochintensiven Intervalltrainingsprogramms

Bist du bereit für eine Herausforderung? Du betreibst seit mittlerweile sechs Wochen konsequentes Krafttraining und willst deine Fitness auf ein höheres Niveau heben, indem du dein aktuelles Programm modifizierst und durch hochintensive Intervall-Workouts ergänzt.

Definition von HIIT

Der Ansatz, innerhalb eines Workouts anstrengendere Belastungsintervalle und leichtere Ruhe- oder Erholungssegmente miteinander abzuwechseln, ist nicht neu. Es gibt Belege, dass Athleten als Vorbereitung für die Olympischen Spiele 1912 eine Form von Intervalltraining praktizierten. Heute werden unter dem Begriff »Hochintensives Intervalltraining« (kurz HIIT) eine Vielzahl von Workouts zusammengefasst, aber laut einer gängigen Definition der bekannten Sportwissenschaftler Laursen und Buchheit ist HIIT »ein Training, das aus wiederholten, hochintensiven Belastungsschüben besteht, das durch Phasen niedrigintensiver Aktivität oder völliger Ruhe unterbrochen wird.«

Der entscheidende Aspekt von HIIT ist, dass die Arbeits- oder *Belastungsintervalle* eines Workouts mit einer Intensität ausgeführt werden, die nicht sehr lange aufrechterhalten werden kann, weil man sich ausruhen oder zumindest die Intensität reduzieren muss, um sich zu regenerieren. Sobald man sich erholt (oder je nach Fitnessniveau oder Workout-Ziel halb erholt) hat, wiederholt man das hochintensive Intervall mehrmals. Die Folge ist, dass man insgesamt mehr trainiert (das Workout ist länger), als wenn man versucht hätte, das gesamte Workout mit höherer Intensität zu absolvieren. Ohne die Erholungsintervalle wäre man nicht in der Lage, so lange zu trainieren.

VORSICHT: Jedes HIIT-Workout zeichnet sich durch eine sehr hohe Intensität der Belastungsintervalle aus; idealerweise sollte sie während des gesamten Workouts gleich bleiben oder höchstens leicht abfallen. Deswegen empfiehlt es sich, vor dem Beginn von HIIT-Workouts mindestens sechs Wochen Krafttraining zu betreiben. Andere Empfehlungen besagen aus Gründen der Vorsicht, dass sich Jugendliche (unter 13 Jahren), Senioren (über 60 Jahre) und Personen mit Vorerkrankungen an ein traditionelles Trainingsprogramm halten sollten.

Reaktionen und Anpassungen an HIIT

Erinnere dich an zwei Aspekte, die du im Kapitel »Die Grundlagen des Krafttrainings« kennengelernt hast und die beschreiben, wie dein Körper physiologisch auf Krafttraining reagiert:

- Kraft-Workouts verbrennen normalerweise nicht so viele Kalorien wie aerobe Workouts.
- Ein Krafttraining mit schwereren Lasten, niedrigeren Wiederholungszahlen und längeren Pausen zwischen den Sätzen hat eine minimale Wirkung auf die kardiovaskuläre Fitness. Wenn man aber mit leichten bis moderaten Lasten (40 bis 60 Prozent von 1 RM), höheren Wiederholungszahlen (15 oder mehr) und kurzen Pausen zwischen den Sätzen (30 bis 60 Sekunden) trainiert, kann man neben einem Kraftzuwachs eine kleine (fünfprozentige) Verbesserung der Sauerstoffaufnahme erwarten.

Diese Einschränkungen traditioneller Krafttrainingsprogramme gelten nicht für ein Programm mit HIIT-Workouts! Sie sind die Ausnahme von dieser Regel (HIIT-Workouts sind normalerweise kürzer als aerobe Workouts, und das Ausmaß, in dem sich die kardiovaskuläre Fitness verbessert, hängt davon ab, wie man das Workout gestaltet), aber generell verbraucht man in HIIT-Workouts mehr Kalorien, und weil die Belastungsintervalle länger sind als in einem traditionellen Krafttrainingsprogramm, können sie eine größere positive Wirkung auf die Sauerstoffaufnahme haben.

Sobald sich dein Körper an hochintensive Workouts angepasst hat, wirst du langsam mehr Belastungsintervalle absolvieren können, die länger und intensiver sind. Diese Fähigkeit ist auf eine langsamere Anhäufung von Laktat in den Muskeln zurückzuführen, die die Muskelerschöpfung verzögert. Außerdem verbessern deine Muskeln ihre Fähigkeit, sich schneller und umfassender in den Erholungsintervallen zu regenerieren.

Wie bei jeder Form von konsequent betriebenem Training ist die Wirkung der positiven Veränderungen zyklisch: Durch die progressive Belastung (siehe Stufe 11) passt sich dein Körper an, und diese Anpassung gibt dir die Möglichkeit, in einem HIIT-Workout längere, intensivere und häufigere Belastungsintervalle zu bewältigen.

Programmgestaltungsvariablen im HIIT

Ursprünglich bestand HIIT aus Laufen, Sprinten oder Radfahren, weil Athleten, die HIIT in ihre Workouts integrierten, Läufer oder Radfahrer waren. Mit der Zeit entwickelte sich diese Trainingsform weiter, und jetzt umfasst HIIT auch Krafttraining (oft Übungen mit dem reinen Körpergewicht), das mit Laufen, Radfahren oder anderen kardiovaskulären (aeroben) Aktivitäten kombiniert oder für sich genommen ausgeführt wird (nur Krafttraining). Diese verschiedenen Trainingsmodi und/oder spezifischen Übungen werden oft zu *Stationen* zusammengefasst, an denen der Trainierende *Zirkel oder Runden* absolviert.

Um das Spezifitätskonzept einzuhalten, ist es hilfreich, die Programmgestaltungsvariablen, die in Stufe 13 vorgestellt wurden, im Kontext von HIIT umzuformulieren und in eine neue Reihenfolge zu bringen (siehe Seite 266):

1. Entscheide dich, wie oft du HIIT-Workouts machen willst.
2. Wähle für das HIIT-Workout Trainingsmodi und Kraftübungen aus (falls du welche absolvieren willst).
3. Bringe die Trainingsmodi und/oder spezifischen Übungen innerhalb des HIIT-Workouts in die richtige Reihenfolge.

4. Lege die Länge (Dauer) der Belastungs- und Erholungsintervalle fest.
5. Bestimme die Intensität der Belastungs- und Erholungsintervalle.
6. Entscheide dich, wie viele Intervalle du in einem HIIT-Workout machen willst.
7. Gestalte die HIIT-Workouts progressiv schwerer.

Beispiele und Beschreibungen von HIIT-Workouts

Auch wenn es nur sieben primäre Programmgestaltungsvariablen für HIIT gibt, ist die Vielfalt an HIIT-Workouts groß. Wenn du in einem Fitnessstudio trainierst, das HIIT-Gruppenkurse anbietet, hast du vielleicht schon Plakate mit Schlagwörtern wie *Shock Cardio*, *HIIT Blast*, *Zirkeltraining* und dergleichen mehr gesehen. Solche Kurse sind grundsätzlich nach demselben Schema aufgebaut: hochintensive Belastungen wechseln sich mit niedrigintensiven Segmenten beziehungsweise Pausen ab.

Tabata-Training ist eine Variante von HIIT, die einer festen Struktur folgt; es wurde nach dem japanischen Sportwissenschaftler Dr. Izumi Tabata benannt. Ein striktes Tabata-Training besteht aus den folgenden Elementen (Tabata 2019):

- 20 Sekunden Belastung mit sehr hoher Intensität (auf einer Intensitätsskala von 1 bis 10 solltest du eine 9 bis 10 anstreben)
- 10 Sekunden Erholung (ohne Aktivität)
- Das Belastungs- und Erholungsintervall wird insgesamt achtmal ausgeführt

Dieses Workout dauert insgesamt nur vier Minuten, nach denen du eine längere Pause einlegen kannst, und wenn deine Fitness ausreicht, kannst du im Anschluss weitere 4-Minuten-Workouts absolvieren. Es gibt zwei typische Anpassungen des ursprünglichen Tabata-Workouts:

- Eine Sequenz aus acht Übungen, die du einmal durchläufst (20 Sekunden pro Übung mit 10 Sekunden Pause zwischen den Übungen).
- Eine Sequenz aus einem Übungspaar, das du viermal durchläufst (20 Sekunden für Übung 1, 10 Sekunden Pause; 20 Sekunden für Übung 2, 10 Sekunden Pause; diese Sequenz wird dreimal wiederholt und somit insgesamt viermal absolviert).

Du kannst für deine 20-sekündigen Belastungsintervalle jede Art von Trainingsmodus oder Übung verwenden; normalerweise macht man MGÜ für große Muskelgruppen (siehe Stufe 11) oder Varianten bekannter Turn- oder Kraftübungen wie Liegestütze, Hampelmänner, Kniebeugen oder Klimmzüge, die ohne Gewicht ausgeführt werden. Du kannst neben den Hanteln und Kraftgeräten, die wir bereits besprochen haben (siehe Stufen 4 bis 9), auch andere Hilfsmittel wie Widerstandsbänder, Physiobälle, Kettlebells, Medizinbälle oder Sandbags verwenden. Selbst dein Trainingsort bietet unterschiedliche Optionen. Du könntest in einem Park verschiedene Stationen einrichten und zum Beispiel Gras, Sand, Bänke, Stufen und niedrige Mauern in dein Training einbeziehen. Hier sind einige Beispiele für beide Versionen mit Übungen aus den Stufen 4 bis 9 und anderen bekannten Körpergewichtsübungen:

- Eine Sequenz aus acht Übungen (führe alle Übungen hintereinander aus):
  - Liegestütz (vielleicht mit den Händen auf einer erhöhten Fläche, um die Übung leichter zu machen)
  - Kniebeuge (nur mit dem Körpergewicht oder mit Kettlebells oder einem Medizinball)
  - Klimmzug (an einem tieferen Reck, damit du dich mit den Füßen auf den Boden stellen kannst, um die Übung leichter zu machen)
  - Ausfallschritt (nur mit dem Körpergewicht oder mit einem Sandbag auf den Schultern)
  - Schulterdrücken (mit Kurzhanteln oder Kettlebells)
  - Hampelmänner (im Gras oder Sand)
  - Rudern sitzend (an der Maschine oder mit einem Widerstandsband)
  - Step-up (du steigst abwechselnd mit dem linken und dem rechten Bein auf einen Kasten, eine Bank oder eine niedrige Mauer)
- Eine Sequenz mit einem Übungspaar (suche dir ein Paar aus und absolviere es insgesamt viermal):
  - Liegestütz + Kniebeuge (Körpergewicht)
  - Klimmzug + Ausfallschritt (Körpergewicht)
  - Schulterdrücken + Hampelmänner
  - Rudern sitzend + Step-up

Die Gestaltung eines HIIT-Workouts

Da du seit mindestens sechs Wochen Krafttraining betreibst, hast du bereits dein eigenes Basisprogramm (Stufe 13) oder sportspezifisches Programm entworfen (Stufe 14) – das war der schwierigste Teil! Da HIIT-Einheiten sehr anstrengend sind, ist als erste Regel zu befolgen, dass *nicht jede Trainingseinheit ein HIIT-Workout sein sollte*. Du solltest also nicht versuchen, ein separates HIIT-Programm zu gestalten, in dem jedes Training ein HIIT-Workout ist, sondern vielmehr darauf hinarbeiten, dein aktuelles Programm zu verändern und um HIIT-Workouts zu ergänzen. Für die meisten Trainierenden sind ein bis zwei HIIT-Workouts angemessen, die gleichmäßig über die Woche verteilt werden. Die folgenden Abschnitte erklären, wie du dein aktuelles Programm anpasst und um HIIT-Einheiten ergänzt.

Entscheide dich, wie oft du HIIT-Workouts absolvieren willst

Wenn dein Programm zurzeit aus drei Trainingstagen pro Woche besteht, musst du einen oder zwei der drei Trainingstage durch ein HIIT-Workout ersetzen. Absolvierst du ein Split-Programm mit zwei Ober- und zwei Unterkörpertagen pro Woche (siehe Tabelle Seite 249), fällt die Entscheidung schwerer, an welchem Tag deine HIIT-Einheit stattfinden soll, weil deine anderen Trainingstage dadurch beeinflusst werden, vor allem dann, wenn du im HIIT-Workout sowohl Ober- als auch Unterkörperübungen (oder Ganzkörperübungen) machst. So belastest du eine Körperhälfte an zwei Tagen in Folge.

Trainingsprogramm mit Vier-Tage-Split inklusive HIIT-Workout

Sonntag	Montag	Dienstag	Mittwoch	Donnerstag	Freitag	Samstag
HIIT-Workout[a]	Oberkörper-Krafttraining	Unterkörper-Krafttraining	Ruhetag	Oberkörper-Krafttraining	Unterkörper-Krafttraining	Ruhetag

[a]Wenn in diesem Workout Ober- und Unterkörperübungen (oder Ganzkörperübungen) vorkommen, wird der Oberkörper an zwei Tagen in Folge belastet (Sonntag und Montag).

Man kann nach dem HIIT-Workout natürlich auch einen Ruhetag einlegen und das erste Oberkörper- und Unterkörpertraining um einen Tag verschieben. Obwohl in dieser Variante vier Tage Krafttraining in Folge stattfinden, werden in den Workouts jeweils andere Körperbereiche trainiert.

Angepasstes Trainingsprogramm mit Vier-Tage-Split inklusive HIIT-Workout

Sonntag	Montag	Dienstag	Mittwoch	Donnerstag	Freitag	Samstag
HIIT-Workout	Ruhetag	Oberkörper-Krafttraining	Unterkörper-Krafttraining	Oberkörper-Krafttraining	Unterkörper-Krafttraining	Ruhetag

Wähle die Modi und Übungen aus

Wie wir bereits erklärt haben, gibt es viele Auswahlmöglichkeiten bezüglich der Trainingsmodi und Übungen, die in einem HIIT-Workout vorkommen können. Folgende Punkte sind vereinfachte Strategien:

- Wähle eine Form des Laufens, Radfahrens (auf dem Ergometer) oder eine andere aerobe Aktivität.

- Wähle eine Übung aus deinem aktuellen Programm.
- Variiere eine Übung aus deinem aktuellen Programm (zum Beispiel Kniebeugen ohne Trainingsgewicht statt Beinpressen an der Maschine).
- Verwende eine einfache Körpergewichtsübung (beispielsweise Hampelmänner).

Wie die zweite Version der Tabata-Methode gezeigt hat, kann ein HIIT-Workout aus zwei Übungen bestehen. Es ist aber generell besser, vier bis acht Übungen zu wählen, insbesondere dann, wenn man gerade erst mit HIIT anfängt. Am Anfang ist es oft einfacher, auf bereits bekannte Übungen zurückzugreifen oder eine modifizierte Variante einer Unterkörper- oder Mehrgelenksübung ohne Gewicht zu machen. Wenn du Anregungen für Übungen brauchst, kannst du die Konzepte und Prinzipien für die Übungsauswahl in Stufe 14 nachlesen.

Wenn eine Übung an einem festen Ort ausgeführt werden muss (an einer Maschine), müssen die anderen Übungen auf einer freien Fläche neben der Maschine absolviert werden, damit du genug Platz für deine ausgesuchten Übungen hast. Wenn dieser Bereich zu weit von der Maschine entfernt ist, wirst du es wahrscheinlich nicht schaffen, in der Erholungsphase die Strecke dorthin zurückzulegen.

Ordne die Übungen an

Wie bei einem traditionellen Kraft-Workout kann die Übungsreihenfolge die Trainingsintensität beeinflussen. Die in Stufe 13 beschriebenen Optionen gelten auch für HIIT-Workouts, allerdings gibt es eine Ausnahme: Wenn du deine HIIT-Übungen als einen sich wiederholenden Zirkel anordnest, ist die Regel »MGÜ vor EGÜ« nicht umsetzbar, da bei der Wiederholung des Zirkels auf jeden Fall eine EGÜ vor einer MGÜ kommt. Der gängigste Ansatz ist die abwechselnde Ausführung von Ober- und Unterkörperübungen.

Abhängig von der vorhandenen Ausrüstung und der Fläche, die dir zur Verfügung steht, musst du die Reihenfolge unter Umständen anpassen, damit du zwischen den Übungen genug Zeit hast, um zur nächsten Station zu gelangen und das nächste Belastungsintervall zu beginnen. Das ähnelt dem logistischen Problem, das du bei der Auswahl deiner Modi und Übungen hattest.

Bestimme die Dauer der Intervalle

Wenn du mit HIIT anfängst, solltest du mit einem relativ kurzen Belastungsintervall beginnen, auf das ein gleich langes Erholungsintervall folgt – und zwar auch dann, wenn du schon regelmäßig Krafttraining betreibst. Die Intervalle im klassischen Tabata-Training sind 20 Sekunden (Arbeit) und 10 Sekunden (Ruhe), aber es empfiehlt sich, in den ersten drei oder vier Workouts die Dauer auf jeweils 10 Sekunden zu beschränken. Sobald sich deine Fitness verbessert hat, kannst du das Belastungsintervall verlängern, ohne das Erholungsintervall zu verändern (siehe den Abschnitt »Progression der HIIT-Workouts« für weitere Details).

Bestimmte die Intensität der Intervalle

Vielleicht hast du in der Sequenz zur Gestaltung der HIIT-Workouts bemerkt, dass du zuerst die Dauer der Belastungs- und Erholungsintervalle bestimmen musst, bevor du ihre Intensität festlegst. Das liegt daran, *dass die Intensität der Belastungsintervalle in jedem HIIT-Workout gleich ist – sie liegt für die gesamte Dauer der Phase (beinahe) am Maximum*. Das Ergebnis ist eine eher relative oder subjektive Bestimmung der Intensität; du errechnest also beispielsweise keinen bestimmten Prozentsatz von 1 RM. Vielmehr benutzt du eine Last oder stellst die Maschine auf ein Gewicht ein, mit der beziehungsweise mit dem du idealerweise vom Anfang bis zum Ende des Belastungsintervalls mit (beinahe) maximaler Intensität möglichst viele Wiederholungen machen kannst (oft als *AMRAP* abgekürzt, *as many repetitions as possible)* – die Länge des Belastungsintervalls hast du im vorigen Schritt festgelegt. In der Regel trainiert man beim HIIT mit Körpergewichtsübungen wie Liegestütze oder Kniebeugen. Wenn sich deine Fitness mit der Zeit verbessert, wirst du wahrscheinlich Trainingsgewichte verwenden müssen, um weiterhin eine progressive Belastung zu erzeugen (siehe den Abschnitt »Progression der HIIT-Workouts« für weitere Details).

VORSICHT: Da ein HIIT-Workout mit sehr hoher Intensität ausgeführt wird, muss man vollständig aufgewärmt sein (absolviere ein allgemeines Warm-up oder wärme dich gezielt für die Übungen auf, die in dem Workout vorkommen). Aufgrund der starken Erschöpfung bestimmter Muskeln musst du darauf achten, dass deine Technik nicht nachlässt (weil sonst das Verletzungs- und Unfallrisiko steigt). Vergiss nach einem HIIT-Workout auch nicht das Cool-down. Wenn du mit einer Sequenz fertig bist, darfst du dich nicht auf den Boden legen oder setzen; vertrete dir lieber die Beine oder bewege dich etwas, bis du das Gefühl hast, dass dein Körper sich erholt hat.

Lege die Anzahl der Runden fest

Eine Sequenz der Modi oder der Übungen innerhalb eines HIIT-Workouts wird als *Runde* bezeichnet. Wenn dein HIIT-Workout beispielsweise aus vier Übungen besteht, du alle vier Übungen absolvierst und diesen Block ein zweites Mal durchläufst, hast du zwei Runden abgeschlossen. Wie die Dauer der Intervalle hängt auch die Anzahl der Runden von deinem Fitnesszustand ab. Selbst wenn du schon eine Weile regelmäßig Krafttraining betreibst, solltest du zu Beginn deines HIIT mit einer Runde anfangen. Mit steigender Fitness kannst du weitere Runden anhängen.

Progression der HIIT-Workouts

Es gibt viele Methoden, wie du ein HIIT-Workout schwieriger gestalten kannst. In diesem Kontext bezeichnet *Progression* die allmähliche Steigerung des allgemeinen Schwierigkeitsgrads der Trainingseinheiten. Dieser Schritt ist notwendig, weil sich dein Körper an die Belastung anpassen wird; um also weiterhin das Belastungsprinzip anzuwenden, musst du eine oder mehrere der folgenden Maßnahmen ergreifen:

- **Wähle einen anspruchsvolleren Modus oder eine anstrengendere Übung:** Diese Änderung kann sich auf eine oder mehrere Stationen beziehen. Absolviere anstelle einer gymnastischen Kniebeuge zum Beispiel eine Sprung-Kniebeuge ohne Trainingsgewicht (springe in die Luft, wenn du aus der Hocke aufsteigst).
- **Verlängere das Belastungsintervall:** Ein konservativer Ansatz ist die Verlängerung des Belastungsintervalls um maximal zehn Prozent. Wenn du mit zehnsekündigen Belastungsintervallen anfängst, könntest du 5-Sekunden-Steigerungen vornehmen, bis du auf 20 Sekunden kommst. Dann kannst du das Belastungsintervall um zehn Prozent steigern.
- **Verwende ein Trainingsgewicht oder gestalte die Übung schwerer:** Vielleicht verwendest du schon ein Gewicht (bei Übungen an der Maschine) oder eine bestimmte Intensitätsstufe an einem Cardio-Gerät. Die Progression bedeutet, dass du das Gewicht erhöhst oder die Trainingsintensität steigerst.

- **Absolviere mehr Runden:** Diese Progression ist sehr fordernd und nur möglich, wenn die Anzahl der Modi oder der Übungen gering ist. Eine übliche Methode ist es, die Länge des Belastungsintervalls bis zu einem bestimmten Punkt zu verlängern (ohne die Anzahl der Runden zu verändern), dann eine weitere Runde hinzuzufügen, aber das Belastungsintervall wieder auf die ursprüngliche Länge zu reduzieren und so weiter (siehe das Beispiel in der folgenden Tabelle).

Ein Beispiel, wie man das Belastungsintervall verlängert und die Anzahl der Runden in HIIT-Workouts erhöht

HIIT-Workout	Belastungsintervall (Sekunden)	Anzahl der Runden
1	10	1
2	15	1
3	20	1
4	22	1
5	24	1
6	10	2
7	15	2
8	20	2
9	22	2
10	24	2
11	10	3
12	15	3
13	20	3
14	22	3
15	24	3

HIIT – Kontrollübung: Gestalte drei HIIT-Workouts

Nimm ein Blatt Papier und entwerfe drei HIIT-Workouts, die progressiv schwieriger werden. Verwende die sieben Punkte aus dem Erfolgscheck, damit du keine Programmgestaltungsvariable vergisst. Gestalte die HIIT-Einheiten so, dass sie sich in dein aktuelles Krafttraining einfügen, sie deiner aktuellen Fitness entsprechen und mit der dir verfügbaren Ausrüstung und Trainingsfläche umsetzbar sind; nimm realistische Steigerungen vor.

ERFOLGSCHECK

- ✔ Lege die Frequenz fest.
- ✔ Wähle den Modus beziehungsweise die Modi und die Kraftübungen aus.
- ✔ Ordne die Modi und/oder die Übungen im Rahmen des Workouts an.
- ✔ Lege die Dauer der Belastungs- und Erholungsintervalle fest.
- ✔ Bestimme die Intensität der Belastungs- und Erholungsintervalle.
- ✔ Lege die Anzahl der Runden fest.
- ✔ Nimm eine Progression vor.

Erfolgscheckliste für Hochintensives Intervalltraining

Durch die Modifikation deines aktuellen Basis- oder sportspezifischen Programms hast du HIIT-Workouts entworfen, die du in dein Programm aufnehmen kannst. Hierfür musstest du die Gestaltungsvariablen eines traditionellen Krafttrainingsprogramms auf bestimmte Weise verändern, und wenn du erfolgreich warst, konntest du Workouts entwerfen, die für dein aktuelles Trainingsniveau angemessen und effektiv sind.

Beurteile deinen Erfolg in dieser Stufe

Beantworte die folgenden Fragen ehrlich. Wenn du sie alle mit Ja beantworten kannst, hast du diese Stufe erfolgreich abgeschlossen.

1. Hast du die Definition von HIIT verstanden?
2. Weißt du, wie der Körper auf HIIT reagiert und sich anpasst?
3. Hast du gelernt, wie du ein HIIT-Workout in dein aktuelles Trainingsprogramm integrierst?
4. Verstehst du die Strategien zur Auswahl der Modi und Übungen für eine HIIT-Einheit?
5. Kannst du die Modi und Übungen für ein HIIT-Workout in eine ideale Reihenfolge bringen?
6. Kannst du für die Belastungs- und Erholungsintervalle in einer HIIT-Einheit eine angemessene Länge finden?
7. Verstehst du, welche Intensität für die Belastungs- und Erholungsintervalle in einem HIIT-Workout nötig ist?
8. Kannst du eine geeignete Anzahl an Runden für eine HIIT-Einheit festlegen?
9. Verstehst du die Strategien, die du anwenden musst, um ein HIIT-Workout schwieriger zu gestalten?
10. Hast du drei HIIT-Workouts entworfen?

Glossar

1-RM-Methode – Das Verfahren, mit dem das maximale Gewicht bestimmt wird, das einmal gehoben werden kann.

Absolutkraft – Die Maximalkraft, die zur Verfügung steht, um eine Last zu heben (ohne Berücksichtigung des Verhältnisses der Last zum Körpergewicht).

Aerob – Mit Sauerstoff.

Aerobe Energiebereitstellung – Der Stoffwechselweg, der Sauerstoff benötigt, um Adenosintriphosphat (ATP) zu bilden.

Aerobe Kapazität – Ein Maß für körperliche Fitness, die auf der maximalen Sauerstoffaufnahme beruht.

Alles-oder-nichts-Gesetz – Eine Muskelfaser, die durch das Gehirn stimuliert wird, kontrahiert maximal oder gar nicht; ein Stimulus mit unzureichender Intensität löst keine Kontraktion aus.

Aminosäuren – Stickstoffhaltige Verbindungen; die Bausteine, aus denen Proteine bestehen.

AMRAP – So viele Wiederholungen wie möglich (*as many repetitions as possible*).

Anabole Wirkungen – Gewebeaufbau, der den konstruktiven Prozess des Stoffwechsels fördert.

Anaerob – Ohne Sauerstoff.

Anaerobe Aktivität – Aktivität, bei der die erforderliche Energie bereitgestellt wird, ohne dass hierzu eingeatmeter Sauerstoff nötig ist, zum Beispiel Krafttraining oder ein 100-Meter-Lauf.

Androgene Wirkung – Die Eigenschaften einer Substanz, die zu einer Vermännlichung führen.

Atrophie – Eine Abnahme des Muskelfaserquerschnitts, die auf mangelnde Verwendung, Krankheit oder Hungern zurückgeführt werden kann.

Belastungsprinzip – Die Belastung eines Muskels, die etwas größer ist als das, woran der Körper gewöhnt ist, sodass er sich mit der Zeit anpasst und die neue Belastung aushalten kann.

Core – Die Körpermitte, zu der der untere Rücken, der Rumpf und die Bauchmuskeln zählen.

Curlstange – Eine Hantelstange mit denselben Merkmalen wie eine Standard- oder olympische Langhantel, nur dass sie gebogen ist und durch die geschwungene Form Stellen hat, an denen man die Stange greift, um bestimmte Muskelgruppen isoliert zu trainieren; auch als *SZ-Stange* bekannt.

Drückerbank – Eine Trainingsbank mit Pfosten und einer Hantelablage.

Dynamische Muskelaktion – Eine Bewegung, die aus einer konzentrischen und/oder exzentrischen Muskelaktivität besteht.

Einer-Maximum (1 RM) – Der Widerstand (Last), der nur eine Wiederholung mit maximaler Anstrengung zulässt.

Eingelenksübung (EGÜ) – Eine Übung, die einen Muskel isoliert; wenn die Übung ausgeführt wird, bewegt sich nur ein Gelenk. Beispiele hierfür sind der Bizeps-Curl, das Trizepsdrücken und das Wadenheben stehend.

Extension – Streckung; eine Bewegung, die den Gelenkwinkel vergrößert. Das Absenken im Trizeps-Pushdown ist ein Beispiel für eine Ellenbogenextension.

Exzentrische Muskelaktion – Wenn ein Muskel unter Spannung steht, sich aber nicht verkürzt, sondern verlängert. Ein Beispiel dafür ist die Absenkphase beim Bizeps-Curl, wenn der Bizeps in die Länge gezogen wird, obwohl er angespannt ist. Exzentrische Muskelaktionen bewirken nach dem Krafttraining oft Muskelkater.

Falscher Griff – Eine Griffhaltung, bei der sich die Daumen nicht um die Hantelstange legen; auch als *offener Griff* oder *Affengriff* bezeichnet.

Flexion – Beugung; eine Bewegung, die den Gelenkwinkel verringert. Das Heben des Arms beim Bizeps-Curl ist ein Beispiel für eine Flexion des Ellenbogens.

Freies Gewicht – Ein Gerät im Krafttraining, das die Gelenkbewegung nicht einschränkt (im Gegensatz zu Maschinen, die ein festgelegtes Bewegungsmuster erzeugen).

Geschlossener Griff – Eine Griffhaltung, bei der sich der Daumen quer über die eingerollten Finger legt.

Glatter Muskel – Ein nicht willentlich ansteuerbares Gewebe, zum Beispiel in den Augen und den Wänden von Magen, Darm, Blase, Uterus und Blutgefäßen.

Gynäkomastie – Das Wachstum der männlichen Brust infolge der Einnahme anaboler Steroide.

Hang (engl.) – Ein aufrechter Stand mit leicht gebeugten Knien und einer Langhantel, die man auf mittlerer Oberschenkelhöhe an gerade nach unten hängenden Armen hält.

Hypertrophie – Eine Zunahme des Muskelquerschnitts, einfacher ausgedrückt: eine Zunahme der Muskelgröße.

Ischämie – Ein Zustand, in dem das arbeitende Gewebe nicht ausreichend mit Sauerstoff versorgt wird.

Isokinetisch – Eine Muskelaktivität, die aus Bewegungen mit konstanter Geschwindigkeit besteht, wie es bei einem Ergometer möglich ist. Der Begriff bezeichnet ausschließlich konzentrische Muskelaktionen.

Isometrische Kontraktion – Eine Muskelaktivität, die den Muskel unter Spannung setzt, diesen aber nicht verkürzt (es findet keine Bewegung statt); auch als *statische Kontraktion* bezeichnet.

Isotonisch – Impliziert ein dynamisches Ereignis, in dem der Muskel über den gesamten Bewegungsverlauf die gleiche Kraft erzeugt. Ein solcher Zustand tritt bei menschlichen Aktivitäten eher selten auf; deshalb sollte das Wort nicht zur Beschreibung der sportlichen Leistungsfähigkeit verwendet werden. In einem weitergefassten Sinn beschreibt »isotonisch« dynamische Hantelübungen.

Koeffizient – Ein Zahlenwert, der einen bestimmten Prozentsatz des Körpergewichts einer Person darstellt.

Konzentrische Muskelaktion – Eine Muskelbewegung, die sich durch eine Anspannung auszeichnet, die den Muskel verkürzt (zum Beispiel die Aufwärtsphase beim Bizeps-Curl).

Kraftplateau – Eine temporäre Stagnation des Fortschritts.

Kreuzgriff – Eine Griffhaltung, bei der eine Hand die Hantelstange im Obergriff und die andere Hand im Untergriff umfasst, wodurch beide Daumen in dieselbe Richtung zeigen; auch *Wechselgriff* oder *Zwiegriff* genannt.

Langsam zuckende Muskelfaser – Eine Skelettmuskelfaser, die wiederholt und ohne übermäßige Erschöpfung arbeiten kann. Diese Art von Muskelfaser wird in hohem Maße rekrutiert, wenn man joggt, schwimmt oder Rad fährt.

Makrozyklus – Ein Zeitrahmen oder Trainingszyklus innerhalb eines periodisierten Trainingsprogramms, der zwischen einem Monat und mehreren Jahren dauern kann (vier Jahre bei Olympia-Teilnehmern); normalerweise dauert er ein Jahr.

Maschine mit festem Widerstand – Eine Maschine mit einem Kabelzug, der oft mit Griffen verbunden ist, mit denen man Druck- oder Zugbewegungen machen kann. Manchmal wird anstelle eines Kabels auch eine Kette oder ein flaches Band verwendet.

Maschine mit variablem Widerstand – Ein Kraftgerät mit einer nierenförmigen Kurvenscheibe oder Umlenkrolle, die die Muskeln gleichmäßiger belastet.

Maximalkraft – Die Fähigkeit eines Muskels, sich einmal maximal zu verausgaben.

Mehrgelenksübung (MGÜ) – Eine Übung, bei der größere Muskeln trainiert werden und zwei oder mehr Gelenke während der Bewegung ihren Winkel verändern. In diesem Buch werden eine Reihe fortgeschrittener MGÜ vorgestellt: Bankdrücken, Brustpressen an der Maschine, Schulterdrücken stehend, Maschinendrücken sitzend, Ausfallschritt, Beinpressen, Nackenkniebeuge, Hang-Clean und Push-Press.

Mesozyklus – Ein Zeitrahmen oder Trainingszyklus innerhalb eines periodisierten Trainingsprogramms, der mehrere Wochen bis mehrere Jahre dauern kann; normalerweise dauert er einen Monat. Zwei oder mehr Mesozyklen ergeben einen Makrozyklus.

Mikrotrauma – Das Resultat, wenn Muskelgewebe nach einer anstrengenden Trainingseinheit beschädigt wird.

Mikrozyklus – Ein Zeitrahmen oder Trainingszyklus innerhalb eines periodisierten Trainingsprogramms, der Teil eines Mesozyklus ist und bis zu vier Wochen dauern kann; normalerweise dauert er eine Woche. Zwei oder mehr Mikrozyklen ergeben einen Mesozyklus.

Multiple Sätze – Wenn man (nach einer Pause) mehr als einen Satz einer bestimmten Übung absolviert, bevor man mit einer anderen Übung weitermacht.

Muskelausdauer – Die Fähigkeit eines Muskels, ohne übermäßige Erschöpfung über einen längeren Zeitraum wiederholt zu kontrahieren.

Muskelbalance – Das Training einer Muskelgruppe und ihrer gegenüberliegenden Muskelgruppe, um eine ausgewogene Kraft und Muskelsymmetrie zu erzielen.

Negative Arbeit – Eine Form des Trainings, die treffender als exzentrische Übung bezeichnet wird, da sich der Muskel verlängert und nicht verkürzt, wenn er unter Spannung steht.

Neuronales Lernen – Die Fähigkeit, mehr Fasern zu rekrutieren und jene auszuwählen, die am effektivsten sind, um eine Last zu heben oder eine Übung auszuführen.

Neuromuskulär – Sowohl das Nerven- als auch das Muskelsystem betreffend.

Normaler Griff – Eine Griffhaltung, bei der die Hände gleich weit von der Mitte der Hantelstange entfernt und etwa schulterbreit auseinander sind.

Obergriff – Eine Griffhaltung an der Hantelstange, bei der die Handflächen proniert sind (zum Körper zeigen) und die Fingerknöchel nach vorne zeigen.

Offener Griff – Eine Griffhaltung, bei der Finger und Daumen die Hantelstange nicht faustförmig umfassen; auch als *falscher Griff* bezeichnet.

Olympische Langhantel – Eine Hantelstange, die circa zwei Meter lang und an beiden Enden mit Kugellagern versehen ist, die die Scheiben aufnehmen. Die Stange hat in der Mitte einen Durchmesser von zweieinhalb Zentimetern und an den Enden einen Durchmesser von fünf Zentimetern. Sie wiegt 20 Kilogramm; mit olympischen Verschlüssen wiegt die Hantel insgesamt normalerweise 25 Kilogramm.

Periodisierung – Die systematische Variation eines Trainingsprogramms, in der sich Trainingsphasen von hoher und niedriger Intensität abwechseln.

Positive Arbeit – Die Muskelaktion während der konzentrischen Bewegungsphase.

Powerzone – Der Bereich von Oberschenkeln und Hüften mit den größten Muskeln des Körpers: Quadrizeps (Oberschenkelvorderseite), Beinbizeps (Oberschenkelrückseite) und Gesäßmuskeln.

Pronierter Griff – Eine Griffhaltung an der Hantelstange, bei der die Handflächen zum Körper und die Daumen zueinander zeigen, auch als *Obergriff* bezeichnet.

Pyramidentraining – Eine Trainingsmethode mit multiplen Sätzen, die mit progressiv schwererer (aufsteigende Pyramide) oder leichterer (absteigende Pyramide) Last ausgeführt werden.

Quergestreifter Muskel – Skelettmuskel, der abwechselnd helle und dunkle Bänder oder Streifen hat. Mit Ausnahme des Herzmuskels lassen sich alle quergestreiften Muskeln willentlich ansteuern.

Relative Kraft – Die Maximalkraft im Verhältnis zum Körpergewicht.

Satz – Die Anzahl der Wiederholungen, die man ohne Pause hintereinander ausführt.

Sauerstoffaufnahme – Die Fähigkeit von Herz und Lunge, Sauerstoff aufzunehmen und zu verwerten; wird normalerweise in Milliliter Sauerstoff pro Kilogramm Körpergewicht pro Minute ausgedrückt (ml/kg/min).

Scheitelpunkt – Der Punkt in einem Bewegungsablauf, an dem es besonders schwierig ist, die Hantel oder den Widerstand zu bewegen; wird auch als Versagenspunkt bezeichnet.

Schnellkraft – Die Fähigkeit, schnell explosive Kraft zu entwickeln; die mathematische Formel ist Kraft × Geschwindigkeit oder Arbeit ÷ Zeit.

Schnell zuckende Muskelfaser – Eine Art von Skelettmuskelfaser, die bei explosiven Muskelaktivitäten wie Sprinten, Kugelstoßen und Gewichtheben rekrutiert wird.

Sehne – Ein dichtes Bindegewebe, das einen Muskel mit einem Knochen verbindet.

Selektoriert – Begriff für Maschinen, bei denen man ein Steckgewicht im Gewichtsblock wählen kann, den man mit einem Sicherungsstift einstellt.

Spezifitätskonzept – Das Trainieren des Körpers auf eine bestimmte Weise, um ein bestimmtes Ziel zu erreichen.

Split-Programm – Ein Krafttrainingsprogramm, das durch die planmäßige Ausführung bestimmter Übungen (zum Beispiel Ober- und Unterkörperübungen) gekennzeichnet ist, die abwechselnd an verschiedenen Tagen absolviert werden.

Squat-Rack – Pfosten (manchmal auch als *Aufnahmen* bezeichnet), die die Hantel auf Schulterhöhe halten; normalerweise werden sie verwendet, damit der Trainierende eine Hantel vor einer Nackenkniebeuge schonend auf seinen Rücken heben kann.

Statische Dehnung – Das Halten einer statischen Position, in dem die Muskeln und das Bindegewebe passiv in eine Dehnung gebracht werden.

Supersatz – Ein Satz mit zwei Übungen, die jeweils die gegenüberliegende Muskelgruppe trainieren und ohne Pause ausgeführt werden. Ein Supersatz für die Arme könnte zum Beispiel aus einem Satz Bizeps-Curls und einem Satz Trizeps-Pushdowns bestehen.

Supination – mit dem Gesicht nach oben, in Rückenlage; das Gegenteil von Bauchlage.

Supinierter Griff – Eine Griffhaltung an der Hantelstange, bei der die Handflächen nach vorne und die Daumen nach außen zeigen, auch als *Untergriff* bezeichnet.

Übergabe – Wenn ein Spotter hilft, die Langhantel von der Ablage zu heben, damit der Trainierende die Übung ausführen kann.

Übertraining – Ein Zustand übermäßiger mentaler und/oder körperlicher Erschöpfung aufgrund von zu viel Training, die dazu führt, dass man sich zwischen zwei Workouts nicht vollständig erholt.

Untergriff – Eine Griffhaltung an der Hantelstange, bei der die Handflächen nach vorne und die Daumen nach außen zeigen.

Verbundsatz – Ein Satz, in dem zwei Übungen dieselbe Muskelgruppe beanspruchen und ohne Pause hintereinander absolviert werden. Ein Verbundsatz für die Brust wäre zum Beispiel ein Satz Bankdrücken kombiniert mit einem Satz Kurzhantel-Flys; wird oft fälschlicherweise als *Supersatz* bezeichnet.

Volumen – Die Arbeit, die pro Übung, Workout oder Woche verrichtet wird. Das Volumen errechnet sich durch die Multiplikation der Gesamtwiederholungszahl mit dem Trainingsgewicht oder der Satz- mit der Wiederholungszahl.

Wechselgriff – Eine Griffhaltung, bei der eine Hand die Hantelstange mit einem Obergriff und die andere Hand mit einem Untergriff fasst, wodurch beide Daumen in dieselbe Richtung zeigen; auch *Kreuzgriff* genannt.
Wiederholungsmaximum (RM) – Das Maximalgewicht, das für eine gewisse Anzahl an Wiederholungen gehoben werden kann, bevor die Erschöpfung einsetzt. Eine 10-RM-Last ist das Maximalgewicht, das zehnmal gehoben werden kann.
Work-in – Wenn man die Ausrüstung mit anderen Trainierenden teilt, die die Geräte verwenden, während man sich zwischen den Sätzen ausruht.
Zwei-für-Zwei-Regel – Eine Richtlinie, die besagt, dass eine ausreichende Verbesserung der Muskelfitness erreicht wird, wenn man in der Lage ist, an mindestens zwei Trainingstagen in Folge mindestens zwei Wiederholungen mehr zu absolvieren als die vorgegebene Wiederholungszahl.

Weiterführende Literatur

Austin, D. und B. Mann. 2012. *Powerlifting*. Champaign, IL: Human Kinetics.

Baechle, T.R. und R.W. Earle. 2014. *Fitness Weight Training.* 3. Auflage. Champaign, IL: Human Kinetics.

Baechle, T.R. und W.L. Westcott. 2010. *Fitness Professional's Guide to Strength Training Older Adults.* 2. Auflage. Champaign, IL: Human Kinetics.

Bompa, T. und C. Buzzichelli. 2015. *Periodization Training for Sports*. 3. Auflage. Champaign, IL: Human Kinetics.

Bompa, T. und C. Buzzichelli. 2019. *Periodization: Theory and Methodology of Training*. 6. Auflage. Champaign, IL: Human Kinetics.

Clark, N. 2020. *Nancy Clark's Sports Nutrition Guidebook.* 6. Auflage. Champaign, IL: Human Kinetics.

Coburn, J.W. und M.H. Malek (Herausgeber). 2012. *NSCA's Essentials of Personal Training.* 2. Auflage. Champaign, IL: Human Kinetics. Faigenbaum, A., R. Lloyd, J. Oliver und American College of Sports Medicine. 2020. *Essentials of Youth Fitness*. Champaign, IL: Human Kinetics.

Faigenbaum, A. und W.L. Westcott. 2009. *Strength and Power for Young Athletes.* Champaign, IL: Human Kinetics.

Fitschen, P. und C. Wilson. 2020. *Bodybuilding: The Complete Contest Preparation Handbook*. Champaign, IL: Human Kinetics.

Haff, G.G. und N.T. Triplett (Herausgeber). 2016. *Essentials of Strength Training and Conditioning.* 4. Auflage. Champaign, IL: Human Kinetics.

Hoffman, J.R., W.J. Kraemer, S. Bhasin, T. Storer, N.A. Ratamess, G.G. Haff, D.S. Willoughby und A.D. Rogol. 2009. »Position Stand on Androgen and Human Growth Hormone Use.« *Journal of Strength and Conditioning Research* 23(5): S.1–59.

Laursen, P. und M. Buchheit. 2019. *Science and Application of High-Intensity Interval Training*. Champaign, IL: Human Kinetics.

McAtee, R. und J. Charland. 2014. *Facilitated Stretching.* 4. Auflage. Champaign, IL: Human Kinetics.

Newton, H. 2006. *Explosive Lifting for Sports*. Enhanced ed. Champaign, IL: Human Kinetics.

Tabata, I. 2019. »Tabata Training: One of the Most Energetically Effective High-Intensity Intermittent

Training Methods.« *The Journal of Physiological Sciences* 69(4): S. 559–572.

Westcott, W.L. und T.R. Baechle. 2007. *Strength Training Past 50.* 2. Auflage. Champaign, IL: Human Kinetics.

Über die Autoren

Thomas R. Baechle, hat bereits 17 Bücher über Krafttraining veröffentlicht, von denen einige inzwischen in zehn Sprachen übersetzt wurden. Besonders beachtenswert ist seine Zusammenarbeit mit der National Strength and Conditioning Association: Er war Herausgeber der ersten drei Auflagen von *Essentials of Strength Training and Conditioning* (für die er mehrere Kapitel geschrieben hat) und Mitherausgeber der ersten Auflage der *NSCA's Essentials of Personal Training*. Er hat im Laufe seiner Karriere 80 Artikel beziehungsweise Beiträge verfasst und über 170 Vorträge – darunter 40 internationale Präsentationen – über Krafttraining, Fitness und Wellness gehalten. Baechle ist einer der Gründungsväter der NSCA und war der zweite Präsident und Bildungsdirektor der Organisation. In seiner Zeit als Leiter der NSCA-Zertifizierungskommission trug er maßgeblich dazu bei, die CSCS- und CPT-Zertifikationen als branchenweite Standards zu etablieren. Seine Beiträge für regionale, nationale und internationale Organisationen und Institutionen brachten ihm über 40 Auszeichnungen ein, darunter Würdigungen von Human Kinetics und der American Alliance for Health, Physical Education, Recreation and Dance (AAHPERD). Die Creighton University, an der er 38 Jahre lang als Lehrstuhlinhaber am Institut für Sport- und Gesundheitswissenschaften tätig war, verlieh ihm den Outstanding Teaching Award; er ist dort emeritierter Professor.

Roger W. Earle, hat über 30 Jahre Erfahrung als Fitnesstrainer, Athletiktrainer im Leistungssport und Mediator für Verhaltensmodifikation für Menschen aller Alters- und Fitnessstufen. Er trainiert seine Klienten nicht nur persönlich und online, sondern hält auch Vorträge auf nationalen und internationalen Konferenzen zu Themen wie Gewichtsmanagement, Trainingsmotivation und zur Entwicklung individualisierter Sport- und Trainingsprogramme. Earle ist Akquise-Lektor bei Human Kinetics, dem weltgrößten Verlag für Sport- und Trainingsbücher und Onlineprodukte. Er war bisher als Mitautor, Mitherausgeber oder Beitragsverfasser von zehn Büchern über Fitness und Krafttraining tätig. Vor seiner Zusammenarbeit mit der NSCA war Earle zehn Jahre an der Creighton University in Omaha, Nebraska, als Cheftrainer für Kraft und Kondition und sechs Jahre als wissenschaftlicher Mitarbeiter am dortigen Institut für Sportwissenschaft und Athletiktraining tätig.